Matthias Beck

Hippokrates am Scheideweg

Matthias Beck

Hippokrates am Scheideweg

Medizin zwischen naturwissenschaftlichem
Materialismus und ethischer Verantwortung

2. korrigierte und erweiterte Auflage

Ferdinand Schöningh

Umschlagabbildung:
Äskulapstab © Pixi – Fotolia.com;
Molecule background © Belkin & Co – Fotolia.com

Bibliografische Information der Deutschen Nationalbibliothek

Die Deutsche Nationalbibliothek verzeichnet diese Publikation
in der Deutschen Nationalbibliografie; detaillierte bibliografische Daten
sind im Internet über http://dnb.d-nb.de abrufbar.

Alle Rechte vorbehalten. Dieses Werk sowie einzelne Teile desselben sind
urheberrechtlich geschützt. Jede Verwertung in anderen als den gesetzlich zugelassenen
Fällen ist ohne vorherige schriftliche Zustimmung des Verlags nicht zulässig.

2. Auflage (1. Auflage 2001)
© 2016 Ferdinand Schöningh, Paderborn
(Verlag Ferdinand Schöningh GmbH & Co. KG, Jühenplatz 1, D-33098 Paderborn)

Internet: www.schoeningh.de

Einbandgestaltung: Evelyn Ziegler, München
Printed in Germany
Herstellung: Ferdinand Schöningh GmbH & Co. KG, Paderborn

ISBN 978-3-506-77960-1

Inhaltsverzeichnis

Vorwort 7
Vorwort zur zweiten Auflage 9

A. „ETHIK-DIAGNOSE"

I. Medizin ohne Anthropologie? 13

II. Weichenstellungen moderner Medizin 24

III. Stand der medizinethischen Debatte 32
   1. Medizinethische Diskussion ohne anthropologische Reflexion? 32
   2. Erste Ansätze zum Thema „Ziele in der Medizin" 35

IV. Perspektiven von Krankheitsinterpretationen 39

B. ANTHROPOLOGISCHE GRUNDLAGEN DER MEDIZINETHIK

I. Interdisziplinarität von Medizin, Psychologie,
   Philosophie und Theologie 49
   1. Allgemeine Bemerkungen 49
   2. Naturwissenschaftliche Medizin 51
   3. Psychologie – Psychosomatik 54
   4. Philosophie 57
   5. Theologie 59
   6. Interdisziplinarität 63

II. Bestimmung des Leib-Seele-Verhältnisses 68

III. Status des Embryos 80

IV. Anthropologie und Ethik im Gespräch 92

V. Zwischenergebnis und Ausblick
   der anthropologischen Grundlegung 97

C. ZIELE DER MEDIZIN

I. Das Wohl des Menschen 109

II. Prophylaxe, Diagnose, Therapie 121
    1. Prophylaxe – Diagnose 121
    2. Therapie 126

III. Fragliche Erweiterung der Ziele der Medizin 133
    1. Therapie 136
        a.) In-vitro-Fertilisation 136
        b.) Überzählige Embryonen –
            Menschenwürde oder Lebensschutz 148
        c.) Forschung mit Embryonen 158
        d.) Embryonale Stammzellen –
            „Therapeutisches Klonen" 163
        e.) Reproduktives Klonen 176
    2. „Diagnostik" 183
        a.) Präimplantationsdiagnostik 183
        b.) Analyse des Genoms – prädiktive Diagnostik 189
    3. „Prophylaxe" 195
        a.) Genetisches Enhancement 195
        b.) Schwangerschaftsabbruch 202
        c.) Lebensverlängerung – Lebensverkürzung 213
            ca. Lebensverlängerung 213
            cb. Aktive Sterbehilfe – Tötung auf Verlangen 215

IV. Resümee und Ausblick 223

Literaturverzeichnis 233

VORWORT

Die Medizin ist im Umbruch. Stammzellforschung, Klonen, Präimplantationsdiagnostik, Gendiagnose, Euthanasie sind die Stichworte. Der Mensch soll in frühesten Entwicklungsstadien zum Medikament verarbeitet werden, das Klonen von Menschen steht bevor. Gendiagnostik von Embryonen soll Auskunft über spätere Krankheiten geben. Mit der In-vitro-Fertilisation hat die Herstellung von menschlichem Leben außerhalb des mütterlichen Organismus begonnen. Im Kontext der Organtransplantationen wurde eine neue Todesdefinition eingeführt. Kranke Zellen werden gegenwärtig mit Hilfe embryonaler Stammzellen ersetzt. Das überwunden geglaubte Menschenbild vom l'homme machine, des Menschen als Maschine, feiert Renaissance. Wohin führt diese Entwicklung der modernen naturwissenschaftlichen Medizin?

Die gegenwärtige ethische Debatte würde ihren Sinn verfehlen, wenn sie in der Polarisierung zwischen Fundamentalkritik und Konsensethik steckenbliebe und nicht grundsätzlich nach den anthropologische Grundlagen der modernen Medizin fragte. Das zunehmend naturwissenschaftlich definierte Menschenbild der Neuzeit hat den Menschen in seiner innersten Mitte auseinanderbrechen lassen. Mit Descartes kam nicht nur eine Spaltung der Leib-Seele-Einheit des Menschen, sondern seither auch eine zunehmende „Materialisierung" der Medizin.

Während sich die Philosophie der Neuzeit vornehmlich mit dem Geistphänomen befasste, ging es der Medizin mehr um die materiellen Aspekte menschlichen Lebens. Diese „Materialisierungstendenz" erreicht heute ihren Höhepunkt, wenn Krankheitsursachen in der „Materie der Gene" gesucht werden und kranke Menschen mit dem „Material Mensch" geheilt werden sollen. Angesichts von chronischen Krankheiten wie Krebs, Parkinson, Alzheimer, Multipler Sklerose, Diabetes ist eine therapeutische Ratlosigkeit der traditionellen naturwissenschaftlichen Medizin eingetreten. Können embryonale Stammzellen diese Ratlosigkeit beseitigen?

Statt sich einem grundsätzlichen Paradigmenwechsel zu öffnen, der über die naturwissenschaftliche, aber auch über die psychosomatische Medizin hinausgeht, verharrt die Medizin in ihrem eindimensional materialistischen Menschenbild. Physik und Biologie haben längst ihre alten Weltbilder verlassen. Auch die Medizin darf den Menschen nicht weiterhin nur aus der Perspektive seiner materiellen oder psychologischen Verfasstheit betrachten, sondern muss ihn in seinem innersten Kern als Wesen des Geistes begreifen. Das bedeutet, dass die Medizin sich philosophisch-theologischen Zugängen zum Menschen öffnen muss.

Diese Öffnung darf nicht nur im Rahmen der gegenwärtigen medizinethischen Debatte geschehen, sondern vor allem im Kontext existentieller Fragestellungen nach dem Dasein des Menschen. Denn eine Ethik, die nur sagt, was man tun darf und was man lassen soll, erreicht nicht die Mitte des Menschen, wenn sie ihm nicht zeigen kann, wie er seine innere Stimmigkeit finden und sein Leben zum Gelingen bringen kann. Die äußere Feststellung, dass etwas ethisch nicht vertretbar ist, zeigt noch keinen positiven Weg, wie das Leben zur Fülle kommen soll. Aber darum allein geht es.

Gegenwärtig steht der Mensch auf dem Spiel. In dem Maße, in dem „*draußen*" falsche Entscheidungen getroffen werden, wird auch der Einzelne möglicherweise innerlich sein Glück nicht finden können. Er ist in die gesellschaftlichen Prozesse involviert und in der gegenwärtigen medizinethischen Diskussion weitgehend dem Menschenbild der naturwissenschaftlichen Medizin ausgeliefert. Er findet sich immer schlechter zurecht in der bioethischen Debatte und steht in der Gefahr, die Übersicht über die richtigen Entscheidungen zu verlieren. Wie viel Pluralismus und Undurchschaubarkeit kann er noch ertragen, bevor er Sicherheit in fundamentalistischen Strömungen sucht?

Die vorliegende Studie bemüht sich, ein wenig mehr Klarheit zu bringen. Sie will auch dem interessierten Laien die Möglichkeit geben, sich ein Bild vom gegenwärtigen Diskussionsstand in der Medizin zu machen. Denn das Thema, das zur Zeit diskutiert wird, ist so wichtig für die Gesellschaft und den einzelnen, dass sich jedermann informieren und an der Diskussion teilnehmen sollte. Daher wurde auf einen ausgeprägt wissenschaftlichen Stil verzichtet und repräsentative Stimmen der Tagespresse in die Diskussion einbezogen.

Im Rahmen eines interdisziplinären Ansatzes und mehrdimensionalen Menschenbildes, das Medizin, Psychologie, Philosophie und Theologie integrativ miteinander verbindet, versucht die vorliegende Studie, ein tieferes Verständnis für Gesundheit und Krankheit zu entwickeln. Es geht dabei auch um die Frage, ob die angesichts der Stammzellforschung zur Debatte stehenden chronischen Krankheiten mit dem rein naturwissenschaftlichen Menschenbild noch hinreichend erfasst werden. Anhand von Krebserkrankungen werden dazu einige Hinweise gegeben.

Damit sind die ethischen Fragen zwar noch nicht gelöst, aber es wird versucht, einen Weg aufzuzeigen, der zwischen therapeutischer Ratlosigkeit und ethisch fragwürdiger Stammzelltherapie hindurchführt. Dazu ist im Kern der Arbeit einiges zum Leib-Seele-Problem und zum Status des Embryos auszuführen. Dabei werden geistes- und naturwissenschaftliche Aspekte ineinander verflochten und bewusst nicht separat dargestellt.

Trotz dieser Bemühungen muss die vorliegende Studie ein Fragment bleiben. Angesichts der Dringlichkeit der gegenwärtigen Debatte galt es einen Kompromiss zu finden zwischen einer ausgereiften Veröffentlichung, die möglicherweise die aktuelle Debatte verpasst und einer unvollkommenen Stellungnahme, die noch rechtzeitig am gegenwärtigen Diskurs teilnehmen kann.

Das vorliegende Buch entstammt einem Forschungsauftrag an der Universität Wien, der von der Österreichischen Nationalbank unter dem Titel „Ziele der Medizin" für ein Jahr finanziert wurde. Projektleiter dieses Forschungsauftrages war Prof. Dr. Günter Virt, der mit großem Engagement und innerer Anteilnahme den Fortgang der Studie begleitet hat. Ihm sei an dieser Stelle ganz herzlich für die Initiative zu diesem Forschungsprojekt und für die sehr gute und freundschaftliche Zusammenarbeit gedankt. Auch den Mitarbeitern des „Instituts für Ethik und Recht in der Medizin" an der Universität Wien sei ein herzlicher Dank für die gute Zusammenarbeit gesagt.

Für ein letztes Korrekturlesen und für wertvolle Anregungen zur Vertiefung des Themas danke ich sehr herzlich Franziskus von Heeremann, der in mühevoller Arbeit nicht nur ein hervorragender Lektor im engeren Sinne war, sondern auch manch inhaltliche Inkonsistenz hinterfragt hat. Ihm sei herzlich gedankt, die verbliebenen Unzulänglichkeiten gehen zu Lasten des Autors.

Wien/München, im August 2001 *Matthias Beck*

Vorwort zur zweiten Auflage

Lange habe ich gezögert, eine zweite Auflage dieses Buches herauszubringen. Zu vieles hat sich in der Medizin seit der 1. Auflage geändert. Um alles auf den aktuellsten Stand zu bringen, müsste ein neues Buch geschrieben werden (was womöglich auch geschieht). Interessant ist aber hier in der 2. Auflage, die Entwicklung der letzten 15 Jahre nachzeichnen zu können. So wird diese Auflage doch vorgelegt mit den Ergänzungen, die zur Aktualisierung absolut notwendig sind. Sollte etwas nicht auf dem neuesten Stand sein, möge es der Leser verzeihen.

Schon im Vorwort zur ersten Auflage ging es um den Umbruch in der Medizin. Dieser Umbruch hat sich extrem beschleunigt und führt heute geradezu zu einem Paradigmenwechsel in der Medizin. Insbesondere die individualisierte und personalisierte Medizin sowie Erkenntnisse von Hirnphysiologie, Genetik und Epigenetik führen zu tieferen Einsichten in Krankheitsgeschehnisse. Über die naturwissenschaftliche Medizin hinaus tritt der Einzelne immer mehr in den Mittelpunkt. Dabei geht es über die naturwissenschaftlichen und psychosomatischen Ansätze hinaus immer mehr auch um die geistig-spirituelle Dimension des Menschen.

Konkret sollte sich daher über die Begriffe der Psychosomatik, Psychoonkologie und Psychoneuroimmunologie hinaus auch der Begriff der Psychoneuro-genetik etablieren. Mit ihm soll ausgedrückt werden, dass es Beziehungen gibt zwischen dem seelischen Befinden des Menschen (Psycho-), seinem Denken, Fühlen und seiner geistig-spirituellen Dimension (Neuro-: Nervensystem, Gehirn, Geist) sowie deren Einflüsse auf die genetisch-epigenetischen Verschaltungen, die im Buch erklärt werden.

Im Bereich der Ethik gibt es vor allem im Umfeld der Fortpflanzungsmedizin und der Genetik viele Neuerungen. Am Ende des Lebens wird aktuell über die Tötung auf Verlangen und den assistierten Suizid diskutiert.

A. „ETHIK-DIAGNOSE"

I. Medizin ohne Anthropologie?

Im Umfeld der gegenwärtigen Medizin geht es um mehrere Paradigmenwechsel. Schon lange hat es in der Physik einen solchen Wechsel gegeben von der Newton'schen Mechanik hin zur Quantenphysik, die unter anderem besagt, dass nichts in der Welt starr ist, sondern alles immer zueinander in Wechselwirkung steht. In der Biologie vollzieht sich seit einiger Zeit ein Paradigmenwechsel, der die Komplexität der genetischen Grundinformation und der epigenetischen Zusatzinformationen, die Gene aktivieren und inaktivieren, betrachtet. Und schließlich findet ein solcher Paradigmenwechsel auch in der Medizin statt. Ausgehend von den sogenannten Pharmacogenomics zeigt sich, dass Patienten mit ähnlichen Erkrankungen doch ganz unterschiedlich auf dieselben Medikamente reagieren. Das hängt mit ihrem individuellen Genom und ihrer individuellen genetischen Ausstattung zusammen. Daher spricht man hier auch von individualisierter Medizin. Leider wird oft fälschlich der Begriff der personalisierten Medizin verwendet. Personal ist sie weithin noch nicht (aber auch hier bewegt sich etwas), weil zur ganzen Person eben mehr gehört als das individuelle Genom. Er gehört die ganze Biographie dazu, die Umwelt, die Mitmenschen und vor allem die gesamte Innenwelt des Menschen mit seinem Denken und Fühlen sowie seiner geistig spirituellen Ausrichtung auf das Ganze des Seins und seinen letzten Grund.

So rückt mehr und mehr der einzelne Mensch in den Mittelpunkt der Medizin. Das ist nicht selbstverständlich, da die naturwissenschaftliche Interpretation der Welt und der Medizin alles zu verallgemeinern versucht hat. Das behält auch seine Bedeutung, wird aber heute ergänzt durch den Blick auf den einzelnen Menschen.

Als die erste Auflage dieses Buches erschien, stellte sich genau diese Frage, ob der einzelne Mensch nicht aus dem Blickfeld geraten ist. Es ging um die Frage, wohin die Entwicklung der technischen, gentechnologisch und vor allem „Stammzell-orientierten" Medizin geht und wie immer aufwendigere Diagnosen und Therapien (z.B. genetische Analysen, gentherapeutische Behandlungen, Stammzelltherapie, Organtransplantationen) mit der dazu notwendigen Forschung finanziert werden kann. Vor allem ging es und geht es um die Frage, welche Rolle der Mensch noch in diesem Geschehen spielt.

Die Fragen, die damals gestellt wurden, sind nach wie vor aktuell: Geht es noch um das Wohl und die Gesundheit des Patienten, geht es um den Respekt vor dem einzelnen Menschen oder ist der junge, kranke und sterbende Mensch längst zum Gegenstand anderer Interessen geworden?

Wohin geht die Entwicklung der Medizin und welches sind ihre konkreten Ziele? Geht es im Rahmen der Stammzellforschung um einen großen Fortschritt moderner Medizin oder um einen Rückschritt, da die Medizin den Menschen aus dem Auge zu verlieren scheint? Sieht die naturwissenschaftliche Medizin noch den ganzen Menschen oder wird dieser auf seine genetische

Ausstattung, seine Effizienz im wirtschaftlichen Konkurrenzkampf oder gar auf seine therapeutische Verwendbarkeit im embryonalen Stadium reduziert? „Der Embryo als Therapeutikum", das war damals im Jahre 2001 das aktuelle Thema. Es ist jetzt etwas in den Hintergrund getreten.

Wo laufen im Konflikt zwischen ärztlichem Helfenwollen und ethischen Fragestellungen die Entscheidungslinien, wenn um bestimmter Therapien willen Embryonen verbraucht werden und mit Hilfe embryonaler Stammzellen neues Organgewebe oder ganze Organe hergestellt werden? Bekommen wir eine „Spaltung des Menschlichen", wenn junges menschliches Leben verbraucht wird, um anderen Menschen zu helfen? Beginnt bereits bei der Verwendung von Begriffen eine Verschleierung der Wirklichkeit, wenn im Unterschied zum reproduktiven Klonen vom „therapeutischen Klonen" gesprochen wird, obwohl klar sein sollte, dass es kein therapeutisches Klonen gibt? Es gibt nur ein Klonen (allerdings zwei verschiedene Methoden), das entweder zur Herstellung eines heranreifenden Menschen oder zur Gewinnung von Stammzellen oder Organgewebe und damit zu therapeutischen Zwecken verwendet wird.

Sind In-vitro-Fertilisation, Genanalysen, Präimplantationsdiagnostik, Embryonenforschung und Euthanasie die Fortschritte der Medizin? Ist die Medizin orientierungslos geworden im „Wettlauf" von Wissenschaft, Wirtschaft, Gesellschaft und Politik? Spielen Fragen der Standortsicherung für wissenschaftliche Institutionen, das Nicht-Zurückbleiben-Wollen hinter anderen Nationen, die Sicherung von Arbeitsplätzen im Bereich der Forschung an embryonalen Stammzellen oder gar pharmazeutische Interessen an patentiertem genetischen Material eine wesentliche Rolle bei gegenwärtigen Entscheidungsfindungen? Nutzt die Medizin noch ihre drei großen Pfeiler von Diagnose, Therapie und Prophylaxe im Dienst am Menschen oder sind an deren Stelle bereits andere Überlegungen im Blick auf internationale Finanzmärkte und Aktienkurse getreten? Hat die Medizin ihre eigentlichen Ziele noch im Blick und kann sie diese aus sich heraus noch bestimmen oder bedarf es anderer Zugänge und vertiefter anthropologischer Reflexionen, die helfen können, den Blick wieder auf den Menschen und das eine Notwendige zu wenden?

Im Hintergrund der heutigen Situation steht das Menschenbild der modernen Medizin, das seit etwa 150 Jahren vornehmlich naturwissenschaftlich geprägt ist. Diese anthropologischen Grundvoraussetzungen bestimmen die Ausrichtung der medizinischen Forschung und Therapie. Dem Patienten werden naturwissenschaftliche Erklärungen für die Interpretation von Krankheiten angeboten, die dem Stand der neuesten Erkenntnisse entsprechen. Virale und bakterielle Erreger, radioaktive Strahlung, Umwelteinflüsse oder genetische Veränderungen werden für das Entstehen von Krankheiten verantwortlich gemacht. Mangels Kompetenz können die meisten Patienten nicht übersehen, ob diese Perspektive allein zutrifft, ob naturwissenschaftliche Parameter die einzigen Gründe für das Entstehen von Krankheiten sind oder ob auch andere Einflussfaktoren am Ausbruch von Krankheiten beteiligt sind. Selbst wenn die psychosomatische Medizin behauptet, es gebe auch „seelische" Gründe für den Ausbruch von Krankheiten, gelten diese Aussagen entweder als selbstverständlich, sie werden nicht tiefer hinterfragt oder bleiben in den Augen vieler Menschen eher Vermutungen als gesicherte Erkenntnisse.

Eine erste Frage, die sich die vorliegende Studie stellt, ist, ob die rein naturwissenschaftlichen Krankheitskonzepte noch zum Verstehen insbesondere der chronischen Krankheiten genügen oder ob im Welt- und Menschenbild der Medizin ein Paradigmenwechsel stattfinden muss, wie er in Physik und Biologie längst geschehen ist? Dieser Paradigmenwechsel ist jetzt eingetreten, da zum einen in den Bereichen der Genomics, Proteinomics oder Pharmacogenomics größere Ganzheiten des Organismus erforscht werden und zum anderen gerade im Bereich der Pharmacogenomics klar wird, dass jeder Mensch ein einmaliges Genom hat und daher Medikamente trotz ähnlicher Krankheitsbilder bei jedem Patienten anders wirken. Man spricht daher heutzutage von individualisierter oder auch personalisierter Medizin. Wobei zu bedenken ist, dass der Begriff „Personalisierte Medizin" insofern falsch ist, da hier wiederum nur die individuelle *naturwissenschaftliche* Ausstattung des individuellen Genoms des Patienten betrachtet wird und gerade nicht die ganze Person mit ihrem Umfeld und ihrer ganz persönlichen Innenwelt, die psychologische, aber auch spirituelle Anteile enthält. Die Person als menschliche Ganzheit ist *mehr* als nur das individuelle Genom.

Dieses Individuelle ist gerade nicht mehr im Sinne des naturwissenschaftlichen Paradigmas verallgemeinerbar. Hier bedarf es psychologischer, vor allem aber geisteswissenschaftlicher Zugänge aus Philosophie und Theologie. Dieser komplementäre Zugang aus geistes- und naturwissenschaftlicher Sicht ist nicht nur für die Ethik von Bedeutung, sondern vor allem für ein tieferes Verständnis von Krankheitsgeschehnissen, Krankheitsprävention, Krankheitsentstehung, Krankheitsverlauf und Heilungsprozessen. Mit dem Mehr an Wissen über das individuelle Genom sowie über die individuellen Wechselwirkungen zwischen Genetik und Epigenetik (dies sind die individuellen Zusatzeinflüsse, die die Grundinformationen der Gene modifizieren und Gene aktivieren oder inaktivieren), steigt auch die individuelle Verantwortung des Einzelnen für Krankheit und Gesundheit. Jeder Einzelne kann durch Lebensstiländerungen erheblich mehr zur Gesunderhaltung oder Gesundwerdung beitragen, als bisher angenommen wurde. Daher ist es bereits in der Schule notwendig, über diese Zusammenhänge aufzuklären. Krankheitsprävention in diesem Sinne würde – wenn die Erkenntnisse umgesetzt werden – den Krankenkassen Milliarden einsparen helfen.

Ferner ist dieser mehrdimensionale Blick für die Beurteilung der prädiktiven Medizin von entscheidender Bedeutung bei der Frage, ob man aus der Diagnostik einer bestimmten genetischen Veranlagungen auf den *sicheren* Ausbruch einer Krankheit schließen kann, oder ob auch hier Lebensführung und innere Grundhaltungen des Menschen beim Ausbruch einer solchen Krankheitsveranlagung eine Rolle spielen.

Um hier klarer zu sehen, wird darzustellen sein, dass Krankheiten mehrdimensional zu interpretieren sind. Wie vor allem die Quantenphysik gezeigt hat, ist die Wirklichkeit nie starr, sondern immer in Wechselwirkungsgeschehnissen zu interpretieren und außerdem nur komplementär (Licht ist Welle und Korpuskel, also Materie und Nicht-Materie) zu erfassen und dies gilt auch für die Interpretation von Krankheiten. Dazu bedarf es naturwissenschaftlicher *und* geisteswissenschaftlicher Zugänge. Selbst die Biologie hat inzwischen erkannt, dass der Mensch bereits auf der genetischen Ebene nicht eindimensional sondern „multidimensional" zu verstehen ist. Angesichts der neuesten Erkenntnisse im Bereiche der Genforschung hat die Biologie die Multidimensionalität genetischer Verschaltungen durch epigenetische Zusatzinformationen erkannt und ihr eindimensional-lineares Paradigma („ein Gen – ein Protein" oder ein Gen – eine Information) aufgegeben zugunsten von Konzepten, welche die vieldimensionale Verschaltungen und Wechselwirkungen zwischen Genen, Epigenetik und Proteinen aufzeigen. Heute gilt der Grundsatz: „ein Gen – viele Proteine" und „ein Protein – mehrere Funktionen."[1]

Das heißt, Physik und Biologie haben längst ihr altes Weltbild aufgegeben, allein die naturwissenschaftliche Medizin steht in der Gefahr weiterhin in ihrem alten eindimensional-naturwissenschaftlichen Welt- und Menschenbild zu verharren, obwohl auch die Psychoneuroimmunologie inzwischen zeigen kann, dass der Mensch mehr ist als seine genetische Ausstattung. Sie kann festmachen, dass beispielsweise das Gehirn, d.h. das Denken und die Grundhaltungen des Menschen *direkten* Einfluss auf die epigenetischen An- und Abschaltmechanismen nimmt. „Auch das Gehirn ... nimmt direkten Einfluß darauf, welche Gene einer Zelle aktiviert und welche Funktionen von der Zelle infolgedessen ausgeführt werden."[2] Es wäre hier ein neuer Begriff der Psychoneuro-genetik einzuführen, die den Einfluss des seelischen Gleichgewichtes auf das Nervensystem bis zum Gehirn und von dort auf die genetische Ebene verfolgt. Das zukünftige Forschungsgebiet wird die Kombination aus Hirnphysiologie, Genetik und Epigenetik sein.

Trotz dieser Erweiterung der Sichtweise vom Menschen verbleibt die Medizin weithin innerhalb ihres alten Paradigmas und beginnt, neue Grenzen zu überschreiten, indem sie menschliches Leben in seinen frühesten Stadien als Lieferant bestimmter Therapeutika verwendet. So jedenfalls war die Lage um das Jahr 2001, heute ist die Forschung etwas in den Hintergrund getreten, aber es lohnt sich, die damalige Argumentation weiter zu führen. Waren lange Zeit pflanzliche und chemische Arzneimittel das Mittel der Wahl, wird heute der

---

[1] Vgl. dazu u.a. das gerade in deutscher Übersetzung erschienene Buch: E. Fox Keller, Das Jahrhundert des Gens (a.d. amerikanischen von E. Schöller; Orig. Titel: The century of the Gene, Cambridge 2000), Frankfurt-New York 2001.

[2] G. Huether/St. Doering/U. Rüger/E. Rüther/G. Schüßler, Psychische Belastungen und neuronale Plastizität. Ein erweitertes Modell des Streßreaktionsprozesses für das Verhältnis zentralnervöser Anpassungsprozesse, in: U. Kropiunigg/A. Stacher, Ganzheitsmedizin und Psychoneuroimmunologie. Vierter Wiener Dialog, Wien 1997, 126-139, hier 126.

Mensch selbst als Medikament eingeführt. „Embryonale Stammzellen" ist das Zauberwort. In einem letzten „Aufbäumen" der naturwissenschaftlichen Medizin wird dieses Mittel gewählt, um chronische Krankheiten wie Krebs, Parkinson, multiple Sklerose, Alzheimer zu behandeln.

Statt nach tieferen Ursachen von Krankheiten zu forschen und die Komplexität von Krankheitsgeschehnissen im Rahmen einer ganzheitlichen Anthropologie genauer zu erfassen, wird der Mensch als „Therapeutikum" eingesetzt, nicht mehr im Sinne eines helfenden Dialogpartners, sondern im Sinne der Verwendung embryonalen Lebens. Nur mit Hilfe embryonaler Stammzellen meint man sonst unheilbare Krankheiten therapieren zu können. So werden einerseits große Hoffnungen in diese Therapien gesetzt und andererseits zeigen sich bereits erste verheerende Schäden bei der Behandlung von Parkinsonkranken mit embryonalen Stammzellen. Das New England Journal of Medicine spricht von schweren Spätschäden nach der Behandlung.[3]

Der Embryo wird als Sache verwendet und sein Leben als nicht mehr absolut schützenswert erachtet, wie die Deutsche Forschungsgemeinschaft neuerdings verlauten lässt:[4]

> „Die Entscheidung über diese Frage läuft auf einen Abwägungsprozeß zwischen dem verfassungsrechtlichen Lebensschutz des Embryos einerseits und der ebenfalls verfassungsrechtlich geschützten Forschungsfreiheit andererseits hinaus. Der ethische und rechtliche Schutz der Forschungsfreiheit ist nicht absolut; genausowenig wie das Lebensrecht des Embryos."[5]

Gerade der letzte Halbsatz ist entscheidend: Das Lebensrecht des Embryos ist verhandelbar (er kann getötet werden, wenn das Leben der Mutter auf dem Spiel steht), seine Würde ist es nicht. Entscheidend für die weitere Diskussion wird sein, ob man mit dem Lebensrecht oder mit der Würde des Embryos argumentiert. Diese anthropologischen Grundentscheidungen werden zeigen, ob der medizinische Fortschritt sich langfristig als wirklicher Fortschritt oder aber als Rückschritt erweist.

Verständlicherweise setzen betroffene Patienten große Hoffnungen in die neuen Therapiemöglichkeiten und kritisieren z.T. die bremsende Haltung der ethischen Debatte. Allerdings warnen gerade „fortschrittliche" Wissenschaft-

---

[3] C.R. Freed, Transplantation of Embryonic Dopamine Neurons for Severe Parkinson's Disease, in: The New England Journal of Medicine, Vol 344, No. 10, March 8, 2001, 710-719. „After improvement in the first year, dystonia and dyskinsias recurrend in 15 percent of the Patients who received transplants, even after reduction or discontinuation of the dose of levodopa: ebd. 710. Die Frankfurter Allgemeine Zeitung (FAZ) kommentiert dazu: R. Flöhl, Ein Waterloo der Zelltransplantation, dass hier beschönigend von „Dystonien" und „Dyskinesien" gesprochen werde und dass einer der beteiligten Ärzte die nicht zu behebenden Bewegungsstörungen als „absolut verheerend" bezeichnet habe: FAZ, 10.3.2001. „Patienten leiden unter Zuckungen, winden sich, kauen ununterbrochen, könnten teilweise nicht mehr richtig sprechen": ebd.
[4] Vgl. den Text zur Stellungnahme der Deutschen Forschungsgemeinschaft (DFG) unter www.dfg.de/aktuell/das_neueste.html#stamm, auch in: FAZ, 11. Mai 2001, Nr. 109, 53.
[5] Ebd. Ziffer 9.2.

ler in Deutschland, die mit embryonalen Stammzellen forschen wollen, vor zu hohen Erwartungen und weisen auf Zeiträume von fünf bis zehn Jahren hin, in denen frühestens erste Therapieergebnisse beim Menschen zu erwarten sind (heute sind wir 14 Jahre weiter, und es gibt bisher keine validen Therapieergebnisse). Nicht einmal die Forschung kann genau sagen, welche realistischen Chancen die Stammzelltherapie bietet und welche der angestrebten Therapien wirksam und „seriös" sind.

> „Die Zeitschiene ist eine lange. Es wird meiner Meinung nach mindestens fünf bis zehn Jahre dauern, bis man überhaupt abschätzen kann, in welchen Bereichen die Stammzellforschung klinisch zum Einsatz kommen kann. Das schließt auch den Vergleich adulter und embryonaler Stammzellen ein. Ich möchte niemanden persönlich angehen, aber es ist beispielsweise sehr unseriös, wie mit Heilsversprechen argumentiert wird. Politik und Wissenschaft haben ganz andere Zeitvorstellungen und Zeitvorgaben. Sie werden politisch Dinge mit Perspektiven auf zehn, zwanzig Jahre schwerer durchsetzen können, als mit konkreten Perspektiven. Ein Medikament braucht aber von der Konzeption bis zur Marktreife gut und gern zehn Jahre. Da ist es unseriös und utopisch, für die nächsten zwei, drei Jahre Stammzelltherapien für so komplexe Erkrankungen wie Parkinson und Multiple Sklerose anzukündigen. Utopisch ist auch die Vorstellung, aus embryonalen Stammzellen ganze Organe zu züchten."[6]

Interessant ist in dieser Äußerung einerseits die Zurückhaltung in der Beurteilung der therapeutischen Chancen („bis man überhaupt abschätzen kann, in welchen Bereichen die Stammzellforschung klinisch zum Einsatz kommen kann") und andererseits die klare Aussage, dass man an *menschlichen* embryonalen Stammzellen forschen muss, da deren Embryonalentwicklung grundsätzlich anders verläuft als jene bei Tieren. „Es gibt gerade bei Prozessen der Embryonalentwicklung erhebliche Unterschiede zwischen einzelnen Lebewesen, das heißt auch zwischen Maus und Mensch."[7] Hier wird also einerseits auf die Ungewissheit therapeutischer Erfolge hingewiesen, andererseits aber bereits aus naturwissenschaftlicher Sicht auf den eklatanten Unterschied zwischen Mensch und Tier aufmerksam gemacht. Dieser Unterschied wird in der Debatte oft bewusst verschleiert, wenn gesagt wird, der Embryo sei nur ein Zellhaufen und noch gar kein Mensch. Offensichtlich zeigen gerade die naturwissenschaftlichen Erkenntnisse, dass hier eine typisch *menschliche* Entwicklung stattfindet, dass es sich also um einen *Menschen* handelt. Bemerkenswert ist auch der Hinweis auf die Entwicklungsdauer eines Medikamentes, da hier mindestens indirekt die Aussage gemacht wird – die sonst oft nicht

---

[6] Vgl. dazu das Interview mit den beiden Forschern Oliver Brüstle und Otmar Wiestler in der FAZ vom Mittwoch, 13. Juni 2001, Nr. 135, 58f. mit dem Titel: Die Heilungsversprechen sind utopisch. Was drängt deutsche Forscher so sehr zur Eile? Warum reichen Tierversuche nicht aus? Warum menschliche Embryonen? Ein Gespräch mit Oliver Brüstle und Otmar Wiestler, hier: O. Brüstle, 58.
[7] Ebd. 59 (O. Wiestler).

so klar hervortritt –, dass aus embryonalen Stammzellen, also aus menschlichen Embryonen, *Medikamente* hergestellt werden sollen.

In dieser Ungewissheit bleibt der Patient letztlich allein und auf die Fachkompetenz der Mediziner und Molekularbiologen angewiesen. Trotz aller Forderung nach informed consent entsteht ein neuer Paternalismus und eine neue Unmündigkeit des Patienten. Angesichts der Unwissenheit der naturwissenschaftlichen Medizin kann auch der Patient sich kein Urteil über die Effizienz der neuesten Möglichkeiten in der Medizin bilden.

Darüber hinaus kann er bei der Interpretation von Krankheiten nur schwer beurteilen, wie viel Gewicht den naturwissenschaftlichen Einflüssen einer Erkrankung zukommt und wie viel andere Komponenten aus Umwelt, psychosozialer Umgebung oder eigener innerster Grundhaltung zur Entstehung einer Krankheit beitragen. Auch hier wird er verunsichert, wenn neueste *naturwissenschaftliche* Erkenntnisse (also noch nicht einmal philosophische Überlegungen) zeigen, dass bestimmte genetischen Veranlagungen noch nichts über einen Krankheitsausbruch aussagen und selbst Gentests keine sicheren Aussagen über eine vorhandene Veranlagung für eine Erkrankung machen können.[8]

Sucht der Patient im Bereich der psychosomatischen Medizin nach vertiefter Krankheitsinterpretation. wird er auch hier nicht finden, was er sucht. Er bleibt enttäuscht, da die vielen unterschiedlichen Schulen der Psychologie und Psychosomatik wegen ihrer unterschiedlichen Welt-und Menschenbilder nur unzulängliche Deutungen bestimmter Krankheitsbilder anbieten können. So ist auch hier keine Sicherheit bei der Interpretation von Krankheiten zu erreichen. Also scheint letztlich doch nur der Zugang der naturwissenschaftlichen Medizin erfolgversprechend zu sein, es sei denn, man entwickelt einen ganzheitlichen Zugang zum Menschen, der über die psychosomatische Medizin hinausgeht und den Menschen als Geistwesen erfasst, der auf einen letzten Seinshorizont verwiesen ist. Eine solch mehrdimensionale Anthropologie soll in der vorliegenden Studie vorgestellt werden.

Der naturwissenschaftliche Zugang, der trotz der angedeuteten Unsicherheiten nach wie vor den wesentlichen Horizont zur Interpretation von Krankheiten darstellt, birgt die Gefahr, den Menschen auf seine naturwissenschaftlichen Aspekte zu reduzieren, den medizinischen Blick auf einzelne Organe und Organfunktionen einzuengen und so den Menschen in seiner Ganzheit aus dem Blick zu verlieren. Dieser verengte Blick hat nicht nur den hohen Preis, den Menschen in seiner Ganzheit zu verfehlen, sondern auch seinen Preis im ökonomischen Sinn: Die naturwissenschaftliche Forschung deren Sinn nicht zu bezweifeln ist – muss finanziert werden. Jedes zu entwickelnde Medikament, jedes neue Gerät, jede gentechnologische Entwicklung, jede genetische Diagnostik und jede neue Therapieform lassen hohe Kosten entstehen. Da die pharmazeutische Industrie ständig neue Medikamente mit großem For-

---

[8] Siehe auch dazu den neuesten Artikel in der FAZ: Th. Weber, Schattenspiele im Kern. Auch das noch: Gentests sagen nur halbe Wahrheiten, in: FAZ, Freitag, 22. Juni 2001, Nr. 142, 44.

schungsaufwand entwickelt, Universitäten auf dem neuesten Stand der Erkenntnis sein müssen und Kliniken dem jeweils aktuellen Standard der technischen Ausstattung entsprechen sollten, ist eine Kostenexplosion im Gesundheitswesen nicht zu vermeiden.

Die Last dieser Entwicklung trägt letztlich der Patient, (umverteilt auf Krankenkassen- und Versicherungsbeiträge), denn zu seinem Heil werden die Forschung und deren Umsetzung in die Therapie ja betrieben. Da die Krankenkassen offensichtlich am Rande ihrer finanziellen Kapazitäten angekommen sind, nehmen private Finanzierungen von ärztlichen Leistungen zu. Damit taucht das Problem der Gerechtigkeit in der Gleichbehandlung von Patienten auf. Finanziell besser Gestellte können sich bestimmte Diagnosen und Therapien (Gendiagnosen und -therapien, Präimplantationsdiagnosen) leisten, andere hingegen nicht. So verstärkt sich zunehmend eine Zweiklassenmedizin.

Zwar kann hinter die naturwissenschaftlichen Erkenntnisse nicht zurückgegangen werden und naturwissenschaftliche Forschung bleibt notwendig, aber es ist zu fragen, ob angesichts der gegenwärtigen Entwicklung der Medizin über deren Grundansatz und Menschenbild genauer nachgedacht werden muss. Auf den Patienten zugeschnitten heißt dies zu fragen, ob er durch eine mehrdimensionale Krankheitsinterpretation – wie sie hier dargestellt werden soll – nicht eine vertiefte Einsicht in sein Krankheitsgeschehen gewinnen und so an seiner Heilung mitwirken kann. Das würde ihn langsam aus seiner Unmündigkeit befreien und etwas unabhängiger von der (möglicherweise bald nicht mehr bezahlbaren) Medizin machen.

Die Patienten selbst spüren die Unzulänglichkeit westlich naturwissenschaftlicher Medizin, können aber aus eigener Kraft keine Alternativen anbieten. So drängen asiatische und esoterische Konzepte auf den Markt. Auch die westliche Medizin versucht mit komplementären Zugängen Lösungen anzubieten. Komplementär-oder Alternativmedizin heißen die Stichworte. Hier wird naturwissenschaftliche Medizin mit anderen, z.B. naturheilkundlichen Methoden oder mit Akupunktur kombiniert. Daraus entstehen möglicherweise Fortschritte in der Krankheitsbewältigung, aber der Mensch wird durch diese Zugänge noch nicht in seinem Innersten erfasst.

Bei allem Respekt vor diesen Therapiekonzepten ist festzuhalten, dass auch ihnen oft ein wirklich ganzheitliches Menschenbild fehlt. Um dieses zu entfalten muss der naturwissenschaftliche, aber auch der psychomatische Ansatz überschritten werden hin zu einer dreidimensionalen Sicht des Menschen, die diesen vor allem in seiner geistigen Ausrichtung auf das gesamte Sein erfasst. Die psychosomatische Medizin erreicht diese letzte Ebene nicht uns ist auch wegen ihrer Leib-Seele-Konzepte nicht als Ganzheitsmedizin zu bezeichnen.[9] Zwar besteht weitgehende Einigkeit darüber, dass Umweltgegebenheiten, zivilisatorische und psychosozialen Gründe krankheitsauslösend und krankheits-

---

[9] Vgl. dazu M. Beck, Seele und Krankheit, Psychosomatische Medizin und theologische Anthropologie, Paderborn-München-Wien-Zürich ³2003.

fördernd sein können. Aber kaum Beachtung findet die Tatsache, dass auch die existentiellen Fragen menschlicher Existenz nach Sinn und Ziel des menschlichen Lebens, nach seinem Woher und Wohin, nach Leben und Tod, nach Zeit und Ewigkeit, nach Gott und den religiösen Grundeinstellungen eine Rolle bei Krankheitsentstehung, Krankheitsverlauf und späterer Heilung spielen.[10]

Auf die Beachtung dieser Zusammenhänge hat für die Psychiatrie bereits Rainer Tölle in der neuesten Auflage seines Lehrbuches „Psychiatrie" hingewiesen, ähnliches gilt auch für die anderen medizinischen Fächer.

> „Während die Psychiatrie von den philosophisch-anthropologischen Bemühungen profitierte, läßt sich Entsprechendes für die Beziehungen zwischen *Psychiatrie* und *Theologie* feststellen. Von den Weltreligionen ist wenig Einfluß auf die Psychiatrie ausgegangen, und die Psychiatrie befaßte sich wenig mit der Religiösität der Patienten. Die Gründe hierfür dürften sowohl in der medizinisch-positivistischen Einstellung der traditionellen Psychiatrie als auch in dem Unverständnis und der Abwehr liegen, mit denen Theologie und Kirchen auf die Triebthematik und die Religionskritik der Psychoanalyse reagierten. Die heutige klinische Psychiatrie versucht, die Religiösität des Patienten in ihrer existentiellen Bedeutung zu beachten."[11]

Zu wenig scheint in der Medizin bewusst zu sein, dass gerade die innersten Ausrichtungen des Menschen auf das Sein, auf Wahrheit, Gutheit und einen letzten Sinnhorizont über die innere Stimmigkeit und den inneren Frieden des Menschen entscheiden. Eine solche innere Stimmigkeit bietet ihrerseits gute Voraussetzungen für die Gesundheit (wenngleich noch keine Garantie).

Andersherum kann ein Nichtbeachten dieser Grundausrichtung, ein Nicht-Achten auf die Vorgaben des Seins, ein Vorbeileben an der eigenen Wahrheit und das Verfehlen der eigenen „Berufung" zu ständiger innerer Unstimmigkeit und über diese hinaus zu einem geschwächten Immunsystem mit Krankheitsfolge führen. Insofern sollten Krankheitsphänomene neben der naturwissenschaftlichen und psychologisch-psychosomatischen Analyse vor allem auf derartige Hintergründe befragt werden. Die Psychoneuroimmunologie hat – wie oben schon erwähnt – bereits erkannt, dass das Gehirn und damit das Denken und die Grundhaltungen des Menschen direkten Einfluss auf die Aktivität von Genen und so auf Krankheit und Gesundheit hat.[12]

Von hier aus müssen vor allem tiefere Therapieansätze entwickelt werden, die das Innerste des Menschen betreffen und nicht nur zusehen, wie man von

---

[10] Neuere amerikanische Untersuchungen zeigen z.B., dass „religiöse" Menschen (leider ist dieser Begriff oft negativ besetzt und muss in seiner eigentlichen Bedeutung neu herausgearbeitet werden) im Durchschnitt länger leben, mit Krankheiten anders umgehen und insgesamt weniger krank sind. Eine Vielzahl dieser Studien sind zusammengefasst in dem Buch mit dem (etwas unglücklichen) Titel: H. Amberger, Wer glaubt, lebt länger. Glauben heilt – Beten hilft – Und Ärzte können es beweisen, Wien 2000, 173-180.
[11] R. Tölle, Psychiatrie, Berlin-Heidelberg-New York u.a. ^{12}1999, 12.
[12] Vgl. Zitat Anm. 2.

außen mittels Stammzellen degeneriertes Gewebe ersetzen kann. Wenn heutzutage viel von der Selbstverantwortung des Patienten gesprochen wird, dann kann er diese nur wahrnehmen, wenn er über die *ganze* Komplexität der Zusammenhänge von Krankheitsentstehung und -verlauf informiert ist und nicht nur über deren naturwissenschaftliche Anteile.

Die naturwissenschaftliche Medizin selbst erkennt inzwischen ihre Grenzen. Auf einem der großen Krebskongresse in Berlin im Juni 1998 wurde von einigen Medizinern im Blick auf die Therapie von Tumorerkrankungen – ähnliches gilt für andere Krankheitsbilder – konstatiert, dass man in der Tumorbekämpfung *letztlich* – bei allen kurzfristigen Erfolgen – keine großen Fortschritte gemacht habe. Es wurde bemerkt, dass die „bislang propagierten onkologischen Strategien ... zwar in Einzelfällen zu vermehrter Lebensqualität führten, nicht aber zu einem wirklichen therapeutischen Durchbruch."[13] Zwar kann man die Meinung vertreten, dieser Durchbruch sei nur noch eine Frage der Zeit und die Stammzellforschung wird den Durchbruch bringen. Man kann aber auch fragen, ob die naturwissenschaftliche Sicht des Menschen – gerade in der Krebsforschung – zum Erfassen der Krankheitsphänomene noch hinreichend ist, ob die psychosomatische Medizin darüber hinaus wesentlich Neues beitragen kann oder ob erst die oben angesprochen dritte Ebene der menschlichen Geistverfasstheit die eigentliche Größe ist, welche die naturwissenschaftliche und psychosomatische Sicht zu einem ganzheitlichen Erfassen von Krankheitsphänomenen integriert.

Diese „dreidimensionale Sicht" setzt den naturwissenschaftlichen (und psychosomatischen) Zugang nicht außer Kraft, sondern bringt ihn erst in seiner ganzen Bedeutung für eine komplementäre Betrachtung eines komplexen Krankheitsgeschehens zum Leuchten. Stillschweigend wurde lange Zeit vorausgesetzt, dass die Medizin den Menschen kennt und ihm mit ihrem naturwissenschaftlichen Zugang dienen und helfen kann. Dies soll auch heute nicht grundsätzlich bezweifelt, aber doch das Menschenbild auf andere Dimensionen hin erweitert werden.

Daher ist es Aufgabe und Ziel der vorliegenden Studie, eine Anthropologie vorzustellen, die den Menschen in seiner Mehrdimensionalität erfasst, um von dort aus einerseits einen Blick auf die Interpretation von Krankheiten zu werfen sowie andererseits zu aktuellen ethischen Fragen der Embryonenforschung, Stammzelltherapie, Präimplantationsdiagnostik, Klonen und Euthana-

---

[13] So die Aussagen namhafter Wissenschaftler auf dem 23. Kongress der Deutschen Krebsgesellschaft in Berlin (Juni 1998). Zitiert ist aus dem zusammenfassenden Kongressbericht von B. Nickolaus, Die Blutversorgung des Tumors unterbinden. 23. Kongress der Deutschen Krebsgesellschaft in Berlin – „Blockade" der Gefäßbildung wird in Phase-I-Studie geprüft, in: Deutsches Ärzteblatt 95, Juli 1998, 21-22. (A-1713-1714), hier 21 (A-1713). Ähnlich Äußerungen kommen auch aus dem Jahre 2000. Eine vergleichbar schwierige Situation einer „Heilung" mit naturwissenschaftlichen Methoden zeigt sich bei vielen anderen Erkrankungen wie beispielsweise AIDS, multipler Sklerose, Allergien und Autoimmunerkrankungen, dann im Bereich der Psychiatrie bei Schizophrenien und etlichen weiteren Krankheitsbildern.

sie Stellung zu beziehen. Zwar sind die unterschiedlichsten ethischen Fragestellungen in der aktuellen medizinethischen Debatte schon häufig reflektiert worden, aber die Frage nach der jeweils zugrunde liegenden Anthropologie kam dabei oft zu kurz. Die vorliegende Studie will daher einen Beitrag zu einer Grundsatzreflexion über die Medizin, ihr Bild vom Menschen und ihre weiteren Entwicklungen leisten.

Denn trotz aller vermeintlichen Wertfreiheit der Wissenschaft entscheidet das Menschenbild über den Fortgang der Entwicklung in der Medizin. Die dem medizinischen Handeln zugrunde liegende Anthropologie treibt das Suchen und Forschen nach Krankheitsursachen und Krankheitstherapien in eine bestimmte Richtung voran. Es sind – mit einem Wort von Max Weber – nicht zuletzt „Wertinteressen ..., welche auch der rein empirisch-wissenschaftlichen Arbeit die Richtung weisen."[14]

---

[14] M. Weber, Der Sinn der „Wertfreiheit" der soziologischen und ökonomischen Wissenschaften, in: ders., Gesammelte Aufsätze zur Wissenschaftslehre, Tübingen 1988, 512.

II. WEICHENSTELLUNGEN MODERNER MEDIZIN

Ein großer Teil der heute anstehenden ethischen Probleme im Bereich der Embryonenforschung oder der Gewinnung embryonaler Stammzellen nahm seinen Ausgang von der seit 1978 praktizierten In-vitro-Fertilisation. Diese war offiziell dazu gedacht, kinderlosen Eltern zu einem Kind zu verhelfen. Allerdings wurde ihre eigentliche Zielsetzung bereits frühzeitig von R.G. Edwards, einem der beiden „Väter" des ersten Retortenbabys, offengelegt. Es ging ihm – wie er selbst sagt – von Anfang an darum, embryonale Stammzellen zu gewinnen, chromosomale Erkrankungen zu erforschen, genetische Diagnostik vor der Implantation zu betreiben und Methoden zur verbesserten Kontrazeption zu entwickeln. Er schreibt zusammenfassend zu den eigentlichen Zielen der In-vitro-Fertilisation:

> „Original purposes of the introduction of IVF
>
> Gain fundamental knowledge on human conception
>
> Investigate the ethics of human conception involved in studies on IVF, contraception, gamete donation, embryo research, etc
>
> Attempt to alleviate infertility
>
> Understand and improve methods of contraception
>
> Identify the causes of human chromosomal disorders
>
> Design methods for diagnosing and avoiding genetic disease before implantation
>
> Produce human stem cells in vitro for analyses on differentiation and transplantation"[15]

Mit der Möglichkeit der *Herstellung* (nicht Zeugung!) menschlichen Lebens außerhalb des mütterlichen Organismus durch einen Arzt (oder Tierarzt) wurde der Weg frei zur Forschung mit Embryonen mit allen Möglichkeiten der Manipulation und anderweitiger „Verwendung".[16] Der Mensch bekam den Menschen in seinen Anfangsstadien in die Hand und konnte ihn von jetzt an frühzeitig verwenden und verzwecken.

Die In-vitro-Fertilisation war der Beginn einer langen Entwicklung, die erst heute in ihrer eigentlichen Problematik zum Vorschein kommt. Sie hat nicht nur grundsätzliche Weichen medizinischer Intervention gestellt, die zu den heute diskutierten Problemen führen, sondern bereits die herkömmlichen Ziele der Medizin von Prophylaxe, Diagnostik und Therapie überschritten. Sie be-

---

[15] Vgl. dazu R.G. Edwards, Introduction and development of IVF and its ethical regulation, in: E. Hildt/D. Mieth (Hrsg.), In vitro Fertilisation in the 1990s. Towards a medical, social and ethical evaluation, Alderhot 1998, 3-18, hier 6.
[16] Vgl. dazu u.a.: I. Schneider, Föten. Der neue medizinische Rohstoff, Frankfurt a.M.-New York 1995.

handelt nicht mehr die Kranken (den zeugungsunfähigen Mann oder die empfängnisunfähige Frau), sondern ersetzt deren Zeugungs- oder Empfängnisunfähigkeit durch ein drittes Medium, nämlich den Arzt und die Technik. Der *Arzt* stellt das neue Leben her.

Dabei stellen sich nicht nur Fragen, ob z.B. im Rahmen der In-vitro-Fertilisation fremde Samen- oder Eizellen gespendet werden sollen, oder wie man mit dem Problem der Leihmutterschaft umgehen soll, sondern auch ganz konkrete sozialethische Probleme, die die Beziehungen zwischen Mann und Frau oder jene des in-vitro gezeugten Kindes zu seinen Eltern berühren.[17] Außerdem wird das junge embryonale Leben dem Schutz des mütterlichen Organismus entzogen und dadurch dem Zugang von außen ausgeliefert.

Damit wird möglich, was heute im Mittelpunkt der Debatte steht. Es ist dies die Herstellung menschlicher Embryonen zu Forschungszwecken und die Gewinnung embryonaler Stammzellen, mit deren Hilfe bestimmte Gewebe oder ganze Organe gezüchtet werden sollen.[18] Menschliches Leben wird hergestellt und verzweckt. Bisher unheilbare Krankheiten sollen so therapiert werden (Krebs, Diabetes, Multiple Sklerose, Parkinson, Alzheimer) oder ganze Organe zur Transplantation hergestellt werden. Es geht auch um die Frage, ob man bei In-vitro-Fertilisationen übrig gebliebene Embryonen zu derartigen Zwecken verwenden darf.

Parallel zu dieser Entwicklung hat sich die Organtransplantation inzwischen zu einer Routineoperation entwickelt. Unter anderem zur ihrer Etablierung musste eine neue Todesdefinition eingeführt werden (sie wurde primär nötig als ein Kriterium dafür, wann bei einem beatmeten Patienten, der nicht mehr von der Maschine loskommt und spontan atmen kann, die Beatmungsmaschinen abgeschaltet werden können, also zunächst unabhängig von Organentnahme). Nicht mehr der Herztod ist in diesen Fällen entscheidend, sondern der Hirntod. Das Herz soll bei den Hirntoten noch möglichst lange schlagen, damit die entnommenen Organe noch „frisch" sind. Ein Großteil der menschlichen Organe kann mittlerweile ausgetauscht werden, allein die Zahl der Spenderorgane ist weithin zu gering. So können nicht alle, die auf ein Organ warten, eines bekommen. Auch die immunologischen Abstoßungsreaktionen und die lebenslange Einnahme von immunsuppressiven Medikamenten begrenzen die Möglichkeiten der Organtransplantation.

Von der embryonalen Stammzellforschung erhofft man sich auch hier große Fortschritte. Man meint, aus diesen Stammzellen eines Tages ganze Organe züchten zu können. Diese aus Stammzellen gewonnen Organe, vor allem jene, die durch das sogenannte „therapeutische Klonen" gewonnen werden, sollen viele Probleme lösen. Gerade diese hätten keine Abstoßungsreaktionen mehr

---

[17] Vgl. dazu das Kapitel über In-vitro-Fertilisation in Teil C.
[18] Ob diese Züchtung von Organen überhaupt möglich ist, wird unterschiedlich diskutiert. Vgl. dazu Anm. 6, dann auch: DFG-Stellungnahme zum Problemkreis „Humane embryonale Stammzellen", in: L. Honnefelder (Hrsg.), Jahrbuch für Ethik und Wissenschaft, Berlin 1999, 393-399.

zu Folge, da sie (weitgehend) das genetische Material des Organempfängers hätten.[19] Diese Hoffnungen auf eine noch weit entfernt liegende Therapie, deren Verwirklichungsmöglichkeit von einigen Forschern ganz grundsätzlich angezweifelt wird[20], treiben insbesondere die Stammzellforschung voran.

Man würde an der aktuellen Entwicklung vorbeisehen, wenn man nicht klar erkennen würde, dass – fast unbehelligt von ethischen Debatten[21] – vor allem in pragmatisch orientierten angelsächsischen Ländern angesichts dieser Aussichten mit embryonalem Leben geforscht und dieses zur Gewinnung embryonaler Stammzellen verwendet wird. Selbst wenn in einigen Ländern bestimmte Forschungsvorhaben verboten sind, werden weder die Industrie, noch die Universitäten, noch die Gesellschaft, noch die betroffenen Patienten angesichts in Aussicht stehender Therapiemöglichkeiten einsehen, warum auf bestimmte Forschungsvorhaben (z.B. das Gewinnen embryonaler Stammzellen zur Züchtung von Gewebekulturen) verzichtet werden soll, wenn die Hoffnung besteht, damit Krankheiten heilen zu können. Hier müssen gravierende anthropologische Gründe geltend gemacht werden, wenn man gegen derartige Forschungs- und Therapieansätze argumentieren will. Inzwischen zeigt sich aber, dass Therapien mit embryonalen Stammzellen nahezu immer zu Krebserkrankungen führen. Das hängt damit zusammen, dass diese Stammzellen von etwa fünf Tage alten Embryonen gewonnen werden (die Embryonen werden dabei zerstört) und die Embryonen in diesem Stadium ganz auf Zelldifferenzierung ausgerichtet sind. Diese Zelldifferenzierung kommt durch epigenetische Einflüsse zustande, dass bestimmte Gene im Zuge der Differenzierung in Augen-, Mund-Nasezellen abgeschaltet werden. Dies geschieht durch Anheften von Methylgruppen an die Gene und durch andere Mechanismen. Daher nennt man diesen Vorgang auch Methylierung. Im Kontext der Embryonalentwicklung ist nun die genetische Grundinformation (Zelldifferenzierung) genau auf die epigenetischen Steuerungsmechanismen abgestimmt, so dass die Zelldifferenzierung *geordnet* abläuft. Entnimmt man nun diese Zellen in diesem Embryonalstadium und bringt sie (nach Veränderungen) zu therapeutischen Zwecken in einen anderen Organismus, finden die Zellen eine andere Umgebung (Epigenetik) vor. Aufgrund dieser geänderten Umgebung verläuft nun diese Zelldifferenzierung nicht mehr geordnet, sondern *ungeordnet*. Und ungeordnete Zelldifferenzierung ist das, was man Krebs nennt. Alle bisherigen Thera-

---

[19] Näheres siehe später in den entsprechenden Kapiteln über Stammzellen und „therapeutisches Klonen".
[20] Vgl. Anm. 6.
[21] Während im deutschen Bundestag ernsthaft über die aktuellen Probleme der Stammzellforschung und der Verzweckung von Embryonen diskutiert wird, sind Politiker bereits unterwegs und kaufen diese Stammzellen im Ausland ein, da dies aufgrund einer bestehenden Gesetzeslücke im deutschen Embryonenschutzgesetz noch möglich ist. An Parlamenten vorbei werden so Fakten geschaffen, die der Gesetzgeber nicht mehr einholen kann. Vgl. dazu F. Schirrmacher, Der Bioputsch. Ein Jahr danach: Wolfgang Clement beweist Bill Joy, in: FAZ, Mittwoch 6. Juni 2001, Nr.129, 53.

pieversuche mit embryonalen Stammzellen haben beim Menschen zu Krebserkrankungen geführt.

Eine weitere Neuerung moderner Medizin ist die Entschlüsselung des menschlichen Genoms. Die Möglichkeiten seiner Analyse sowie das damit verbundene tiefere Verständnis von Krankheitsursachen auf genetischer Ebene bilden zusammen mit den in Aussicht stehenden Möglichkeiten einer genetischen Therapie ein weiteres Zentrum heutigen Forschungsinteresses. Man hofft, aufgrund des besseren Verständnisses der genetischen Hintergründe von Krankheiten bessere Therapien entwickeln zu können. Für die Diagnostik besteht der mögliche Wert der genetischen Analysen darin, Krankheiten frühzeitig mittels prädiktiver Diagnose erkennen und möglicherweise rechtzeitig behandeln (oder krankes Leben abtreiben) zu können. So werden die herkömmlichen Ziele der Medizin, Krankheiten auf der Grundlage von Prophylaxe, Diagnose und Therapie zu behandeln, heutzutage auf die genetische Ebene hin ausgedehnt. Meistens werden die Diagnosen jedoch nicht für Therapien benutzt (da es kaum welche gibt), sondern dazu, um Embryonen nach einer In-vitro-Fertilisation mittels einer Präimplantationsdiagnose auszuselektieren. Hier ist der Dreiklang von Diagnose, Therapie und Prophylaxe durchbrochen. Diagnosen werden nicht für eine Therapie, sondern ausschließlich für eine Selektion von kranken und gesunden Embryonen verwendet.

Frühzeitige Gendiagnostik soll aber nicht nur ein besseres Verständnis von Krankheiten ermöglichen und Gentherapien etablieren, sondern auch Chancen eröffnen, genetische Veränderungen bis hin zu genetischem Enhancement im Sinne der Verbesserung des menschlichen Erbgutes vorzunehmen. Es steht nicht nur zur Debatte, Krankheiten auf genetischer Ebene zu therapieren, sondern auch den Menschen durch genetische Veränderungen so zu manipulieren, dass seine Wünsche nach Unversehrtheit, Gesundheit, Leidfreiheit, Glück, Intelligenz, Schönheit und Unsterblichkeit erfüllt werden. Am Lebensbeginn soll das Genmaterial optimiert und am Lebensende das Sterben durch genetische Manipulationen immer weiter hinausgeschoben werden.

Auch hier besteht die Gefahr, dass die moderne Medizin das Bewusstsein der Menschen hin zu falschen Hoffnungen irdischer Unsterblichkeit oder genetischer „Herstellbarkeit" eines dauerhaft gesunden Menschen verändert.[22] Den Tod kann aber niemand abschaffen, sondern nur hinauszögern. Außerdem steht die Entwicklung von DNA-Chips zur Entzifferung des menschlichen Genoms auf dem Programm, die bald zum Erstellen einer genetischen Identitätskarte des Einzelnen verwendet werden könnten.[23] Derzeit könnte schon mit

---

[22] Vgl. z.B. die Titelseite des Magazins „Profil" Nr. 15, 10 April 2000, „Die größten Wunder der High-tech Medizin", wo es dann im Text heißt: „Prinzipiell spricht nichts mehr gegen die Unsterblichkeit" ebd. 140.
[23] Vgl. H.M. Beier, Definition und Grenze der Totipotenz. Aspekte für die Präimplantationsdiagnostik, in: Reproduktionsmedizin 1998, 41-53; W. Henn, Genetic screening with the DNA chip: a new Pandora's box?, in: Journal of medical ethics (25) 1999, 200-203.

einem Tropfen Blut der Mutter das Genom des in ihr heranwachsenden Embryos/Fötus analysiert werden.

Angesichts dieser hier nur angedeuteten Entwicklung sind nicht nur Fragen nach Sinn und Erlaubtheit genetischer Diagnostik, Therapie und Erbgutverbesserungen zu stellen, sondern auch jene nach Missbrauchsmöglichkeiten moderner Diagnostik und der größer werdenden Schere zwischen diagnostischen und therapeutischen Möglichkeiten, denn gegenwärtig gibt es nur für wenige prädiktiv diagnostizierte Krankheiten Therapiemöglichkeiten.

Da man darüber hinaus durch genauere genetische Analysen feststellen kann, dass die meisten Menschen größere oder kleinere Schäden im genetischen Material haben, wird es in diesem Sinn kaum mehr Gesunde geben und es sind die Definitionen von Krankheit und Gesundheit neu zu überdenken. Ist beispielsweise – so ist zu fragen – ein Mensch bereits krank, wenn ein genetischer Defekt im Mutterleib festgestellt wird, der erst im Alter von 30 oder 40 Jahren ausbricht, oder ist er erst krank, wenn die Symptome sichtbar werden und die Erkrankung ausbricht? Sind möglicherweise alle Menschen als genetisch krank zu bezeichnen, da sie alle geschädigte Gene haben? Wie werden Krankenkassen darauf reagieren? Derzeit gibt es Bestrebungen in den USA, aber auch in Europa, dass Menschen bewusst ihre eigenen Genome entschlüsseln und veröffentlichen lassen. Zwar wird sich dabei zeigen, dass alle Menschen genetische Schäden haben, aber die Zahl und die Schwere der Veranlagungen für bestimmte Krankheiten wird eben sehr unterschiedlich sein und damit auch das Risiko, an der ein oder anderen Krankheit zu erkranken.

Muss man in Zukunft von gesunden Kranken oder kranken Gesunden sprechen und – wie Johannes Reiter formuliert – Begriffe wie Krankheit und Gesundheit neu definieren?

> „Die Tatsache, dass jeder Mensch eine gewisse Anzahl defekter Gene hat, kann die Gesellschaft vor die Frage stellen, ob unter Krankheit nun jegliche Abweichung von der genetischen Norm verstanden werden muss. So liegt es nahe, dass die Begriffe ‚Gesundheit', ‚Krankheit', ‚Behinderung' mit neuen Inhalten versehen und (z.T. willkürlich) neu festgelegt werden."[24]

Es könnte sein, dass alle Menschen einen bestimmten Anteil defekter Gene haben, dass diese aber normalerweise nicht zu manifesten Krankheiten führen, da diese Gene nicht aktiviert werden. Wenn dies so ist, wären diejenigen Mechanismen zu untersuchen, die zur Aktivierung oder Inaktivierung von Genen beitragen. Diese hätten neben den Einflüssen aus der Umwelt und nach dem oben erwähnten Zitat, dass das Gehirn direkten Einfluss auf die genetischen An- und Abschaltmechanismen hat[25], offensichtlich auch mit dem gesamten Innenleben des Patienten, mit seinem Denken und Fühlen zu tun.

---

[24] J. Reiter Prädiktive Medizin – Genomanalyse – Gentherapie, in: Internationale katholische Zeitschrift 19 (1990), 115-129, hier 121f.
[25] Vgl. dazu oben die Bemerkung (Anm. 2), dass das Gehirn direkten Einfluss auf die Aktivierung von Genen hat.

Sollte zu zeigen sein, dass nicht das kranke Gen *allein* von entscheidender Bedeutung beim Ausbruch der Krankheit ist, sondern auch Umwelteinflüsse, seelische Konflikte, psychosoziale Verfasstheit und das Innenleben des Menschen, dann sind nicht nur Krankheiten anders zu interpretieren, sondern auch sichere prädiktive Aussagen über den späteren Ausbruch einer genetisch angelegten Erkrankung kaum noch möglich. Sollte sich genauer zeigen lassen, dass der Mensch keineswegs nur durch seine Gene und genetische Deformationen festgelegt ist[26], wäre erwiesen, dass eine rein naturwissenschaftliche Sicht von Krankheiten die Komplexität von Krankheitsgeschehnissen nicht hinreichend erfassen kann. Auch die Deutsche Forschungsgemeinschaft warnt hier vor voreiligen eindimensionalen Schlüssen:

> „Insbesondere muss deutlich werden, dass die genetische Ausstattung des Einzelnen nur einen von zahlreichen Faktoren in einem komplexen Wirkungszusammenhang darstellt. Gerade die neue Genetik macht deutlich, dass der Mensch mehr ist als die Summe seiner Gene und in seiner Entwicklung von vielen nichtgenetischen Einflüssen beeinflußt und geprägt wird. Deshalb wird auch das neue Wissen das Wesen des Menschen nicht vollständig erklärbar machen."[27]

Da der genetische Status des Menschen zunehmend ins Blickfeld gerät und mehr und mehr prädiktive Diagnosen gestellt werden, müssen diese in ihrem Wert für den Menschen genau geprüft werden. Es stellt sich vor allem die Frage der jeweiligen Interpretation der gewonnenen Erkenntnisse, und die Problematik, ob mit diesen Diagnosen dem einzelnen mehr genutzt oder geschadet wird, ob die Möglichkeiten einer frühzeitigen Gendiagnostik zu mehr Sicherheit, Ruhe und Glück der Menschen beitragen, oder ob angesichts dieser Entwicklungen Ängste und Verunsicherungen zunehmen.

Es ist neuerlich zu fragen, ob Menschen mit der Notwendigkeit von Entscheidungsfindungen überfordert sind, wenn z.B. im Rahmen einer Pränatal- oder Präimplantationsdiagnostik bestimmte Behinderungen bei Embryonen festgestellt werden und Eltern entscheiden müssen, ob diese dann abgetrieben oder gar nicht erst implantiert werden. Sind Eltern überfordert, wenn sie – zwar nach Beratung mit Ärzten und möglicherweise Psychologen – mit dem gewonnenen Wissen über Leben und Tod des Embryos entscheiden müssen?

Andersherum gilt es für die diagnostizierten Embryos zu bedenken, wie sie – wenn sie nicht abgetrieben werden – mit einer frühzeitigen Gendiagnose umgehen können und in welchen anthropologischen Kontext dieses Wissen

---

[26] Vgl. z.B. dazu: S. Rose, Darwins gefährliche Erben. Biologie jenseits der egoistischen Gene (aus d. engl. v. S. Kuhlmann-Krieg, Titel der Orig. Ausgabe: Lifelines. Biologie Beyond Determinism, New York-Oxford 1997), München 2000, auch R. Lewontin, Tripple Helix, Genes and Environment, 2000; auch E. Fox Keller, The Century of the Gene, Cambridge-London 2000 (dt: das Jahrhundert des Gens, Frankfurt-NewYork 2001).

[27] Deutsche Forschungsgemeinschaft: Humangenomforschung und prädiktive genetische Diagnostik: Möglichkeiten – Grenzen – Konsequenzen. Stellungnahme der Senatskommission für Grundsatzfragen der Genforschung der Deutschen Forschungsgemeinschaft, Juni 1999, 16.

gestellt wird.[28] Auch können bestimmte Informationen über die genetische Ausstattung von Fremdinteressen (Versicherungen, Arbeitgebern) missbraucht werden. Anhand von Informationen über den genetischen Zustand kann über die Aufnahme eines Klienten in eine Versicherung oder eine Anstellung in einem Betrieb entschieden werden. Auch hier gilt es genau zu analysieren, wo die Medizin mit ihren technischen Möglichkeiten dem Menschen dient und wo sie ihm eher schadet.

Ein weiteres Problemgebiet moderner Medizin ist jenes der Lebensverlängerung oder der Lebensverkürzung am Lebensende. Wie steht es mit einem Behandlungsabbruch bei Sterbenden, soll man aktive Sterbehilfe zulassen oder nicht? Auch hier ist nicht immer klar zu erkennen, welche medizinischen Handlungen den Interessen der sterbenden Patienten dienen und wo patientenfremde Intentionen mitwirken. Ist beispielsweise der Wunsch älterer Menschen nach frühzeitigem Sterben oder aktiver Euthanasie nicht oft von außen gesteuert? Wird nicht (indirekt) Druck auf ältere Menschen ausgeübt, „freiwillig" aus diesem Leben zu scheiden. Fühlen sich Patienten im Terminalstadium nicht oft genug geradezu verpflichtet, derartige Wünsche zu äußern, um der Familie weitere Unannehmlichkeiten zu ersparen?

Es gilt zu beachten, dass sich neben der ehrlichen Suche der Medizin nach neuen Therapiemöglichkeiten und bestmöglicher Versorgung der Patienten zunehmend auch andere Interessen und Motivationen einschleichen können. Hier spielen wissenschaftlicher Ehrgeiz, Erwartungshaltung der Gesellschaft, Anspruchshaltung der Patienten, Interesse an speziellen Forschungsprojekten und deren Förderung durch Staat und Industrie oder am Ende des Lebens das Nicht-zur-Last-Fallen-Wollen älterer Patienten eine Rolle. Nicht immer ist in diesem Wettlauf zu erkennen, welche Maßnahmen und Forschungsprojekte dem leidenden, kranken oder sterbenden Menschen dienen, welche seine Freiheit und Autonomie fördern und welche sie eher behindern und dem Menschen schaden.

Gerade angesichts des medizinischen Fortschritts und der vielen sich bietenden Möglichkeiten muss klar sein, wozu diese Anstrengungen der Medizin unternommen werden und welches die eigentlichen Ziele sind. Die Frage scheint illegitim zu sein, da jedermann doch weiß, dass die Medizin dem Menschen helfen will. Aber kennt die Medizin den Menschen, dem sie helfen will?[29] Da es *die* Medizin als einheitliches Gebilde nicht gibt, muss diese Frage auf die einzelnen Fachbereiche hin spezifiziert werden. Dabei lautet die

---

[28] Erste Studien stehen kurz vor der Veröffentlichung, die den Einfluss einer prädiktiven Diagnose (beispielsweise Chorea Huntington), auf den Lebensvollzug betroffener Patienten haben, die mit dem Wissen einer genetischen Prädisposition für Chorea Huntington leben müssen. Sollen diese noch heiraten, einen Beruf erlernen, was sollen sie noch in Angriff nehmen in ihrem Leben?

[29] Vgl. M. Beck, Kennt die Medizin den Menschen? Theologisches Plädoyer für eine ganzheitliche Medizin, in: W. Vögele/A. Dörries, Menschenbild in Medizin und Theologie, Fachsymposium zum interdisziplinären Dialog, Rehburg-Loccum 2000, 93-135.

konkretere Problemstellung: was sind die Einzelziele der unterschiedlichen medizinischen Disziplinen und welches sind die Kriterien ihrer Beurteilung.

Offensichtlich sind diese Grundfragen der Medizin nicht mehr aus ihr selbst heraus zu beantworten, sondern müssen in einem größeren anthropologischen Horizont betrachtet werden. Erst von dort diesem aus ist zu beurteilen, ob bestimmte Entwicklungen ethisch zu vertreten sind und ob sie eher nutzen oder schaden. Zu diesem größeren Horizont gehören Grundfragen menschlichen Seins, die sich auf Leben und Tod, Zeitlichkeit und Ewigkeit, Immanenz und Transzendenz, Gelingen und Misslingen, Glück und Unglück menschlichen Lebens beziehen. Sie müssen in den Reflexionsprozess einbezogen werden. Auch wenn diese Probleme zunächst nichts mit den Alltagsfragen der Medizin zu tun zu haben scheinen, geht es doch um den einen ganzen Menschen, der gerade angesichts von Krankheiten mit seiner Endlichkeit und Fragmentarität sowie den existentiellen Fragen seines Lebens konfrontiert wird. Daher haben gerade diese Grundfragen für die Medizin große Relevanz. Zwar werden diese wegen der unterschiedlichen Menschenbilder, des Wertepluralismus, der divergierenden Lebensausrichtungen sowie der unterschiedlichen Bildung der Menschen im psychologischen, sozialen und geistigen Bereich keine einheitlichen Antworten finden. Dennoch kann die moderne Medizin diesen Fragen angesichts ihres eigenen Fortschritts, aber auch angesichts des interkulturellen und interreligiösen Dialoges, nicht mehr ausweichen.

III. STAND DER MEDIZINETHISCHEN DEBATTE

1. Medizinethische Diskussion ohne anthropologische Reflexion?

Die Zahl der Veröffentlichungen, die sich explizit mit Fragen nach den Zielen der Medizin und deren anthropologischer Grundlegung befassen, ist eher gering[30], jene hingegen, die allgemein medizinethische Fragen reflektieren, fast unüberschaubar groß.[31] Die ethische Reflexion geschieht im Rahmen enzyklopädischer Zusammenstellungen der anstehenden Fragen[32], im Aufzeigen der geschichtlichen Entwicklung medizinethischer Fragestellungen[33], der systematischen Entfaltung medizinethischer Probleme[34], der Konkretisierung aktueller Fragestellungen[35], empirischer Untersuchungen über ethische Fragen im Kran-

---

[30] An Veröffentlichungen zu diesem Thema sind als allgemeine Darstellungen vor allem zu nennen: M.J. Hanson/D. Callahan, The Goals of Medicine. The forgotten Issue in Health Care Reform, Washington D.C. 1999; J.-P. Wils (Hrsg.), Anthropologie und Ethik. Biologische, sozialwissenschaftliche und philosophische Überlegungen, Tübingen 1997; H.M. Baumgartner/L. Honnefelder/W. Wickler/A.G.Wildfeuer, Menschenwürde und Lebensschutz. Philosophische Aspekte und S.N. Bosshard/G. Höver/R. Schulte/H. Waldenfels, Menschenwürde und Lebensschutz, Theologische Aspekte, in: G. Rager (Hrsg.) Beginn, Personalität und Würde des Menschen, Freiburg-München 1997; 161-242 und 243-329; K.W. Schmidt, Therapieziel und Menschenbild. Zur medizinethischen Problematik therapeutischer Eingriffe und deren Zielsetzungen. Eine Auseinandersetzung aus evangelischer Sicht, Münster 1996.

[31] Vgl. die folgenden Fußnoten.

[32] Lexikon der Bioethik (hrsg. v. W. Korff/L. Beck/P. Mikat) Bd. 1-3, Gütersloh 1998; Encyclopedia of applied Ethics (hrsg. v. R. Chadwick), Bd. 1-4, San Diego u.a. 1998; Encyclopedia of Bioethics (Ed. W.T. Reich), 5 Bde., New York 1995; Dizionario di Bioetica (hrsg. v. S. Leone/S. Privitera) Palermo 1994; Lexikon Medizin, Ethik, Recht (hrsg. v. A. Eser/M.v. Lutterotti/P. Sporken) Freiburg-Basel-Wien 1989.

[33] A. Frewer/R. Winau, Geschichte und Theorie der Ethik in der Medizin, Erlangen-Jena 1997; R. Toellner/U. Wiesing, Geschichte und Ethik in der Medizin. Von der Schwierigkeit einer Kooperation, Stuttgart u.a. 1997. Als schwierig erweist sich bei der geschichtlichen Aufarbeitung immer der Umgang mit der NS-Zeit.

[34] Vgl. u.a. B. Irrgang: Grundriß der medizinischen Ethik, München-Basel 1995; W. Kahlke/S. Reiter-Theil (Hrsg.): Ethik in der Medizin, Stuttgart 1995; E.H. Loewy, Ethische Fragen in der Medizin, Wien-NewYork 1995; J. Harris, Der Wert des Lebens. Eine Einführung in die medizinische Ethik, Berlin 1995 (Orig.: The Value of life. An introduction to medical ethics, London-New York 1985); P. Singer, Praktische Ethik, ²1994; E. Schockenhoff, Ethik des Lebens. Ein theologischer Grundriß, Mainz 1993; E. Amelung (Hrsg.), Ethisches Denken in der Medizin. Ein Lehrbuch, Berlin u.a. 1992; R. M. Veatch, Medical ethics, Boston 1989; H.M. Sass (Hrsg.), Bioethik in den USA. Methoden-Themen-Positionen, Berlin-Heidelberg-New York 1988; H.T. Engelhardt jr., The foundations of Bioethics, New York-Oxford 1986.

[35] Vgl. dazu beispielsweise L. Honnefelder, (Hrsg.), Jahrbuch für Ethik und Wissenschaft, Berlin 1996-1999; G. Altner, Leben in der Hand des Menschen. Die Brisanz des biotechnischen Fortschritts, Darmstadt 1998; J. Nida-Rümelin (Hrsg.), Angewandte Ethik. Die Bereichsethiken und ihre theoretische Fundierung. Ein Handbuch, Stuttgart 1996; ders., Die aktuelle Herausforderung der Ethik, in: Ethica 1 (1998), 3-36; U. Benzenhöfer (Hrsg.), Herausforderung Ethik in der Medizin. Beiträge aus der Medizinischen Hochschule Hannover, Frankfurt a.M. u.a., 1994; H. Piechowiak, Eingriffe in menschliches Leben. Sinn und Grenzen ärztlichen

kenhausalltag[36] sowie der Behandlung einzelner Themen wie Schwangerschaftsabbruch[37], In-vitro-Fertilisation (und andere Formen assistierter Reproduktion)[38], Gentechnologie und Genomanalyse[39], Gentherapie[40], Klonen[41], Organtransplantationen[42], Euthanasie und Lebensverlängerung.[43]

Handelns, Frankfurt a.M. 1987; ders. (Hrsg.), Ethische Probleme in der modernen Medizin, Mainz 1985.

[36] Vgl. dazu W. Grossmann/F. Haslinger/A. Weiberg (Hrsg.), Ethik im Krankenhausalltag, Frankfurt u.a. 1999; S.P. Leher, Dialog im Krankenhaus, 243 Interviews mit Ärzten und Pflegepersonal, Wien-New York 1995.

[37] B. Maier, Ethik in Gynäkologie und Geburtshilfe, 183-201; J. Reiter/R. Keller, Herausforderung Schwangerschaftsabbruch. Fakten-Argumente-Orientierungen Freiburg i.Br. 1992; D. u. I. Mieth, Schwangerschaftsabbruch. Die Herausforderung und die Alternativen, Freiburg i.Br.-Basel-Wien 1991; A. Leist, (Hrsg.), Um Leben und Tod. Moralische Probleme bei Abtreibung, künstlicher Befruchtung, Euthanasie und Selbstmord, Frankfurt a.M. 1990; P. Petersen, Schwangerschaftsabbruch – unser Bewusstsein vom Tod im Leben. Tiefenpsychologische und anthropologische Aspekte der Verarbeitung, Stuttgart 1986; P. Hoffacker/B. Steinschulte/P.-J. Fietz (Hrsg.), Auf Leben und Tod. Abtreibung in der Diskussion, Bergisch Gladbach ²1985.

[38] Vgl. dazu u.a. B. Maier, Ethik in Gynäkologie und Geburtshilfe. Entscheidungen anhand klinischer Fallbeispiele, Berlin.u.a. 2000, hier vor allem 57-106; E. Hildt/D. Mieth, In Vitro Fertilisation in the 1990s. Towards a medical, social and ethical evaluation, Aldershot 1998; F. Shenfield/C. Sureau (Ed.), Ethical Dilemmas in assisted Reproduction, London 1997; J.M. Humber/R.F.Almeder, Reproduction, Technology, and Rights Totowa 1996; F.H. Fischl (Hrsg.), Kinderwunsch, In Vitro Fertilisierung und Assistierte Reproduktion – Neue Erkenntnisse und Therapiekonzepte. Möglichkeiten, Erfüllbarkeit und Machbarkeit in unserer Zeit, Purkersdorf bei Wien 1995; E. Bernat (Hrsg.) Lebensbeginn durch Menschenhand. Probleme künstlicher Befruchtungstechnologien aus medizinischer, ethischer und juristischer Sicht, Graz 1985.

[39] M.J. Mehlmann/J.R. Botkin, Acces to the Genome. The Challange to Equality, Washington D.C. 1998; H. Haker/R.Hearn/K. Steigleder (Eds.), Ethics of Human Genom Analysis. European perspectives, Tübingen 1993; Deutscher Bundestag (Hrsg.), Chancen und Risiken der Gentechnologie. Der Bericht der Enquete-Kommission "Chancen und Risiken der Gentechnologie" des 10. Deutschen Bundestages, Bonn 1987; R. Löw, Leben aus dem Labor. Gentechnologie und Verantwortung – Biologie und Moral, München 1985.

[40] E.-L. Winnacker u.a., Gentechnik: Eingriffe am Menschen. Ein Eskalationsmodell zur ethischen Bewertung, München 1997; C. Rehmann-Sutter/H. Müller (Hrsg.), Ethik und Gentherapie. Zum praktischen Diskurs um die molekulare Medizin, Tübingen 1995; K. Bayertz/J. Schmidtke/H.-L- Schreiber, Somatische Gentherapie – Medizinische, ethische und juristische Aspekte des Gentransfers in menschliche Körperzellen, Stuttgart-Jena-New York 1995.

[41] Z. B. G. E. Pence, Who's afraid of human cloning, Lanham u.a. 1998.

[42] Allgemein zur Organtransplantation vgl. u.a. F. Oduncu, Hirntod und Organtransplantation. Medizinische, juristische und ethische Fragen, Göttingen 1998; P. Oberender (Hrsg.) Transplantationsmedizin. Ökonomische, ethische, rechtliche und medizinische Aspekte, Baden-Baden 1995; R. Toellner (Hrsg.) Organtransplantation – Beiträge zu ethischen und juristischen Fragen, Stuttgart-New York 1991; zu konkreten Fragen einzelner Organtransplantationen vgl. u.a. T. Schlich/R. Falter/R. Ruden: Herztransplantation und Ethik. Historische und philosophische Aspekte eines paradigmatischen Eingriffs der modernen Medizin. Erlanger Studien zur Ethik in der Medizin, Bd. 4, Erlangen-Jena 1996; E. Hildt, Hirngewebetransplantation und personale Identität, Berlin 1996; D.B. Linke, Hirnverpflanzung. Die erste Unsterblichkeit auf Erden, Reinbek 1996.

[43] W. Wolbert, Du sollst nicht töten. Systematische Überlegungen zum Tötungsverbot, Freiburg Schweiz-Freiburg i.Br. 2000; A. Holderegger (Hrsg.), Das medizinisch assistierte Sterben. Zur Sterbehilfe aus medizinischer, ethischer, juristischer und theologischer Sicht, Frei-

Ferner werden die verschiedenen Ethosformen, die sich im Verlauf der Geschichte herausgebildet haben, vornehmlich jene des Nicht-Schadens, des Nutzens, der Autonomie und der Gerechtigkeit[44], sowie Fragen des informed consent[45] und grundsätzliche Fragen zur Forschung am Menschen reflektiert.[46] Auch wird nachgedacht über Güterabwägungen im Bereich der Embryonenforschung zwischen dem Nutzen der Forschung (z.B. mit embryonalen Stammzellen) und dem Schutz der Würde dieser Embryonen.[47] Allgemein werden für derartige und andere Güterabwägungen verschiedene Modelle diskutiert.[48]

Die ethische Diskussion dreht sich in diesen Veröffentlichungen vor allem um Probleme des Fortschritts in der Gentechnologie, um Gendiagnostik und Gentherapie – auch im pränatalen und extracorporalen Zustand (Präimplantationsdiagnostik) –, um Fragen der Organtransplantation von Herz, Nieren, Gehirnteilen und anderen Organen, um die Verwendung genmanipulierter Schweineherzen zur Deckung eines größer werdenden Organbedarfs (Xeno-

---

burg/Schweiz 1999; J-P. Wils, Sterben. Zur Ethik der Euthanasie, Paderborn u.a. 1999; ders. (Hrsg.), Streitfall Euthanasie. Singer und der „Verlust des Menschlichen", Tübingen 1991; Europaratsdokument: Report on the protection of the human rights and dignity of the terminally ill or dying, 1999; N. Hoerster, Sterbehilfe im säkularen Staat, Frankfurt a.M. 1998; G.Virt, Leben bis zum Ende. Zur Ethik des Sterbens und des Todes, Innsbruck 1998; D.C. Thomasma./Th. Kimbrough-Kushner/G.K. Kimsma/Ch. Ciesielski-Carlucci: Asking to die: Inside the Dutch debate about euthanasia, Dordrecht-Boston-London 1998. M. Zimmermann-Acklin, Euthanasie. Eine theologisch-ethische Untersuchung, Freiburg/Schweiz 1997; H. Maisch, Patiententötungen. Dem Sterben nachgeholfen, München 1997; G.R. Dunstan/ P.J. Lachmann (Eds.) Euthanisia: death, dying and the medical duty, London 1996; W. Jens/H. Küng, Menschenwürdig sterben. Ein Plädoyer für Selbstverantwortung, München 1995. Zur Frage der Lebensverlängerung: W. Bottke/P. Fritsche/W. Huber/H.-L. Schreiber, Lebensverlängerung aus medizinischer, ethischer und rechtlicher Sicht, Heidelberg 1995.

[44] Vgl. zur „Autonomie" H.A.M.J. ten Have/R.H.J. ter Meulen/E. van Leeuwen, Medische ethiek, Houten 1998, Kap 4, 94-133; G. Dworkin, The theory and practice of autonomy, Cambridge 1988; allgemeiner dazu T.L. Beauchamp/ J.F. Childress, Principles of Biomedical Ethics, New York Oxford, 41994, Kap 3-6; E.D. Pellegrino/D.M. Thomasma, For the patient's good: The restoration of beneficence in health care, New York 1989.

[45] H. Willinger, Ethische und rechtliche Aspekte der ärztlichen Aufklärungspflicht, Frankfurt a.M. 1996; S. Wear, Informed Consent. Patient Autonomy and Physician Beneficience within Clinical Medicine, Dordrecht-Boston-London 1993; P. S. Appelbaum/C.W. Lidz/A. Meisel, Informed consent. Legal theory and clinical Practice, New York u.a. 1987; R.R. Faden/T.L. Beauchamp, A history and theory of informed consent, New York-Oxford 1986.

[46] Vgl. dazu z.B. W. Schaupp, Der ethische Gehalt der Helsinki Deklaration. Eine historisch-systematische Untersuchung der Richtlinien des Weltärztebundes über biomedizinische Forschung am Menschen, Frankfurt a.M. u.a. 1994.

[47] Vgl. zu letzterem: DFG-Stellungnahme zum Problemkreis „Humane embryonale Stammzellen", in: L. Honnefelder (Hrsg.), Jahrbuch für Ethik und Wissenschaft, Berlin 1999, 393-399. Vgl. dazu auch N. Knoepffler, Forschung an menschlichen Embryonen. Was ist verantwortbar?, Stuttgart-Leipzig 1999; H.M. Baumgartner/L. Honnefelder/W. Wickler/A.G. Wildfeuer, Menschenwürde und Lebensschutz. Philosophische Aspekte und S.N. Bosshard/G. Höver/R. Schulte/H. Waldenfels, in: G. Rager (Hrsg.), Beginn, Personalität und Würde des Menschen, Freiburg-München 1997; 161-242 und 243-329.

[48] Vgl. H.-M. Sass/H. Viefhues (Hrsg.), Güterabwägung in der Medizin. Ethische und ärztliche Probleme Berlin Heidelberg 1991.

transplantation), um Kunstherzen und die Verteilungsgerechtigkeit von Organen, um das Problem des Experimentierens mit extrakorporal hergestellten Embryonen. Es geht schließlich um das Klonen von Embryonen zur Gewinnung embryonaler Stammzellen („therapeutisches Klonen").

Weitere Themen sind nach wie vor Hirntodkriterien und Einwilligungspflicht von Organspendern, Lebendspende von Organen, Lebensschutz, Tötungsverbot und Euthanasie, Fragen des ungeborenen Lebens. Kosten-Nutzen-Rechnungen werden aufgestellt und Nutzen-Risiko-Verhältnisse abgeschätzt. Man sucht nach Begründungen zur Rechtfertigung medizinischen Handelns. Verschiedene Ethikansätze wie Utilitarismus, Verantwortungsethik, Gesinnungsethik, Diskursethik werden diskutiert, teleologische Vorgehensweisen werden deontologischen gegenübergestellt. Kurz: eine Vielzahl ethischer Einzelprobleme wird mit unterschiedlichen ethischen Modellen zu lösen versucht. Der Mensch wird dabei – je nach Zugang – als Person, Individuum, als unvertauschbar Einmaliger bezeichnet. Er darf nicht zum Mittel gemacht werden, sondern muss Zweck an sich sein (Kant), er hat Würde und nicht bloß Wert, sein Leben gilt es zu schützen.[49]

Im Grunde sind damit die meisten der zurzeit anstehenden ethischen Fragen bereits reflektiert. Was aber vertieft werden sollte, ist die grundsätzlichere Frage, was die moderne Medizin eigentlich will, was ihre *grundsätzlichen Ziele* sind und welches Menschenbild hinter ihren Bemühungen steht. Angesichts der Vielfalt der Möglichkeiten des medizinischen Fortschritts werden diese Fragen immer dringlicher.

2. Erste Ansätze zum Thema „Ziele der Medizin"

Will man über die Ziele der Medizin nachdenken, muss man deren anthropologische Grundvoraussetzungen reflektieren und fragen, ob die Medizin aus

---

[49] Allgemein zur Frage nach dem moralischen Status menschlicher Embryonen vgl. z.B. C. Kaminsky, Embryonen, Ethik und Verantwortung. Eine kritische Analyse der Statusdiskussion als Problemlösungsansatz angewandter Ethik, Tübingen 1998. Zur Problematik ob dem menschlichen Embryo Person- oder Menschenwürde zukommt vgl. u.a.: G. Rager, Beginn, Personalität und Würde des Menschen, Freiburg-München 1997; ders., Embryo – Mensch – Person: Zur Frage nach dem Beginn des personalen Lebens, in: J.P. Beckmann (Hrsg.), Fragen und Probleme einer medizinischen Ethik, Berlin-New York 1996, 254-278; J.P. Beckmann, Über die Bedeutung des Person-Begriffs im Hinblick auf aktuelle medizin-ethische Probleme, in: ders., Fragen und Probleme einer medizinischen Ethik; 278-306; L. Honnefelder, Der Streit um die Person in der Ethik, in: Philosophisches Jahrbuch 100 (1993) 246-265; auch R. Spaemann, Personen. Versuche über den Unterschied zwischen „etwas" und „jemand", Stuttgart 1996; dazu auch ders., Sind alle Menschen Personen, in: Internationale katholische Zeitschrift 19 (1990) 108-114. Vgl. allgemein zur Frage der Person u.a. M. Leder, Was heißt es, eine Person zu sein, Paderborn 1999; S. Ausborn-Brinker, Person und Personalität, Versuch einer Begriffsklärung; Tübingen 1999; T. Kobusch, Die Entdeckung der Person. Metaphysik der Freiheit und modernes Menschenbild, Darmstadt, 21997; S. Rudman, Concepts of person and christian ethics, Cambridge 1997.

ihrem weithin naturwissenschaftlichen Ansatz heraus ihre Ziele allein noch bestimmen kann, oder ob sie des interdisziplinären Dialoges mit Psychologie und Soziologie, vor allem aber mit Philosophie und Theologie bedarf und zwar über den rein ethischen Diskurs hinaus. Denn gerade letztgenannte Wissenschaften liefern in diesem Dialog – wie später zu zeigen ist – nicht nur zusätzlich ergänzende Gesichtspunkte, sondern können eine alle anderen Perspektiven integrierende Sicht bieten.

Erste Ansätze zu den Fragen nach den grundsätzlichen Zielen der Medizin kommen nicht aus dem naturwissenschaftlichen, sondern aus dem geisteswissenschaftlichen Bereich. Eine der wenigen Veröffentlichungen zu diesem Thema ist die profunde Studie von Daniel Callahan.[50] Dort wird z.B. gefragt, ob die traditionellen Ziele der Medizin wie Prophylaxe, Diagnose, Therapie, Behandlung, Gesundheitserhaltung, Retten und Verlängern von Leben sowie Schmerz und Leidensbekämpfung angesichts von Lebensverlängerung, Zurückdrängung von Infektionskrankheiten (im Westen), genetischer Diagnose- und (Therapie-)möglichkeit, kontrollierter Fortpflanzung, neuartiger Schmerztherapie, dann aber auch angesichts der Verlagerung von akuten zu chronischen Erkrankungen, den Problemen der alternden Bevölkerung und der zunehmenden Selbstbestimmung der Patienten neu überdacht werden müssen.[51]

Ist beispielsweise – so wird dort weiter gefragt – das Verlängern von Leben angesichts fortschreitender intensivmedizinischer Möglichkeiten für sich genommen noch ein angemessenes Ziel der Medizin oder muss neu über den Prozess des Sterbens nachgedacht werden? Ist auf der anderen Seite am Beginn des Lebens die Lebenserhaltung von Babys in immer unreiferen Stadien zu verantworten? Bedeuten Schmerz- und Leidensbekämpfung im Zusammenhang mit der Autonomie des Menschen, dass die Medizin auch Euthanasie und (assistierte) Selbsttötung unterstützen sollte?[52] Welches sind die Kriterien der Beurteilung? Was bedeuten Krankheit und Gesundheit in heutiger Zeit und wie hängen diese Definitionen vom jeweiligen Forschungsstand ab?

---

[50] Hier ist vor allem eine vierjährige Studie vom Hastingscenter zu nennen: Project report. The Goals of medicine: Setting new priorities, die zusammen mit anderen Beiträgen in: Hanson/Callahan, The Goals of Medicine. The forgotten Issue in Health Care Reform, Washington D.C. 1999 veröffentlicht ist. Erst kürzlich erschien ein wichtiger Aufsatz zu dieser Fragestellung: U.H.J. Körtner, Gesundheit um jeden Preis? Ziele und Kosten des medizinischen Fortschritts aus ethischer Sicht, in: Zeitschrift für medizinische Ethik 45 (1999) 303-317; dann aber auch W. Schmidt, Therapieziel und Menschenbild. Zur ethischen Problematik therapeutischer Eingriffe und deren Zielsetzungen. Eine Auseinandersetzung aus evangelischer Sicht, Münster 1996.

[51] Project report, in: Hanson/Callahan: The Goals of medicine, 2ff.

[52] Vgl. ebd. 4ff. Wie brisant derartige Fragen sind, zeigt ein gerade erschienener Artikel im deutschen Ärzteblatt (Januar 2000) zur Euthanasiedebatte in Holland: „Dem Sterbewunsch Jugendlicher zwischen 16 und 17 Jahren kann auch ohne Zustimmung der Eltern entsprochen werden. Kinder zwischen zwölf und 16 Jahren sind in der Regel auf die Zustimmung der Eltern angewiesen. In genau definierten Ausnahmefällen kann der Arzt aber auch gegen den Willen der Eltern Sterbehilfe leisten": Deutsches Ärzteblatt 97, Heft 3, Januar 2000, C-81.

Ein anderer Fragenkomplex dieser Studie bezieht sich auf die Problematik, ob die Medizin aus sich heraus ihre Ziele noch finden kann, ob ein gesellschaftliche Konsens bei der Beurteilung dessen, was die Medizin leisten sollte, hergestellt werden muss und wie dieser Konsens gefunden werden kann.[53] Ferner geht es um Fragen prädiktiver Medizin und der Krankheitsprävention. Es wird die Forderung an die Medizin herangetragen, intensiver mit den anderen Human- und Geisteswissenschaften zusammenzuarbeiten. Diese Zusammenarbeit sollte nicht nur im Rahmen ethischer Beurteilungen stattfinden, sondern bereits dort, wo der Mensch in seiner conditio humana erfasst werden muss. Die Studie von Callahan wirft die wichtigsten anzusprechenden Fragen auf, nimmt allerdings keine Stellung zu einer entfalteten Anthropologie und entwirft auch keine derartige. So bleiben einige der gestellten Fragen unbeantwortet.

Die hier vorliegende Studie versucht, diese Lücke ein wenig zu schließen. Sie bemüht sich um eine anthropologische Grundlegung mit dem Versuch, konkrete Antworten auf aktuelle Fragestellungen zu finden. Die Grundthese der Studie ist, dass die Fragen nach den Zielen moderner Medizin ohne eine Bestimmung der anthropologischen Grundvoraussetzungen nicht zu beantworten sind. Die Medizin kann den Menschen von heute nur dann ganzheitlich erfassen, wenn sie im Blick auf grundsätzliche Fragen des Menschseins in den interdisziplinären Dialog mit anderen Humanwissenschaften sowie Philosophie und Theologie eintritt.

Obwohl der naturwissenschaftliche Zugang zum Menschen wesentliche Erkenntnisse und Therapiemöglichkeiten (z.B. für Infektionskrankheiten) zutage gefördert hat, bleiben doch viele Fragen ungelöst. Man verspricht sich zwar von der Aufklärung der genetischen Hintergründe ganz neue Zugänge zum Verständnis von Krankheiten, aber die Frage bleibt, ob der naturwissenschaftliche Zugang allein die Phänomene hinreichend erklären kann. Der naturwissenschaftliche Zugang ist zwar der am meisten von weltanschaulichen Prämissen unabhängige und damit der weltweit am besten vergleichbare, aber zum Erfassen der ganzen Tiefe einer Krankheit müssen andere Dimensionen menschlichen Seins mitbedacht werden.

Gerade angesichts vermehrt auftretender chronischer und z.T. untherapierbarer Krankheiten wie Krebs, Multiple Sklerose, Autoimmunerkrankungen, „zivilisatorischer Erkrankungen" scheint es einer über die naturwissenschaftliche Aufklärung hinausreichenden Anthropologie zu bedürfen. Diese Anthropologie muss sich dem Menschen in *komplementären* Zugängen aus naturwissenschaftlicher, psychologisch-psychosomatischer und geisteswissenschaftlich philosophisch-theologischer Perspektive nähern. Die Physik hat die Notwendigkeit dieser Komplementarität zur Beschreibung der Wirklichkeit seit langem entdeckt, die Medizin sollte folgen.

---

[53] Vgl. Hanson/Callahan, The Goals of medicine, 20ff.

Um einen ersten Zugang zu dieser Thematik zu gewinnen, soll zunächst kurz angedeutet werden, wie Krankheiten im Verlauf der Geschichte unterschiedlich interpretiert worden sind und dass auch heute differenzierte Zugänge zu Krankheitsinterpretationen möglich sind.[54]

---

[54] Vgl. zur aktuellen Debatte u.a. die Artikel von D. Lanzerath/L.Honnefelder, Krankheitsbegriff und ärztliche Anwendung der Humangenetik und U. Wiesing, Gene, Krankheit und Moral, in: M. Düwell/D. Mieth (Hrsg.), Ethik in der Humangenetik. Die neueren Entwicklungen der genetischen Frühdiagnostik aus ethischer Perspektive, Tübingen-Basel 1998, 51-77, 78-87.

IV. PERSPEKTIVEN VON KRANKHEITSINTERPRETATIONEN[55]

Die Auffassungen über die Interpretation von Krankheitsgeschehen haben sich im Laufe der abendländischen Geschichte gewandelt. Auch heute noch gibt es unterschiedliche Krankheitsinterpretationen innerhalb der Kulturen und Religionen.[56] Blickt man in der abendländischen Tradition zurück, zeigt sich, dass beispielsweise Hippokrates eine bestimmte, aus dem Gleichgewicht geratene Säftekonstellation (Humoralpathologie) für Krankheitsentstehungen verantwortlich macht.[57] In Frühkulturen (bis hin zum Neuen Testament) ging man davon aus, dass böse Geister und Dämonen den Menschen überfallen, besetzen und erkranken lassen. Im Alten Testament meinte man, dass Gott die Krankheiten schickt, sie als Heilender aber auch wieder hinwegnehmen kann.[58] Im Mittelalter wurden Krankheit und Gesundheit wiederum in religiösem Kontext gesehen und zwar im „Dienst" am religiösen Heil des Menschen.[59] Im Rahmen der religiösen Überlegungen zur Interpretation von

---

[55] Vgl. dazu schon ähnlich: M. Beck, Seele und Krankheit, Psychosomatische Medizin und theologische Anthropologie, Paderborn u.a. ³2003, 13ff. Eine Weiterentwicklung der im Folgenden zu skizzierenden Krankheitsinterpretationen auf der Basis der in dieser Studie darzustellenden Anthropologie findet sich im Fortgang der vorliegenden Studie an unterschiedlichen Stellen (z.B. im Teil C in den Kapiteln „Das Wohl des Menschen", „Diagnose-Prophylaxe" und „Therapie").

[56] Eine Aufzählung von Krankheitskonzeptionen im Laufe der Geschichte bleibt notgedrungen unvollständig. Es lassen sich diese Konzepte aber sinnvoller- und legitimerweise zusammenfassen beispielsweise in metaphysisch-religiöse, philosophisch-spekulative, überwiegend naturalistisch-naturwissenschaftliche und letztlich psychosomatisch-soziokulturelle Modellvorstellungen. Vgl. dazu die Aufstellung bei K.E. Rothschuh, Der Krankheitsbegriff, in: ders. (Hrsg.), Was ist Krankheit? Erscheinung, Erklärung, Sinngebung. Wege der Forschung Bd. CCCLXII, Darmstadt 1975, 397-420, bes. 400-408. Zur Frage der Krankheitsinterpretation in anderen Kulturen seien als Beispiel genannt: J. Chr. Bürgel, Leiblichkeit, Krankheit, Heilung im Islam, in: Krankheit und Heilung in den Religionen. Islam-Hinduismus-Christentum, Herrenalber Protokolle, Schriftenreihe der evangelischen Akademie Baden, Band 67, ²1991; L. E. Sullivan (Hrsg.), Healing and Restoring. Health and Medicine in the World's Religious Traditions, New York-London 1989; B. Pfleiderer/W. Bichmann, Krankheit und Kultur. Eine Einführung in die Ethnomedizin, Berlin 1985; auch H. Schipperges/E. Seidler/P.U. Unschuld (Hrsg.), Krankheit, Heilkunst, Heilung, Freiburg i.Br.-München 1978.

[57] Da heutzutage vermehrt asiatische Heilmethoden auf den Markt drängen, sei gesagt, dass beispielsweise die indische Ayurveda sowie die chinesische und tibetanische Medizin mit dieser hippokratischen Medizin verwandt sind. Das indische Ayurveda-System sieht die Harmonie der Körpersäfte als Bedingung der Gesundheit an. Die Akupunktur-Behandlung hat z.B. mit der Beseitigung von blockiertem Energiefluss zu tun.

[58] Vgl. zur Frage der Krankheit im Alten und Neuen Testament u.a.: K. Seybold/U.B. Müller, Krankheit und Heilung, Stuttgart u.a. 1978, 79. Dort auch der Versuch einer weiteren Differenzierung von Krankheitsauffassungen in den verschiedenen Büchern des AT, des Judentums im Umfeld des NT und der hellenistischen Welt. Vgl. auch E. Schockenhoff, Ethik des Lebens. Ein theologischer Grundriß, Mainz 1993, 268ff. Zur Krankheitsauffassung im AT siehe ebenso H. W. Wolff, Anthropologie des Alten Testaments, Gütersloh ⁶1994, 211-220.

[59] „Gesundheit und Krankheit werden im Mittelalter in einem größeren Zusammenhang gesehen. Sie dienen dem Heil des Menschen. Der Mensch kann in einer Schicht seines Wesens durchaus gesund sein und zugleich in einer anderen zu Tode krank darniederliegen": H.

Krankheiten wurden diese als Besessenheit durch den Teufel, Strafe Gottes oder als Folge von Hexerei interpretiert.[60]

Der Mensch wird im Mittelalter – besonders bei Hildegard von Bingen – als in Einheit mit dem Kosmos stehend betrachtet und Krankheiten im Kontext seines Gottesverhältnisses gesehen. Eine gestörte Harmonie zwischen Gott und Mensch kann sich in Krankheiten ausdrücken, und so ist Gesundheit nicht ohne innere Umkehr und Wiederherstellung der Harmonie zwischen Mensch und Gott zu erreichen. Die Bewegung von der Gesundheit zur Krankheit und von der Krankheit zurück zur Gesundheit wird als Abbild des menschlichen Weges vom Paradies zum Erdendasein und von diesem zurück in die Ewigkeit gesehen. Christus ist als Christus medicus letztlich der Arzt des Menschen.[61]

Mit dem Beginn der Neuzeit werden in der abendländischen Medizin zunehmend naturwissenschaftliche Erkenntnisse für die Deutung von Krankheitserscheinungen maßgebend. Vornehmlich als Folge des mechanistischen Weltbildes Isaac Newtons wird das zunächst von René Descartes vorgestellte und später von Julien-Offray de Lamettrie weitergeführte Maschinenmodell vom Menschen zum Paradigma von Krankheit und Gesundheit. Strukturelle Veränderungen im menschlichen Körper, die man an Leichen feststellen konnte, werden auf lebende Menschen extrapoliert und für Krankheitsentstehungen verantwortlich gemacht (Strukturpathologie).[62] Materielle Deformationen gelten als Krankheitsursachen.

Zu Beginn des 18. Jahrhunderts war man der Meinung, mit Hilfe der Mechanik Newtons auch in der Heilkunde jene Sicherheit für Diagnose und Therapie gewinnen zu können, wie sie die Physik für die Erkenntnis der Natur versprach. Die daraus resultierende Sicht des „Menschen als Maschine"[63] und die zunehmende Sektion von Leichen[64], aus deren strukturellen Organverände-

---

Schipperges, Die Kranken im Mittelalter, München 1990, 15. Zur Auffassung von Krankheit in der Antike und im Mittelalter vgl. auch Schipperges/Seidler/Unschuld (Hrsg.), Krankheit, Heilkunst, Heilung, Freiburg i.Br.-München 1978, 229-269.

[60] Vgl. E.H. Ackerknecht, Geschichte der Medizin, Stuttgart [7]1992, 57.

[61] Vgl. Schipperges, Die Kranken im Mittelalter, 203ff.

[62] Vgl. dazu u.a.: Schipperges (Hrsg.), Geschichte der Medizin in Schlaglichtern, Mannheim 1990, bes. 58ff, 285ff; ders., Homo patiens. Zur Geschichte des kranken Menschen, München 1985, bes. 158-179.

[63] Der Mensch als Maschine ist schon von Descartes beschrieben worden. Von ihm stammt auch der Vergleich mit einem Uhrwerk. Vgl. R. Descartes, Über den Menschen sowie die Beschreibung des menschlichen Körpers (hrsg, v. K. E. Rothschuh), Heidelberg 1969. Im 18. Jahrhundert wurde diese Auffassung von J. de Lamettrie fortgeführt, wobei er sich auf Descartes beruft: J. de Lamettrie, L'Hornme machine, Leyden 1748. R. Virchow bekräftigt in der Mitte des 19. Jahrhunderts diese materialistische Sicht, indem er bemerkt: „Wir kennen nur Körper und Eigenschaften von Körpern; was darüber hinaus ist, nennen wir transzendent, und die Transzendenz betrachten wir als eine Verirrung des menschlichen Geistes": R. Virchow, Ueber die Standpunkte in der wissenschaftlichen Medizin, in: Archiv für Pathologische Anatomie I (1847) 3-19.

[64] Nach H. Weiner ist die Sektion von Leichen – die zwar schon im Altertum praktiziert, öffentlich aber erst 1302 zu Demonstrationszwecken im Medizinstudium genutzt und später im 18. Jahrhundert, vornehmlich aus forensischen Gründen, in der Gerichtsmedizin eingeführt wur-

rungen man auf Krankheitsursachen zu Lebzeiten schloss, führte zu der einseitigen Sicht des menschlichen Körpers als ein er physikalisch objektivierbaren Größe.

Die Naturwissenschaften boten fortan die Grundlage für die Medizin als angewandter Wissenschaft[65], und mit der Verdrängung der Seele aus dem Körper und des Subjekts aus der Heilkunde – zu der auch die Zellularpathologie Virchows und die Bakteriologie Pasteurs und Kochs beitrugen[66] – ging die Vertreibung der Philosophie aus der Medizin Hand in Hand: an die Stelle des Philosophikums trat das Physikum.[67]

Als Gegenbewegung zu dieser statischen Sicht vom Menschen trat bereits im 17. Jahrhundert eine vitalistische Strömung, die dem Menschen ein inneres Lebensprinzip, eine Art „Seele" zubilligte.[68] Zudem erkannte man, dass die an Toten gewonnenen Modellvorstellungen von Krankheit und Gesundheit, die das medizinische Handeln lange Zeit bestimmten, etliche Fragen unbeantwortet ließen. Den Blutkreislauf konnte man beispielsweise an Leichen nicht demonstrieren und an Toten konnte man weder Schmerzempfinden noch Freude

---

de: vgl. dazu Schipperges (Hrsg.), Geschichte der Medizin in Schlaglichtern, 244 – sogar der eigentliche Grund für den in der Medizin vorherrschenden Dualismus und nicht die dualistische Metaphysik des Descartes. Seit Hippokrates und Galen hätten Ärzte nach einer einzigen kausalen Ursache von Symptomen in anatomischen Bedingungen gesucht, die zu Funktionsstörungen führen. Morgagni und Virchow hätten dann Krankheit allein durch organische Schädigung definiert. Ursachen von Krankheiten seien also nicht in veränderten Lebensfunktionen gesucht worden, sondern in Strukturveränderungen von Organen, Geweben und Zellen, die man bei der Sektion Verstorbener gefunden habe. Vgl. dazu H. Weiner, Die Geschichte der psychosomatischen Medizin und das Leib-Seele-Problem in der Medizin, in: Psychotherapie Psychosomatik, medizinische Psychologie 36 (1986), 361-391, hier 361ff, 385. Th. v. Uexküll meint deshalb, es handele sich bei der Frage nach Leib und Seele nicht um ein Leib-Seele-sondern um ein „Leiche-Seele-Problem": Th. v. Uexküll, Die Bedeutung der Theorienbildung in der Psychosomatik, in: Psychotherapie, Psychosomatik, medizinische Psychologie 39 (1989) 103-105, hier 104.

[65] Für den Übergang von der alten, philosophisch geprägten Heilkunde zur naturwissenschaftlichen Medizin sind die Jahre 1810-1820 zentral. F. Magendie (1783-1855) gilt als Wegbereiter der neuen naturwissenschaftlichen Medizin mit der Anwendung der exakten Naturwissenschaften Physik und Chemie auf die Physiologie des Menschen, die dann J. Müller ausbaute. R. Virchow (1821-1902) mit seiner Zellularpathologie wird später der zentrale Repräsentant moderner Medizin als angewandter Naturwissenschaft sein. Es ist die Zeit des Übergangs von einer – wie man sagte – eher „vorwissenschaftlichen" Heilkunde, die den Kriterien naturwissenschaftlicher Methodik nicht entsprechen konnte, hin zu einer ärztlichen Kunst als Wissenschaft. Für die Medizin ging es – den Naturwissenschaften nachfolgend – um den Übergang vom philosophischen in das naturwissenschaftliche Zeitalter. Vgl. dazu Schipperges (Hrsg.), Geschichte der Medizin in Schlaglichtern, bes. 58ff, 285ff; ders., Homo patiens, bes. 158-179.

[66] Vgl. dazu A.-E. Meyer, Die Zukunft der Psychosomatik in der BRD – eine Illusion, in: Psychotherapie, Psychosomatik, medizinische Psychologie 40 (1990) 337-345, hier 338; auch G. Danzer, Psychosomatische Medizin. Konzepte und Modelle, Frankfurt a.M. 1995, 22.

[67] Vgl. dazu Th. v. Uexküll, Psychosomatik auf der Suche nach dem verlorenen lebenden Körper, in: Psychotherapie, Psychosomatik, medizinische Psychologie 41 (1991) 484.

[68] Vgl. u.a Ackerknecht, Geschichte der Medizin, 90.

entdecken, sie sind emotionslos und man kann ihnen gegenüber kein Mitleid empfinden.

So blieb das mechanistisch-materialistische Menschenbild zur Erklärung etlicher Phänomene unzureichend und verschiedene Krankheitsbilder blieben unverstanden. Vor allem das Phänomen der Emotionen konnte man aus rein körperlichen Vorgängen nicht erklären. Wenn auch im 17., 18. und 19. Jahrhundert Emotionen in einer Vielzahl von Beobachtungen beschrieben wurden, so war es doch erst Charles Darwin, der ihre biologische Bedeutung erkannte, und Sigmund Freud, der ihre Rolle bei der Symptombildung von Krankheiten erforschte.[69]

Dennoch stand das 18. und 19. Jahrhundert weiterhin unter dem Eindruck einer mechanistischen Vorstellung vom Menschen, obwohl die Medizin im Umfeld des deutschen Idealismus noch den „ganzen Menschen im Blick hatte."[70] Die Entdeckung von Bakterien und anderen Mikroorganismen ermöglichte neue Erklärungen für die Interpretation von Krankheiten.[71] Die Entdeckung der Zelle 1838 durch Matthias Jakob Schleiden vertiefte die Tendenz, Krankheiten allein aus ihren materiellen Komponenten heraus zu erklären.[72]

Als erneute Gegenbewegung zu dieser einseitigen Sicht des Menschen widersetzte sich die romantische Medizin im 19. Jahrhundert der mechanistischen Sicht vom Menschen und den Verkürzungen einer rein naturwissenschaftlichen Betrachtung von Krankheiten. Der Arzt Johann Christian August Heinroth[73] war der erste dieser Zeit, der die These von der Psychogenese körperlicher Krankheiten vertrat und den Begriff „psycho-somatisch" bei der Erörterung des Symptoms der Schlaflosigkeit verwendete.[74] Wenngleich sein Ansatz keinen direkten Einfluss auf die weitere Entwicklung der Medizin hatte, begann doch mit ihm eine Entwicklung, die schließlich in Sigmund Freud den eigentlichen Wegbereiter der psychosomatischen Medizin fand.

---

[69] Vgl. Weiner, Geschichte der psychosomatischen Medizin, 361. Das Phänomen der Emotionen ist allerdings latent immer schon in der Medizin mitbehandelt worden. H. Weiner legt im Gang durch die Geschichte der Medizin dar, dass nicht nur die Heilige Schrift vom sich grämenden König David und vom trauernden Jeremia berichtet, sondern dass auch schon Hippokrates von Gefühlen spricht, die bestimmte Organe beherrschen, dass Aristoteles Gemütsbewegungen in Beziehung zum Körper bringt, Plato Affekte mit bestimmten Körperteilen assoziiert, Galen Leidenschaft als Krankheitsursache ansieht. Die Aufzählung ließe sich fortsetzen bis hin zu Freud und den Theorien der Psychosomatik. Vgl. ebd. 365-373.

[70] Vgl. dazu D. v. Engelhardt, Der metaphysische Krankheitsbegriff des Deutschen Idealismus. Schellings und Hegels naturphilosophische Grundlegung, in: E. Seidler (Hrsg.), Medizinische Anthropologie, Beiträge für eine theoretische Pathologie, Berlin u.a. 1984, J7-31.

[71] Zur genaueren Information über die Medizin des 18. Jahrhunderts vgl. Ackerknecht, Geschichte der Medizin ebd. 90ff. Zur Frage der sich entwickelnden Bakteriologie vgl. ebd. 123ff.

[72] Vgl. dazu die Analyse von A. Wittkau-Horgby, Materialismus, Entstehung und Wirkung in den Wissenschaften des 19. Jahrhunderts, Göttingen 1998, vor allem 47-76.

[73] Sein wichtigstes Werk zu diesem Thema ist: J.C.A. Heinroth, Lehrbuch der Störungen des Seelenlebens, Leipzig 1818.

[74] Vgl. Weiner, Die Geschichte der psychosomatischen Medizin, 363.

Freud suchte zu Beginn des 20. Jahrhunderts durch die Annahme des (dynamischen) Unbewussten einen tieferen Sinn in sonst unsinnig erscheinenden Krankheitsbildern finden.[75] Selbst wenn Freud sich vornehmlich auf Neurosen konzentrierte (und von daher noch keine psychosomatische Medizin im heutigen Sinne betrieb). entwickelte sich in seinem Gefolge die Psychosomatik und erforschte die seelischen Hintergründe von organischen Erkrankungen. Während Freud seelische Faktoren als Ursache für bestimmte Erkrankungen erkannte, wurden wiederum auf Seiten der naturwissenschaftlichen Medizin (im 20. Jahrhundert) funktionelle Gründe (Funktionspathologie) für die Entstehung von Krankheiten verantwortlich gemacht. Man ging davon aus, dass die Funktionen von Organen oder von bestimmten Regulationsmechanismen gestört sind und dadurch bestimmte Erkrankungen entstehen. Als Ursache solcher Funktionsstörungen wurden unterschiedliche Parameter genannt: virale und bakterielle Infektionen, genetische Dispositionen, Schädigungen durch radioaktive Strahlen.

Freud hingegen postulierte auch seelische Faktoren als Ursache solcher Funktionsstörungen. Seiner These nach drücken sich innerseelische und zwischenmenschliche Konflikte, die zu Verdrängungen in das von ihm postulierte Unbewusste führen, in Krankheitsphänomenen aus. Mit dieser Annahme wurden – wissenschaftlich gesehen – erstmals seit Beginn der Neuzeit *immaterielle* Gründe für Krankheitsentstehungen angeführt. Während Freud sich vornehmlich mit neurotischen Erkrankungen befasste, begann die aus seinen Erkenntnissen hervorgehende psychosomatische Medizin, sich auch mit den seelischen Hintergründen von *organischen* Erkrankungen zu beschäftigen. Sie maß den von Freud angesprochenen Konflikten Bedeutung für die Entstehung von körperlich-organischen Erkrankungen zu.

Diese Pendelbewegungen zwischen rein naturwissenschaftlicher Interpretation von Krankheiten und der Suche nach deren seelischen Hintergründen

---

[75] Die Idee Freuds war, einen „Nichtsinn" von Krankheiten daraufhin zu befragen, ob er nicht einen anderen, dem Bewussten entgegengesetzten Sinn beinhaltet. Diesen Schritt vollzog er, indem er es geradezu zur wissenschaftskonstituierenden Grundannahme der Psychoanalyse erklärte, diese sogenannten sinnlosen Ereignisse daraufhin zu untersuch en, ob sie nicht doch irgendeinen Sinn implizieren. Vgl. dazu S. Freud, Vorlesungen zur Einführung in die Psychoanalyse, Gesammelte Werke (GesW) XI; London 1940, bes. 28,79, 265. Die Annahme des Unbewussten ermöglichte ihm beispielsweise, bestimmte (hysterische) Lähmungserscheinungen, die zunächst unsinnig erschienen, als Ausdruck von unbewussten Vorgängen zu interpretieren und sie insofern „verständlich" zu machen. Sein Begriff des Unbewussten unterscheidet sich allerdings von dem der Philosophen. „*Ich sage nicht ohne Absicht, in unserem Unbewußten,* denn was wir so heißen, deckt sich nicht mit dem Unbewußten der Philosophen": S. Freud, GesW II u. III, 619. W. Mertens weist darauf hin, dass Freud der erste Denker ist, der das Unbewusste einführte „Mit seinem Konzept unbewußter Denkprozesse und Vorstellungen erweitert Freud somit das Psychische um das Unbewußte. Er kann deshalb als der erste *systematische* Denker gelten, der die Gleichsetzung von Bewußtsein und Psychischem überwindet, die über 250 Jahre lang in der Philosophie tonangebend war. Das Geistige oder Psychische ist viel umfassender als das Bewußtsein": W. Mertens, Psychoanalyse. Ges chichte und Methoden, München 1997, 63.

schien je nach Zeitumständen und Forschungsstand unterschiedliche Gewichtungen zu erfahren, wenngleich dem naturwissenschaftlichen Zugang offensichtlich immer eine gewisse Dominanz zukam und gegenwärtig wieder zukommt. Heutzutage steht mit der Suche nach genetischen Ursachen von Krankheiten die naturwissenschaftlich-materielle Perspektive wieder ganz im Vordergrund. Allerdings hat sich seit Sigmund Freud auch die psychosomatische Medizin etabliert und nimmt inzwischen einen festen Platz im wissenschaftlichen Diskurs ein. Sie liefert gerade gegenwärtig im Rahmen der Psychoneuroimmunologie einen wesentlichen Beitrag zum besseren Verständnis von Krankheitsphänomenen.

Die aktuelle psychosomatische Medizin, die bis heute über keine einheitlichen Konzepte verfügt und deshalb auch als „Methodenchamäleon"[76] bezeichnet wird, macht seelische Konflikte zusammen mit biologischen und soziologischen Komponenten für Krankheitsentstehungen verantwortlich. Es werden gegenwärtig bio-psycho-soziale Konzepte favorisiert, die sowohl biologische Parameter (genetische Ausstattungen, äußere materielle Einflüsse), als auch psychologische und soziologische Komponenten bei der Krankheitsentstehung berücksichtigen.[77] Mit diesen Konzeptionen bemüht sich die Psychosomatik, die naturwissenschaftliche Betrachtungsweise des „Menschen als Maschine" zu überwinden. Sie will den Menschen in seiner leib-seelischen Einheit erfassen und im Kontext seiner Umgebung begreifen. Damit strebt sie nach einer Sicht des Menschen, die über eine rein materialistische Perspektive hinausgeht.

Wenn sie den Blick darauf lenkt, dass auch seelische Phänomene zur Entstehung von Krankheiten beitragen können, assoziiert sie „das Seelische" mit Vorstellungen von unbewussten Prozessen, verdrängten Konflikten, frühkindlichen Prägungen oder aber mit bestimmten Persönlichkeitstypen. Krankheiten sind aus dieser Sicht nicht mehr nur organische Defekte, virale oder bakterielle Infektionen oder genetisch bedingte Geschehnisse, sondern auch Ausdruck von psychischen und sozialen Prozessen.

Die Frage ist allerdings, ob diese Charakterisierungen seelischer Hintergründe der psychosomatischen Medizin den Menschen schon in seiner Ganzheit erfassen. Denn der Mensch ist nicht nur ein leibseelisches Wesen im Sinne der Psychosomatik, sondern vor allem ein Wesen des Geistes, das weltoffen ist und auf den Gesamthorizont des Seins mit einem letzten Sinnhorizont

---

[76] H. Tellenbach, Psychiatrie als geistige Medizin, München 1987, 199. Auch wenn im Folgenden einfachheitshalber von *der* Psychosomatik oder *der* psychosomatischen Medizin gesprochen wird, gilt immer zu bedenken, dass es *die* Psychosomatik im Sinne einer einheitlichen Konzeption nicht gibt.

[77] Vgl. dazu vor allem die Ausführungen von Th. v. Uexküll und W. Wesiack: Th.v. Uexküll/W. Wesiack, Wissenschaftstheorie: ein bio-psycho-soziales Modell, in: Th. v. Uexküll, Psychosomatische Medizin (hrsg. v. R. Adler u.a.), München-Wien-Baltimore 5 1996, 13-52; dies., Theorie der Humanmedizin. Grundlagen ärztlichen Denkens und Handelns, 3., völlig überarb. Auflage, München-Wien-Baltimore ³1998.

ausgerichtet ist. Der Mensch ist in seinem Geistsein dasjenige Wesen, das über sich selbst, das Woher und Wohin seines Lebens sowie eine mögliche Fortexistenz jenseits des Todes nachdenken kann. Er kann über Ursprung und Sinn der Welt, über Leben und Tod und in einem letzten Ausgriff über die tiefsten Gründen des Seins sowie die Existenz Gottes reflektieren.[78]

Diese dritte Dimension findet in den meisten psychosomatischen Konzepten kaum Beachtung.[79] Dies bedeutet nicht nur, dass eine wesentliche Komponente zum Erfassen der Ganzheit des Menschen fehlt, sondern vielmehr, dass ohne diese dritte Komponente die innerste Einheit und Ganzheit des Menschen nicht zu begreifen ist. Denn diese Geist-Komponente tritt nicht additiv zu den beiden anderen hinzu, sondern integriert diese erst zu einer inneren Einheit. Es kann gezeigt werden, dass selbst die sogenannten holistischen Modelle der psychosomatischen Medizin mit ihrer Seelenauffassung den Menschen nicht in seiner Ganzheit erfassen und über eine additive Zusammenfügung von Seele und Körper nicht hinauskommen. Sie können den Leib-Seele-Dualismus des Menschen nicht überwinden.[80]

Diese Überwindung ist letztlich nur möglich – wie später gezeigt wird – wenn man zum Erfassen der Einheit des Menschen nicht von den empirischen Seelenvorstellungen der Psychologie oder Psychosomatik ausgeht, sondern von einer allen empirischen Einzeldaten vorausliegenden ontologischen Perspektive, die die Seele als inneres Lebens-, Einheits- und Formprinzip des Leibes bestimmt. Dies reflektiert insbesondere die aristotelisch-thomanische Philosophie. Von ihr aus wird klar, dass das innerste Einheits- und Formprinzip, das beim Menschen als Geistseele anzusprechen ist, selbst die innere Einheit von Seele und Leib darstellt und die Seelenbestimmungen der Psychologie umfasst. Diese erfassen nur Teile dessen, was aus philosophisch-theologischer Sicht als Seele zu bezeichnen ist.[81]

Um später dieses Zueinander der beiden Seelenvorstellungen darstellen zu können oder allgemeiner jenes Zueinander von ontologischer und empirischer Weltbetrachtung, von naturwissenschaftlicher Medizin, Psychologie, Philosophie und Theologie, ist zunächst eine kurze wissenschaftstheoretische Reflexion über das Zueinander dieser Wissenschaften anzustellen. Diese Klärung

---

[78] Dass auch diese Aspekte bei der Krankheitsentstehung eine Rolle spielen wird in den späteren Kapiteln ausgeführt, vor allem in den Kap. C I und II.
[79] Bei V.v. Weizsäcker wird dieser Aspekt zwar erwähnt, aber er bietet kein geschlossenen Konzept, um die verschiedenen Ebenen zu integrieren: z.B. in V.v. Weizsäcker, Gesammelte Schriften (hrsg. v. P. Achilles u.a.), Bd. VI: Körpergeschehen und Neurose. Psychosomatische Medizin, Frankfurt a.M. 1986 (vgl. dazu nächste Fußnote). Auch Viktor Frankl denkt über diese Sinnfragen nach, will aber ausdrücklich keine Aussagen über das Leib-Seele-Verhältnis machen. Vgl. zu dieser Auseinandersetzung: M. Beck, Seele und Krankheit. Psychosomatische Medizin und theologische Anthropologie, Paderborn-München-Wien-Zürich ³2003.
[80] Vgl. dazu die Studie von Beck, Seele und Krankheit ³2003, in der aufgewiesen wird, dass die psychosomatische Medizin den Menschen nicht in seiner Leib-Seele-Einheit erfassen kann.
[81] Ebd., vor allem 277ff.

ist nicht nur notwendig, um den Menschen in seiner Ganzheit und damit Krankheitsphänomene in ihrer mehrdimensionalen Komplexität zu erfassen, sondern auch, um das Verhältnis von Ontologie und Ethik genauer erläutern zu können.[82] Diese Verhältnisbestimmung ist wiederum für die aktuelle medizinethische Debatte notwendig, um beispielsweise den ontologischen und moralischen Status des Embryos präziser bestimmen zu können.

Im vorliegenden Kontext geht es darum aufzuweisen, dass vor der Behandlung medizinethischer Fragen ontologische Fragen menschlicher Existenz geklärt werden müssen. Die interdisziplinäre Betrachtung von Phänomenen darf nicht sofort bei ethischen Fragen beginnen. Damit diese gelöst werden können, müssen zuvor grundsätzliche (ontologische) Bestimmungen dessen vorgenommen werden, was und wer der Mensch in seinen vielen Dimensionen ist. Dazu ist es notwendig aufzuzeigen, unter welchen Aspekten und mit welchen wissenschaftlichen Methoden die einzelnen Wissenschaften auf den Menschen zugehen.

.

---

[82] Das Problem der Beziehung zwischen Ontologie und Ethik, zwischen Sein und Sollen, das sowohl in dieser Studie als auch in der gesamten Philosophiegeschichte immer wieder auftaucht, kann hier natürlich nicht im Entferntesten mit der entsprechenden Tiefe behandelt werden. Es ist aber ein zentrales Thema auch in der aktuellen Diskussion und müsste deshalb in eigenen Arbeiten behandelt werden. Im Rahmen dieser Studie wird später etwas näher darauf eingegangen.

B. ANTHROPOLOGISCHE GRUNDLAGEN DER MEDIZINETHIK

I. Interdisziplinarität von Medizin, Psychologie, Philosophie und Theologie

1. Allgemeine Bemerkungen

Es stellt sich die Frage, wie der *eine* Mensch aus den unterschiedlichen wissenschaftlichen Perspektiven gesehen wird. Für die hier vorgestellte Fragestellung der Krankheitsinterpretation und der ethischen Problematik angesichts moderner Entwicklungen ist zu untersuchen, welche Aspekte menschlichen Seins die Medizin erfasst, ob sie ihn aus seiner innersten Mitte heraus begreifen kann oder ob er aufgeteilt bleibt zwischen den Disziplinen von naturwissenschaftlicher Medizin, Psychosomatik, Psychologie, Soziologie, Philosophie und Theologie. Zwar wird gerade dem naturwissenschaftlichen Mediziner nicht recht einleuchten, was die Theologie in diesem Kanon der Wissenschaften soll. Aber genau dies gilt es zu zeigen, dass Philosophie und Theologie vor jeder ethischen Stellungnahme etwas über den Menschen und mögliche Krankheitsursachen aussagen können und wie diese Perspektiven mit naturwissenschaftlichen Erkenntnissen kompatibel sind.

Diese integrative Zusammenschau der Wissenschaften erscheint heute notwendiger denn je, damit der Mensch gerade im Bereich der Medizin in seiner ganzen Komplexität erfasst wird. Die Wissenschaften müssen lernen, miteinander zu kommunizieren und sich begrifflich besser zu verständigen. Sie müssen der Gefahr entgegenarbeiten, den *einen* Menschen aus den Augen zu verlieren. Denn der Mensch wird bereits innerhalb der Medizin in die Fächer von Chirurgie, Innerer Medizin, Endokrinologie, Psychosomatik, Psychiatrie und innerhalb dieser Fächer wiederum in Spezialbereiche z.B. von Kardiologie, Pulmologie, Nephrologie oder Gastroenterologie „zerteilt".

Zwar sind diese Spezialisierungen notwendig, aber es stellt sich gerade heute die Frage, wie diese Einzelperspektiven wieder zu einem ganzen Bild zusammengesetzt werden können. Zwar bemühen sich die Mediziner um diese Zusammenschau und die psychosomatische Medizin fügt weitere Aspekte aus Psychologie und Soziologie hinzu, aber auch sie kann den ganzen Menschen nicht erfassen. Es fehlt der geisteswissenschaftliche Aspekt, der die anderen Aspekte zu einer Gesamtschau des Menschen integriert.

Insgesamt bleibt auch die immer wieder geforderte – und im ethischen Diskurs bereits praktizierte – Interdisziplinarität unbefriedigend, wenn nicht deutlich wird, was Interdisziplinarität eigentlich sein soll und was der interdisziplinäre Dialog über das additive Zusammenfügen der einzelnen Wissenschaften hinaus leisten kann. Man spricht zwar von Interdisziplinarität, aber es muss genauer bestimmt werden, was diese in ihrem innersten Kern darstellt. Ist sie nur eine additive Zusammenfügung der unterschiedlichen Wissenschaften, die aus ihren jeweiligen Perspektiven die Welt zusammenkomponieren wollen oder *liegt* aller Diversifizierung der Wissenschaften die Einheit der Welt *voraus*, die eigens reflektiert werden kann. Gibt es, so ist die Frage anders zu formulieren, eine aller Vielheit der Welt vorausliegende Einheit, oder ist diese Einheit nachträglich aus dem Vielerlei der unterschiedlichen Wissenschaften zusammenzusetzen.

Es scheint unmittelbar einzuleuchten, dass die Einzelwissenschaften ohne eine der Vielheit der Welt vorausliegende Einheit gar keine Wissenschaft betreiben könnten. Diese Einheit ist Bedingung der Möglichkeit unterschiedlicher wissenschaftlicher Betrachtung. Wenn es nicht eine der Welt zugrunde liegende Einheit und Ordnung gäbe (selbst wenn diese im mikrophysikalischen Bereich und im Bereich der Chaosforschung nicht zu existieren scheint), wäre Wissenschaft überhaupt nicht möglich. Ohne diese Ordnung könnten keine Naturgesetze formuliert werden und der Mensch könnte sich nicht zurechtfinden (wenn z.B. die Sonne mal im Westen aufginge). Gerade die Naturwissenschaften setzen letztlich die Einheit und Geordnetheit der Welt voraus, ohne diese Ordnung selbst eigens zu reflektieren. Diese der Vielheit vorausliegende Einheit zum Gegenstand der Reflexion zu machen, ist Aufgabe der Philosophie und in anderer Weise auch von Theologie.

Das Verhältnis der Wissenschaften ist also ganz allgemein so zu bestimmten, dass Naturwissenschaften und empirische Wissenschaften Einzelaspekte der Wirklichkeit erfassen, während Philosophie und in anderer Weise auch Theologie – neben vielem anderen – über die aller Vielheit vorausliegende Einheit der Welt und des Menschen nachdenken. Aus sich heraus können Einzelwissenschaften die Integration der verschiedenen Erkenntnisse nicht vollbringen. Dies ist Aufgabe von Philosophie und Theologie, da diese Wissenschaften von ihrem Ansatz her integrativ arbeitende Wissenschaften sind. Sie können jene grundlegenden Fragen nach Ursprung, Aufbau und Einheit der Welt sowie in Bezug auf den Menschen jene nach dem Verhältnis von Seele und Leib reflektieren. Da sie aufgrund ihres Methodenrepertoires für diese Aufgabe besonders geeignet sind, kommt ihnen wegen *dieser Integrationsleistung* im interdisziplinären Dialog eine wichtige Rolle zu.

Philosophie und Theologie sind daher beim Erfassen der Wirklichkeit sowie jener der leib-seelischen Einheit des Menschen – und nicht erst bei ethischen Problemen – von großer Bedeutung. Zusammen mit den naturwissenschaftlichen Zugängen tragen sie zu einer *komplementären* Sicht der Welt bei. Da Natur- und Geisteswissenschaften die *eine* Wirklichkeit mit unterschiedlichen Zugängen und Methoden betrachten, gilt es keine (neuerlichen) Gräben zwischen den Wissenschaften aufzurichten, sondern deutlich zu machen, dass es beider Zugänge zur Wirklichkeit und zum Menschen bedarf, um die jeweiligen Gegebenheiten und Phänomene in ihrer ganzen Komplexität zu erfassen. Ob die strikte Trennung von Natur- und Geisteswissenschaften heutzutage überhaupt noch aufrechterhalten werden kann, soll hier nicht diskutiert werden, sicher scheint, dass die *eine* Wirklichkeit nur aus *verschiedenen* Perspektiven einigermaßen adäquat zu erfassen ist. Einheit in Verschiedenheit heißt das zu verwirklichende Programm.

2. Naturwissenschaftliche Medizin

Bezogen auf den Menschen versuchen die Naturwissenschaften und die naturwissenschaftliche Medizin den Menschen dadurch zu erfassen, dass sie Kausalitäten im Rahmen physikalischer, (bio-) chemischer und biologischer Zusammenhänge erforschen. Die Kriterien für intersubjektiv geltende Aussagen über die menschliche Wirklichkeit im Kontext dieses physikalisch-chemisch-biologischen Zugangs sind: Messbarkeit, Reproduzierbarkeit, Objektivierbarkeit und Allgemeingültigkeit auf der Basis experimenteller Versuche. Trotz des Strebens nach Verallgemeinerbarkeit sucht allerdings gerade die moderne Naturwissenschaft – z.B. bei der Erforschung des genetischen Materials – zunehmend auch das je Individuelle zu begreifen.

Da die naturwissenschaftliche Betrachtung ihrem eigenen Selbstverständnis nach vornehmlich Kausalbeziehungen einer Entität zur anderen reflektiert, greift sie – um das hier kurz anzudeuten – von den in der aristotelisch-thomanischen Tradition beschriebenen vier Möglichkeiten einer Veränderung und einer ursächlichen Beziehung vornehmlich *eine* heraus, nämlich jene der causa efficiens (Wirkursache). Diese fragt nach dem „Woher" einer Gegebenheit, die von *außen* auf ein anderes einwirkt. Neuerdings nimmt sie auch die causa materialis (Materialursache, fragt nach dem „Woraus") hinzu, aber die beiden anderen causae in der aristotelischen Betrachtung, nämlich die causa formalis (Formursache, fragt nach dem „Was"), die mit der causa materialis zusammen das *innere* Wesen eines Seienden beschreibt, sowie die causa finalis, die auf das „Wozu" zielt, lässt sie weitgehend außer Acht.[83]

> „In der westlichen Welt galt bis zur Renaissance die auf dem Hintergrund der Aristotelischen Ursachenforschung entwickelte 'Lehre von den vier Ursachen' als herrschende Doktrin. In der Renaissance erfolgte dann die Beschränkung auf eine dieser vier Ursachen, die *causa efficiens*: Sie war die einzige, die mit dem Programm empirischer Naturforschung und mathematischer Theorienbildung (zunächst Planetenbewegung, Himmelsmechanik, dann Fallgesetz etc.) verträglich war. Demgegenüber waren die anderen Aristotelischen Typen von Ursachen (Form, Materie, Zweck) empirisch nicht erfaßbar und folglich nicht durch Erfah-

---

[83] Vgl. dazu: J. de Vries, Art. „Kausalität" („Philosophisch") in: Lexikon für Theologie und Kirche (LThK), Bd. VI (1961), 96f. E. Runggaldier spricht im neuen Artikel über „Kausalität" („Philosophisch") in: LThK, Bd. V (1996), 1379 davon, dass durch die wissenschaftliche Weltauffassung des 19. und 20. Jahrhunderts die Kausalität „mehr und mehr zugunsten einer rein funktionalen Abhängigkeitsbeziehung zw. Ereignissen in den Hintergrund gedrängt" wurde. Vgl. zu den vier Ursachen vor allem den kürzlich erstmals von R. Heinzmann ins Deutsche übersetzten Traktat von Thomas von Aquin, De principiis naturae – Die Prinzipien der Wirklichkeit. Lateinisch-deutsche Ausgabe. Übersetzt und kommentiert von Richard Heinzmann, Stuttgart-Berlin-Köln 1999, bes. 25ff und 61ff.

rung (bzw. Experimente) überprüfbar. Es blieb also allein die Wirkursache übrig und ihre Beeinflußbarkeit und methodische Kontrollierbarkeit wurde als Verfügbarkeit, als ein Weg zur ... Naturbeherrschung angesehen."[84]

Die naturwissenschaftliche Medizin verwendet z.b. die causa efficiens als Erklärungsursache, wenn sie die Entstehung von Krankheiten durch äußere Einflüsse erklärt: ein Bakterium, ein Virus trifft von außen auf einen Körper und löst eine Krankheit aus. Um aber eine Krankheit in ihrer ganzen Komplexität zu erfassen, müssen – wie später zu zeigen ist –, alle vier Ursachen der aristotelischen Philosophie zusammen gesehen werden.

Wenn es in der vorliegenden Studie darum geht, Krankheiten in ihrer ganzen Komplexität zu erfassen und für die ethische Debatte festzustellen, ob z.B. der Embryo bereits als Mensch zu qualifizieren ist, dann sind nicht nur diese vier Ursachen zu bedenken, sondern dann muss der Mensch auch in seiner Einheit und Unterschiedenheit von Geist und Materie, von Seele und Leib erfasst werden. Dieses Verhältnis von Seele und Leib wird in der naturwissenschaftlichen Perspektive meist unter dem Aspekt der Gehirn-Geist- oder Materie-Geist-Problematik behandelt. Es geht um die Erforschung der Zusammenhänge zwischen neuronaler Verschaltung im Gehirn und dem menschlichen Geist in seinem Denken und Fühlen. Eine konkrete Fragestellung in dieser Perspektive lautet beispielsweise, ob eine materielle Konstellation im Gehirn einen Gedanken zustande kommen lässt, ob umgekehrt ein Gedanke eine bestimmte physiologische Reaktion in Gang setzt oder ob beide Prozesse parallel ablaufen.[85] Neuere Erkenntnisse zeigen allerdings, dass das *Gehirn den Geist voraussetzt* (!) und nicht umgekehrt.[86] Diese Problematik ist u.a. für die Interpretation von Krankheiten, aber auch für die Bestimmung des Status des Embryos von Bedeutung.

Bei solchen und ähnlichen Fragestellungen stößt man offensichtlich auf die Begrenztheit des naturwissenschaftlichen Zugangs. Sie zeigt sich z.B. darin, dass man zwar eine *Korrelation*[87] zwischen Geist und Materie feststellen kann,

---

[84] T. Leiber, Kosmos, Kausalität und Chaos. Naturphilosophische, erkenntnistheoretische und wissenschaftstheoretische Perspektiven, Würzburg 1996, 135f. Vgl. dazu auch: de Vries, Art. „Kausalität" („Philosophisch") in: LThK, Bd. VI (1961), 96f; Runggaldier, „Kausalität" („Philosophisch") in: LThK, Bd. V (1996), 1379.

[85] Vgl. dazu z.B. D.B. Linke/M Kurthen, Parallelität von Gehirn und Seele. Neurowissenschaft und Leib-Seele-Problem, Stuttgart 1988.

[86] Vgl. dazu einen Artikel von Hans-Jochen Heinze, dem Direktor der Klinik für Neurologie II und externem Mitglied des Leibniz-Instituts für Neurobiologie in Magdeburg mit dem Titel: Hab' ich mir schon gedacht. Das Gehirn setzt den Geist voraus, in: FAZ, Montag 9. Juli 2001, Nr.156, 48.

[87] Diese Korrelation wird meist als Parallelität von Geist und Gehirn beschrieben. Das heißt, jedem geistigen Prozeß ist ein „Gehirnkorrelat" zugeordnet. Vgl. dazu u.a. D. L. Linke/M. Kurthen, Parallelität von Gehirn und Seele. Neurowissenschaft und Leib-Seele-Problem, Stuttgart 1988; dann auch A. Gierer, Die Physik, das Leben und die Seele, München-Zürich 1985. Die meisten psychosomatischen Konzepte stellen eine solche „Korrelations-Psychosomatik" dar. Das heißt, „dass das Seelische – Innen, Sinn (Angst, Wut, die Affekte usf.) –

wonach „der seelische Zustand dem physikalischen zugeordnet ist."[88] Aber die Feststellung sagt noch nichts über die *Ableitbarkeit* des einen aus dem anderen.[89] Die Hirnforschung kann zwar „die organische Grundlage der Bewusstseinszustände erforschen, jedoch nicht die Bewusstseinszustände selbst. Sie kann prinzipiell nicht mehr leisten, als psychische Phänomene mit neuronalen Prozessen zu korrelieren."[90] Es existiert also „keine logisch zwingende Folge der Gültigkeit der Physik im Gehirn und der eindeutigen Beziehung des jeweiligen seelischen zum physikalischen Zustand."[91]

Damit bleibt zunächst eine letzte Unentscheidbarkeit – abgesehen von neueren Entdeckungen (s.o.) –, ob seelische Reaktionen des Menschen (Emotionen, Gefühle) und geistige Aktivitäten (Reflexion, Gedanken) einer materiellen Grundlage entspringen, oder ob umgekehrt materielle Veränderungen die Folge psychischer Prozesse oder Gedanken sind. Zwar sind beide unmittelbar miteinander verschaltet, aber ob ein Gedanke die Materie verändert oder eine veränderte Materie einen Gedanken hervorbringt, ist aus dieser Perspektive schwer festzumachen.[92] Bereits vom Alltagsempfinden aus scheint es unwahrscheinlich, dass sich Materie in irgendeiner Weise so verändert, dass daraus ein Gedanke entspringt. Eher scheinen umgekehrt Gedanken die Materie zu verändern, messbar ist wohl nur eine gewisse Gleichzeitigkeit. Sicher scheint zu sein, dass Gedanken nicht allein aus der materiellen Verfasstheit des Gehirns erklärt werden können. Auch „Verhaltensdispositionen, insbesondere solche mit selbstanalytischer Charakteristik, können nicht vollständig aus dem physikalischen Zustand des Gehirns erschlossen werden."[93] Das heißt: „Eine vollständige, algorithmische' Theorie der Leib-Seele-Beziehung erscheint nicht nur praktisch, sondern auch grundsätzlich unmöglich."[94]

---

auf ‚Physisches' ‚wirkt'": D. Wyss, Erkranktes Leben, kranker Leib. Von einer organismusgerechten Biologie zur psychosomatischen Pathophysiologie, Göttingen 1986, 264.

[88] Gierer, Die Physik, das Leben und die Seele, 222.

[89] Ebd. 251. Diese von Gierer dezidiert vorgetragene These wird von anderen Autoren so nicht gestützt, da seine Argumente im Detail nicht tragfähig seien. Vgl. dazu die Kritik von M. Carrier/J. Mittelstraß, Geist, Gehirn, Verhalten. Das Leib-Seele-Problem und die Philosophie der Psychologie, Berlin-New York 1989, 263. Dennoch konstatieren auch diese Autoren, „dass höhere psychische Prozesse physikalisch nicht beschreibbar sind, dass also die Vollständigkeit der Physik in diesem Sinne nicht besteht": ebd. 259. Es geht uns hier nicht darum, die einzelnen Argumente auf ihre Stichhaltigkeit hin zu untersuchen, sondern lediglich um die Feststellung, dass eine physikalische Weltauffassung allein nicht alle Phänomene hinreichend erfassen kann. Ein und dasselbe Phänomen muss unter verschiedenen (wissenschaftlichen) Gesichtspunkten betrachtet werden, um es möglichst umfassend zu erklären.

[90] H. Goller, Das Leib-Seele-Problem, in: Theologie und Philosophie 72 (1997) 231-246, hier 235.

[91] Gierer, Die Physik, das Leben und die Seele, 248.

[92] Neuere Ergebnisse in der Genforschung scheinen zeigen zu können, dass das Gehirn direkten Einfluss auf die Aktivität von Genen hat und der Geist des Menschen wiederum dem Gehirn vorausliegt. Insofern kann eine Beeinflussung von Geist auf Materie gezeigt werden: vgl. das Zitat in Anm. 2 und Anm. 86.

[93] Gierer, Die Physik, das Leben und die Seele, 248.

[94] Ebd. 249.

Die naturwissenschaftliche Betrachtungsweise stößt also offensichtlich an ihre Grenzen, wenn sie darlegen soll, ob (und wie) Geistiges dem Materiellen entspringt oder umgekehrt. Sie kann mit ihrer Methode des Wirklichkeitszugangs nicht feststellen was Geist, was Bewusstsein und was Identität der Person ist. Werden naturwissenschaftliche Kriterien als der *einzig* mögliche Zugang zur Wirklichkeit anerkannt, fallen derartige Phänomene wie Geist, Bewusstsein, Subjektivität, Personalität, Identität, Einmaligkeit, Liebe, Vertrauen, Treue – weil nicht messbar – aus der Betrachtung heraus und sind in diesem Sinne nicht existent. Es sind also die jeweils der Forschung vorausliegenden Paradigmata, die letztlich darüber entscheiden, „welche Phänomene es für eine Wissenschaft geben darf und welche nicht."[95] Damit stellt sich jedoch die Frage, ob die genannten Phänomene wie Subjektivität, Personalität und Identität gerade für die Medizin unerheblich sind und dem wissenschaftlichen Diskurs entzogen sein sollten.

Diese Fragen des Leib-Seele-Problems werden im hier zu behandelnden Kontext für die Frage der Interpretation von Krankheiten mit der konkreten Problemstellung relevant, ob die Psychosomatik mit ihrer Seelenauffassung die Leib-Seele-Einheit des Menschen erfasst und damit Krankheiten hinreichend umfassend interpretieren kann und bei der Bestimmung des ontologischen Status des Embryos mit der Frage, ob er zunächst nur reine Materie ist und später so etwas wie Geist und Seele hinzukommen, oder ob er von Anfang an eine Einheit von Seele und Leib, von Geist und Materie ist.

3. Psychologie – Psychosomatik

Einen ersten Versuch, das Leib-Seele-Verhältnis sowie Phänomene wie „Seele" „Bewusstsein", „Personalität", „Identität" auf einer die naturwissenschaftliche Sicht übersteigenden Ebene zu erfassen, unternimmt die Psychologie. Sie bemüht sich, die naturwissenschaftlich zunächst nicht direkt messbaren Phänomene des subjektiven Erlebens und Verhaltens genauer zu beschreiben. Wenngleich noch der Behaviorist Burrhus Frederic Skinner (1904-1990) Bewusstseinsphänomene – deren Existenz er nicht leugnete – für wissenschaftlich unerforschbar hielt, da sie intersubjektiv nicht überprüfbar seien[96], werden in der heutigen Psychologie sehr wohl kognitive und subjektive Phänomene erforscht.[97]

Die heutige Psychologie, die mit Biologie, Physiologie und Medizin in enger Verbindung steht, nähert sich – ebenso wie die psychosomatische Medizin (die die Soziologie einschließt) – dem Menschen unter dem Aspekt des sub-

---

[95] Th. v. Uexküll, Die Bedeutung der Theorienbildung in der Psychosomatik, in: Psychotherapie, Psychosomatik, medizinische Psychologie 39 (1989) 103-105, hier: 103.
[96] Vgl. dazu Goller, Das Leib-Seele-Problem, 245.
[97] Vgl. B. Grom, Rehabilitation des Geistes? Die Wiederentdeckung des Kognitiven und Subjektiven in der neueren Verhaltenspsychologie, in: Stimmen der Zeit 200 (1982) 89-103.

jektiven Erlebens, Verhaltens und Handelns. Genauer fragt sie, „*wie* und *warum* der Mensch bestimmte Gegenstände oder Situationen so und nicht anders wahrnimmt, über sie denkt, sie einschätzt, in ihrer Gegenwart oder bei ihrer Vorstellung fühlt."[98] Sie sucht nach einer Beschreibung der Vorgänge des Wahrnehmens und Erkennens, der Bewertungen und Einstellungen, es geht ihr um das Erfassen der Phänomene wie Emotion und Gefühl, Motiv und Motivation, Verhalten und Handeln, Lernen, Denken und Erinnern.

Die Psychologie versteht sich „als die Wissenschaft von dem Wie und Warum des Erlebens, Verhaltens bzw. Handelns unter Berücksichtigung der Konstanz, Variabilität und Entwicklung im Kontext biologisch-physiologischer, sozialer bzw. kultureller Bedingungen und Wandlungen."[99] Mit „Erleben" sind dabei alle subjektiven Erfahrungen wie Körperempfindungen, Lust, Schmerz, Wünsche, Bedürfnisse, Willensentschlüsse, Gefühle, Emotionen (Freude, Ärger, Wut), Stimmungen (Heiterkeit, Ängstlichkeit, Melancholie) gemeint, und das Verhalten des Menschen umfasst alle „objektiv beobachtbaren und registrierbaren Lebensvorgänge, Reaktionen und Aktivitäten eines Organismus, eines Individuums oder einer Gruppe."[100] Das Erleben stellt einen vom Verhalten und Planen untrennbaren Aspekt dar. „Jedes Verhalten geht einher mit Bedürfnissen, Bewertungen, Gefühlen, Stimmungen, Motivation, mehr oder weniger bewussten Bezügen zu Vergangenem und Zukünftigem, Einschätzungen der Risiken einer geplanten Handlung; es ist von ihnen mitbestimmt."[101]

Das Erleben besteht nicht in einem gegenständlichen Vorhandensein, sondern in einer besonderen Weise des subjektiven Sich-Anfühlens. Dieses Erleben „kann insoweit Gegenstand wissenschaftlicher Forschung werden, als es intersubjektiv nachprüfbar ist. Dies trifft auf die Introspektionsberichte und das beobachtbare Ausdrucksverhalten zu."[102] Psychologie ist also bemüht, „den Menschen in seinem Erleben, Verhalten und Bewusstsein besser zu verstehen."[103] Sie will die Phänomene beschreiben, erklären, vorhersagen und als angewandte Wissenschaft dieses Erleben und Verhalten des Menschen gegebenenfalls verändern.

Die Aussagen, die die Psychologie über das Erleben und Verhalten macht, „überprüft sie nicht nur auf logische Widerspruchsfreiheit, sondern untermauert sie auch mit systematischen Beobachtungen und Forschungsergebnissen, die sie in kontrollierten Untersuchungen gewinnt."[104] Ihre Begrifflichkeit weist

---

[98] W. D. Fröhlich, Wörterbuch zur Psychologie, München ²⁰1994, 26.
[99] Ebd. 26f.
[100] Goller, Das Leib-Seele-Problem, 231.
[101] Fröhlich, Wörterbuch zur Psychologie, 27. Auf die Differenzierung beispielsweise zwischen allgemeiner und spezieller Psychologie, zwischen Entwicklungspsychologie, Sozialpsychologie, Verhaltenspsychologie, Arbeitspsychologie, klinischer (angewandter) und theoretischer Psychologie sowie der diversen Testverfahren kann hier nicht eingegangen werden.
[102] Goller, Das Leib-Seele-Problem, 232.
[103] Ebd.; vgl. dazu auch ders., Psychologie, Emotion, Motivation, Verhalten, Stuttgart-Berlin-Köln 1995, Kap I.
[104] Goller, Das Leib-Seele-Problem, 235.

zum Teil noch auf ihre philosophisch-anthropologische Vergangenheit hin, ihre *Methode* ist weitgehend naturwissenschaftlich geprägt und geht dennoch über die naturwissenschaftliche Sicht hinaus. „Sie ist keine Philosophie vom Wesen des Menschen oder der Gesellschaft, sie ist dagegen eine Erfahrungswissenschaft, die sich mit Verhalten und Erleben"[105] des Menschen befasst. Sie kennt „keine unabänderlichen und ewigen Wahrheiten; ihr Wahrheitsbegriff ist auf Bewährung, Untersuchung und Analyse begründet und ihre Erkenntnisse besitzen überprüfbare Wahrscheinlichkeiten."[106]

Die psychosomatische Medizin, die ursprünglich aus einer Verbindung von Psychologie und naturwissenschaftlicher Medizin hervorging, stellt inzwischen einen eigenen Wissenschaftsbereich dar. Sie entwickelt eigenständige Konzepte, in denen sie auch das Leib-Seele-Problem reflektiert. Da sie sich um die Erforschung seelischer Ursachen für organische Krankheiten bemüht, spielt insbesondere die Frage nach diesem Leib-Seele-Verhältnis eine zentrale Rolle. Die älteren Konzepte der psychosomatischen Medizin sehen noch eine lineare Kausalität zwischen seelischen Ursachen und körperlichen Erscheinungen, während neuere Modelle dieses (lineare) Kausalitätsdenken verlassen und es durch kreisförmige Modellvorstellungen ersetzen, die eine multifaktorielle Genese von Krankheiten annehmen.[107]

Die Psychosomatik übernimmt weitgehend die Methodik der Psychologie und lässt soziologische und naturwissenschaftlich-medizinische Erkenntnisse in ihre Modellvorstellungen einfließen. Es geht ihr besonders um die Beziehung des Menschen zu seiner Umgebung. „Psychosomatische Medizin ist die Heilkunde und Wissenschaft der gegenseitigen Beziehungen von seelischen und körperlichen Vorgängen, die den Menschen in engem Zusammenhang mit seiner Umwelt begreift."[108]

Die psychosomatischen und psychologischen Konzepte beschreiben also Grundvollzüge und Funktionen der Seele, genauer: sie analysieren die diesen Vollzügen zugrundeliegenden seelischen Strukturen. Doch wenn ihre Fragerichtung darauf abzielt, *wie* etwas erlebt wird, *warum* ein Mensch eine Situation *so* und nicht anders wahrnimmt, *welche* Motive seinem Handeln zugrunde liegen oder *welche* Prägungen seine Erkenntnisse beeinflussen, dann werden nur bestimmte Akzidentien und Funktionen der Seele erfasst, nicht aber deren Wesen, ihr *An-sich-Sein*. Die Frage, was diesen Funktionen zugrunde liegt und was die Bedingung der Möglichkeit ihrer Vollzüge ist, kommt nicht in den Blick.

---

[105] Fröhlich, Wörterbuch zur Psychologie, 28.
[106] Ebd.
[107] Vgl. hier vor allem das Situationskreismodell Th. v. Uexkülls und das Gestaltkreismodell V.v. Weizsäckers, vor allem in den schon erwähnten Werken: Th. v. Uexküll/W. Wesiack, Wissenschaftstheorie, dies., Theorie der Humanmedizin; V.v. Weizsäcker, Der Gestaltkreis. Theorie der Einheit von Wahrnehmen und Bewegen, Stuttgart 41968.
[108] W. Bräutigam/P. Christian/M.v. Rad, Psychosomatische Medizin. Ein kurzgefaßtes Lehrbuch, Stuttgart-New York 51992, 2.

Die Psychosomatik (Psychologie) bedenkt auch beispielsweise nicht die

> „eine Subjektivität des Wissenschaftlers als die Bedingung der Voraussetzung des Fragens nach dem kategorialen Gegenstand. Die Wissenschaft als solche bedenkt nicht die Subjektivität des erkennenden Menschen, sie denkt nicht das Denken, auch nicht in der empirischen Psychologie, da diese immer nur kategoriale Einzeldaten untereinander verknüpft."[109]

Zwar nimmt die Psychosomatik Phänomene des Subjektiven wahr, verbleibt aber auf der Ebene der empirischen Beschreibung der Seelenfunktionen. Fragen nach der Einmaligkeit, Personalität und Freiheit des Menschen sowie nach den Grundbedingungen menschlichen Erkennens können vom psychologisch-psychosomatischen Zugang aus nicht beantwortet werden.

Auch die der menschlichen Erfahrung vorausliegende ursprüngliche Einheit der Wirklichkeit, die nicht Summe der empirischen Einzeldaten ist und nicht „eine nachträgliche Extrapolation der Erfahrung auf neue mögliche Einzelobjekte hin"[110], wird von Psychosomatik und Psychologie (und den anderen Einzelwissenschaften) nicht reflektiert.[111] Damit zeigen sich auch hier Grenzen der psychologischen Wirklichkeitserkenntnis, die es durch weitere wissenschaftliche Zugänge (von Philosophie und Theologie) zu überbrücken gilt. Psychologie und Psychosomatik erfüllen für die hier zu behandelnde Thematik die Aufgabe, in einem ersten Zugang aufzuzeigen, dass der Mensch mehr ist als ein rein mit naturwissenschaftlich messbaren Kriterien zu beschreibendes Wesen. Allerdings leisten beide auch hier nur einen Teil des Aufweises, da sie den Menschen nicht in seinem innersten Wesenskern erfassen können. Hierzu bedarf es weiterer Zugänge.

4. Philosophie

Diejenige Wissenschaft, die über die den Einzelphänomenen zugrunde liegende Einheit der Wirklichkeit, über Grundphänomene wie Geist und Materie, Freiheit, Person, Subjektivität, Einmaligkeit, Erkenntnis, Bedingungen der Möglichkeit von Erkenntnis nachdenkt, ist zunächst die Philosophie. Sie bleibt im Gegensatz zur Naturwissenschaft und Psychologie, die jeweils einen regionalen und kategorialen Gegenstandsbereich mit entsprechender Methode untersuchen, nicht bei einem solchen stehen, sondern zielt mit ihrer Betrachtung auf die Gesamtheit des Seins bzw. auf einzelne Phänomene, sofern sie unter dem Aspekt des Seins betrachtet werden. Sie blendet dabei grundsätzlich kei-

---
[109] K. Rahner, Schriften zur Theologie, Bd. X, Zürich-Einsiedeln-Köln 1972, 106.
[110] Ebd.
[111] „Die Wissenschaften als solche bedenken auch nicht die der aposteriorischen Erfahrung der Einzelgegenstände vorausgehende ursprüngliche Einheit der Wirklichkeit, die nicht die bloße Summe der empirischen Einzeldaten ist": ebd. 106. Vgl. insgesamt Rahners Ausführungen zum Verhältnis von Theologie und Philosophie zu den anderen Wissenschaften: ebd. 70-112.

ne Fragestellung aus ihrer Wirklichkeitserkenntnis aus und hat im Sinne der Naturwissenschaften auch keine spezielle Methode. Ihre einzige Beschränkung ist die Widerspruchsfreiheit ihrer Argumente.[112]

Im Kontext der vorliegenden Thematik kann die Philosophie darüber nachdenken, ob die naturwissenschaftliche und die psychosomatische Medizin den Menschen in seiner Ganzheit erfassen und ob sie mit ihren anthropologischen Konzepten die Krankheitsphänomene in ihrer ganzen Komplexität begreifen kann. Sie kann reflektieren, ob die Seelenauffassung der Psychologie das Phänomen der Seele hinreichend begreift und ob sie den Menschen in seiner Leib-Seele-Einheit erfassen kann. Sie vermag aus ihrer Sicht darzulegen, was Seele, Geist, Materie, Leib-Seele-Einheit, Erkenntnis, Freiheit, Verantwortung, Personalität, Einmaligkeit bedeuten. Sie kann Wesenselemente von Geist und Materie herausarbeiten und über die Bedingung der Möglichkeit geistigen Erkennens reflektieren. Sie kann herausarbeiten, dass der Mensch über seine seelische Verfasstheit im Sinne von Psychologie und Psychosomatik hinaus im Wesentlichen ein Geistwesen ist und zeigen, dass er als Geist- und Vernunftwesen nach der Zielrichtung seines Lebens fragen kann, nach dem Woher und Wohin, nach dem Warum seines Daseins und dem Sinn des Ganzen. Sie kann den Menschen charakterisieren als jenes Lebewesen, das sich mit erreichten Antworten nicht zufrieden gibt, das über das Gewusste hinausfragt und das selbst – insbesondere durch Krankheit und Leid – immer wieder in Frage gestellt wird.

Sie kann darlegen, dass der Mensch sich je neu überschreiten und transzendieren muss, da in allem ein „Zu wenig" ist und sie kann zeigen, dass jedes „Zu wenig", jede Grenzerfahrung den Menschen über sich hinausführt und ihn letztlich – implizit – auf die Ganzheit des Seins und damit auch auf das Absolute verweist. Jede Grenzerfahrung kann nur *als* Grenze erfahren werden und jedes Relative nur *als* Relatives, wenn man schon darüber hinaus im Horizont des Absoluten ist, so hat es der Philosoph Hegel beschrieben. Es bleibt nur die Frage, ob dieses Absolute letztlich Es-haft (eine Energie o.ä.), Du-haft oder a-personal ist.

Philosophie kann also – anders als die Kausalzusammenhänge aufweisende Naturwissenschaft und die das menschliche Erleben und Verhalten analysierende Psychologie – den Menschen als Geistwesen in seiner Ausgerichtetheit auf den Gesamthorizont des Seins bestimmen und ihn von der Gesamtheit des

---

[112] In der vorliegenden Arbeit geht es insbesondere um Fragen nach dem Sein, die in der Metaphysik (Ontologie) behandelt werden. Es kann hier nicht auf die vornehmlich von I. Kant, dann auch vom logischen Positivismus aufgeworfene Frage nach der Wissenschaftlichkeit der Ontologie eingegangen werden, d.h. auf die Frage, ob man über die der Empirie nicht zugängliche Wirklichkeit überhaupt wahre Aussagen machen kann. Vgl. zu dieser Auseinandersetzung u.a. B. Weissmahr, Ontologie, Grundkurs Philosophie, Bd. 3, Stuttgart u.a. 1985, bes. 13-64. Dort auch eine Begriffsbestimmung von „Ontologie" (seit dem 17. Jh.) und „Metaphysik", sowie eine Differenzierung in allgemeine Metaphysik (Ontologie) und spezielle Metaphysik (Kosmologie, Psychologie, philosophische Gotteslehre): vgl. ebd. 11.

Lebens und des Seins aus betrachten. Sie kann zeigen, dass die Gesamtheit des Seins und die Einheit der Welt nicht die Summe empirischer Einzelphänomene ist, sondern allen kategorialen Einzeldaten vorausliegt. Sie betrachtet neben dem, was am Ganzen zu verallgemeinern ist, auch das Einmalig-Besondere des Geistigen. Dieses Einzelne, Geistige, Personale ist dann wiederum in dem Sinn zu verallgemeinern, als man darüber allgemeingültige Aussagen treffen kann. Im Kontext der vorliegenden Thematik kann sie nach der aller kategorialen Einzelerkenntnis vorausliegenden transzendentalen Bedingung der Möglichkeit aller Erkenntnis und aller Wirklichkeit fragen. Von ihren anthropologischen Grundlagen aus kann sie das Menschenbild der Medizin hinterfragen und reflektieren, ob die Medizin den Menschen (noch) in seiner ganzen Komplexität erfasst und ob sie ihre eigentlichen Ziele, dem Menschen zu dienen und zu helfen, noch erfüllt.

Für die vorliegende Thematik kann sie also ihre anthropologischen Erkenntnisse zur Verfügung stellen und die Medizin immer wieder neu auf die Begrenztheit ihrer Erkenntnisse und ihres Menschenbildes hinweisen. Sie kann die Verwiesenheit des Menschen auf einen letzten Grund reflektieren und Grundfragen menschlichen Seins nach dem Sinn der Welt und der eigenen Existenz, nach der Einheit der Wirklichkeit sowie der menschlichen Seele und nach Gott klären helfen. Allerdings wird sie hier an ihre Grenze stoßen und bei den letzten Seinsfragen vor einigen aus ihrer Sicht unbeantwortbaren Fragen stehen bleiben. Hier endet die Möglichkeit philosophischer Reflexion.

Über die Frage des Seins, der Existenz des Absoluten und des letzten Grundes kann zwar philosophisch nachgedacht werden, *wie* aber die letzte Wirklichkeit aussieht, entzieht sich menschlicher Erkenntnis und damit philosophischer Reflexionsmöglichkeit. Zwar vermag die Philosophie den letzten Grund der Wirklichkeit als Bedingung der Möglichkeit, kategoriale Einzelerkenntnisse *als* Einzelerkenntnisse zu bestimmen, aufzuweisen. Sie kann auch inhaltlich über das Höchste und Letzte, über das Letzte als Absolutes, über die Einheit und das Woher des Vielen reflektieren. Auch kann sie die Welt als ein Überfließen des Einen (Plotin), alles Seiende nur ein Akzidens Gottes (Spinoza) oder die Entäußerung der Einheit auf dem Weg zur Identität von Identität und Nicht-Identität (Hegel) interpretieren. Diese Bestimmungen bleiben aber letztlich im Bereich des Spekulativen. Wie die letzte Wirklichkeit und ihre Beziehung zur Welt (wenn es eine solche denn gibt) aber „*wirklich*" aussieht, wie sie genau zu bestimmen ist, das kann die Philosophie nicht leisten. Hier ist sie auf die Theologie verwiesen, oder genauer – christlich gesprochen –, auf die Selbstoffenbarung Gottes, die von der Theologie reflektiert wird.

5. Theologie

Die Theologie scheint im Kontext des hier zu behandelnden Themas nach den Zielen der Medizin gar nichts beitragen zu können. Sie kann in den Augen vieler Menschen außer theologisch-ethischen Überzeugungen (also noch nicht einmal mit rationalen Argumenten) nichts in die Diskussion einbringen und ist daher in einer pluralistisch-säkularen Gesellschaft kein adäquater Gesprächspartner für Fragen der Medizin. Zumal gerade ethische Grundprinzipien universal gelten sollen, müssen sie vom religiösen Hintergrund abgekoppelt werden. Wo also ist der Platz der Theologie?

Die Antwort kann auch hier lauten: primär nicht im Bereich der Ethik (aber auch dort), sondern vor allem im Bereich der jeweiligen Seinsauffassung. Denn die Fragen nach dem angesprochenen letzten Grund, auf den der Mensch unentrinnbar verwiesen ist, bleiben philosophisch ungelöst und unlösbar. Die *Fragen* nach einem letzten Grund und den Gegebenheiten absoluter Werte sind dem rationalen Denken zwar zugänglich, doch die Antworten über die Existenz*weise* und *-art* einer letzten und absolut-unbedingten Wirklichkeit sind dem Menschen nicht unmittelbar gegeben. Diese Fragen kann er nur als Fragen stehen lassen oder aber – von Unruhe getrieben – nach anderen Antworten Ausschau halten.

Und diese können nur gegeben werden – und sind damit menschlichem Zugriff entzogen –, wenn der verborgene Seinsgrund selbst aus seiner Verborgenheit hervortritt und sich zeigt. Zwar zeigt sich das Sein bereits in den Erscheinungen, aber zum Erkennen des letzten Seinsgrundes bedarf es des In-Erscheinung-Tretens des Grundes selbst. Und dieser letzte Grund des Seins ist aus jüdisch-christlicher Perspektive – und hier trennen sich die Welt- und Daseinsinterpretationen – ein personales Gegenüber. Er ist kein Es, sondern ein Du. Und dieses Du ist im Lauf der Weltgeschichte in unterschiedlicher Weise aus seiner Verborgenheit hervorgetreten und hat sich auf vielfältige Weise der Welt offenbart und sein Wesen gezeigt. Daher wird das In-Erscheinung-Treten dieses Grundes als Offenbarung bezeichnet, genauer als Selbstoffenbarung Gottes.

Diese Offenbarung oder das In-Erscheinung-Treten des Grundes kann der Mensch als geschehen und gegeben annehmen oder ablehnen. Hier setzt seine freie Entscheidung ein. Allerdings kann er dieses Geschehen im Nachhinein wiederum philosophisch auf seine Glaubwürdigkeit und Plausibilität hinterfragen. Wenn christliche Theologie beispielsweise von einer Du-haften Gottesvorstellung ausgeht, die in ihrer Einheit zugleich Verschiedenheit repräsentiert (Trinität), dann sind damit viele auch innerweltliche Themen angeschnitten. Wenn beispielsweise die letzte Wirklichkeit und das Absolute als Beziehungsgeschehen dreier göttlicher Personen beschrieben wird, dann hat diese Beschreibung der letzten Wirklichkeit wiederum Einfluss auf die Interpretation der Welt. Wenn der letzte Seinsgrund in sich ein trinitarisches Beziehungsgeschehen ist, dann sind auch in der Welt die Phänomene *Beziehung* und *Kommunikation* als wesentliche Ereignisse anzusehen (bis hinunter zur materiellen Ebene der Beziehung und Kommunikation zwischen den Genen sowie den Genen mit der Umwelt und der Innenwelt des Menschen).[113] Wenn umgekehrt in der Welt Beziehung und Liebe ein hohes Gut sind, dann kann auch die letzte Wirklichkeit nicht seinsmäßig weniger als Liebe sein. Die Fragen nach dem letzten Grund und nach der Struktur der Wirklichkeit sind also nicht beliebige Zusatzfragen zu anderen, sondern sagen etwas über die Verfasstheit des Seins aus, über die Einheit der Wirklichkeit und ihre letzten Grundprinzipien.

Theologie darf also nicht erst bei ethischen Fragestellungen ins Gespräch kommen, sondern vor allem dort, wo sie jeder ethischen Debatte vorausliegend Wesentliches zum Erfassen der Wirklichkeit beitragen kann. In der ethischen Debatte wird sie zunächst auch wenig gehört, weil theologische Argumente in einer säkularen Welt kaum gefragt sind werden und im Dialog der Wissenschaften nur rational vertretbare Argumente und keine Weltanschauungen Gehör finden. Theologie sollte also im Vorfeld ethischer Debatten mithelfen, die Grundverfassheit der Wirklichkeit zu reflektieren und im Rahmen theologischer Anthropologie das Verhältnis des Menschen zu dieser Wirklichkeit zu bedenken. Sie kann den Menschen als dialogisches Wesen darstellen, das sein Leben im Gegenüber zum Mitmenschen, zu sich selbst und zur letzten Wirklichkeit Gottes vollziehen muss.

Insofern hat die Theologie direkt mit dem Menschen zu tun und zwar mit dem Menschen als Beziehungswesen in seiner Beziehung zum Mitmenschen, zu sich selbst und zu Gott. Und hier zeigen sich dann auch ethische Fragen, die aber heutzutage übersetzt werden müssen in eine allgemeinverständliche Alltagssprache. Diese muss Vernunftargumenten zugänglich sein. Das ist das große Verdienst von Immanuel Kant, der im europäischen Kontext vor einem jüdisch-christlichen Hintergrund und griechischer Philosophie den Begriff der Menschenwürde herausgearbeitet hat, der die Grundlage für die universalen Menschenrechte ist. Damit ist der Menschenwürdebegriff vom religiösen Kontext abgekoppelt (wenngleich er sich indirekt auch daraus entwickelt hat, denn das Judentum sieht den Menschen als Ebenbild Gottes und das Christentum stellt die Nächstenliebe, Selbstliebe und sogar Feindesliebe heraus und zeigt auf, dass vor Gott alle Menschen gleich sind) und ist doch universal gültig. So ist der Würdebegriff eine säkulare Form der Formulierung eines Grundprinzips, das alle Menschen umfasst und insofern kultur- und religionsunabhängig ist auch auf religiöse Vollzüge angewendet werden kann.

Für das vorliegende Thema der Grundfragen der Medizin spielt die Theologie zum einen eine Rolle bei der Interpretation von Krankheiten. Doch nicht in dem Sinne, dass nach Zusammenhängen zwischen Krankheit und Schuld ge-

---

[113] Vgl. z.B. dazu das gerade erschienene Buch eines Wiener Endokrinologen und Reproduktionsmediziners J. Huber, für den der Begriff des „Dialoges" in diesem Zusammenhang wichtig ist: J. Huber, Geheimakte Leben. Wie die Biomedizin unser Leben und unsere Weltsicht verändert, Frankfurt a.M. 2000. Wichtig sind in diesem Zusammenhang auch die Erkenntnisse der Psychoneuroimmunologie über derartige Beziehungen und Kommunikationen beispielsweise zwischen dem Gehirn und den Genen oder dem Immunsystem.

sucht wird, sondern bei der Frage, wie der Mensch seine innere Ausrichtung, seinen Weg durch das Leben, wie er Sinn und Ziel seines Lebensweges und damit seine Berufung und innere Stimmigkeit finden kann. Wenn überhaupt von Schuld in diesem Kontext gesprochen werden sollte, dann in dem Sinne, dass der Mensch etwas schuldig bleibt, dass er hinter seiner Berufung zurückbleibt (so seine Stimmigkeit nicht findet) und dann (sekundär) auch schuldig werden kann im Sinne von materialen Fehlhandlungen. All dies sind existentielle Fragen, die mit dem Gottesbezug des Menschen zu tun haben und mitten in die innerste Befindlichkeit des Menschen hineinreichen und damit auch – ganz physiologisch – über das Immunsystem eine entscheidende Rolle bei den unterschiedlichen Krankheitsgeschehnissen spielen.[114]

Zum anderen kommt die Theologie bei Fragen der Ethik am Lebensbeginn und am Lebensende ins Spiel: Wann beginnt das Leben, kommt diesem Leben schon Menschenwürde zu und haben die letzten Lebenstage und die Sterbephasen einen Sinn, gibt es eine Ewigkeit, ist das Leben nach siebzig Jahren zu Ende oder gibt es eine Unsterblichkeit des Menschen über dieses irdische Dasein hinaus. Erst von hier aus sind letztlich Fragen nach Sterbebegleitung, aktiver oder passiver Euthanasie zu beantworten. Es besteht eine eigenartige Kluft zwischen unterschiedlichen Strebungen gerade am Lebensende. Einerseits soll Leben oft (aus verschiedenen Gründen) mittels aktiver Euthanasie oder Beihilfe zur Selbsttötung frühzeitig beendet werden, anderseits will die Medizin mittels Gentherapie die Unsterblichkeit des Menschen auf Erden erzielen. Auch am Lebensanfang zeigen sich wichtige ethische Fragen: Soll man Embryonen im Reagenzglas herstellen, um die mittels Präimplantationsdiagnose auszuselektionieren oder soll man sich drei Embryonen einpflanzen lassen um dann womöglich zwei wieder zu töten, weil eine Mehrlingsschwangerschaft eine Risikoschwangerschaft ist. Hier kommt das alte Tötungsverbot aus den Zehn Geboten zum Zuge und auch philosophisch ethisch die Auffassung, dass der Mensch mit Menschenwürde ein Recht auf Leben sowie geistige und körperliche Unversehrtheit hat. Die Frage ist dann, ob die Menschenwürde auch schon dem Embryo zukommt. Diese wird in der Gesellschaft, in der Wissenschaft aber auch in den Religionen unterschiedlich beantwortet (wobei gar nicht alle Religionen mit dem Begriff der Menschenwürde agieren).

Für das Lebensende sind manche Fragen eng mit der Theologie verknüpft, da dem Menschen gerade aus christlicher Perspektive die Unsterblichkeit durch den Tod hindurch zugesagt ist. Dass die Medizin mittels Genmanipulation diese „Unsterblichkeit" innerhalb von Raum und Zeit herstellen will, ist eigenartig. Der Mensch scheint eine solche Sehnsucht zu haben. Wenn aber das Christentum oder auch andere Religionen diese Unsterblichkeit über die Endlichkeit von Raum und Zeit hinaus verkünden, findet sie kein Gehör. Offensichtlich können Menschen nur das für sicher gegeben annehmen, was sie (genetisch) selber gemacht und hergestellt haben. Jede andere Zusage, die den

---

[114] Genaueres dazu bei M. Beck, Seele und Krankheit.

Menschen genau in seiner Sehnsucht nach Unsterblichkeit bestärkt, wird nicht gehört.

Die Sehnsucht nach Unsterblichkeit will die Medizin mit Hilfe der Gentechnologie herstellen und übersieht dabei, dass sie innerhalb von Raum und Zeit immer mit der Endlichkeit der Welt (die von Einstein auch physikalisch aufgewiesen wurde) konfrontiert ist. Sie kann daher niemals eine Unsterblichkeit erreichen, sondern höchstens das Leben um einige Jahre verlängern. Damit verstellt sie sogar möglicherweise den Blick für die „wirkliche" Unsterblichkeit. Das „diesseitige ewige Leben" wäre eine unendliche Fortdauer der Zeit mit all den bekannten Endlichkeiten von Leid und Not, während die „jenseitige Ewigkeit" gerade in der Aufhebung von Raum und Zeit und damit – letztlich – auch in der Aufhebung von Leid, Krankheit und Trauer besteht. Ewigkeit ist nicht ständig verlängerte Zeit, sondern Aufhebung von Raum und Zeit und ständige Gegenwart.

6. Interdisziplinarität

Ein Unterschied zwischen Natur- und Geisteswissenschaften besteht darin, dass die Methoden des Zugangs zur Interpretation der Welt unterschiedlich sind, dass die einen sich primär mit dem Körperlich-Materiell-Physiologischen, das messbar und verallgemeinerbar ist, befassen und die anderen mit dem Psychisch-Seelisch-Geistigen, das gerade nicht messbar und verallgemeinerbar ist. Anders betrachtet ergibt sich eine Differenzierung verschiedener wissenschaftlicher Methoden, die z.B. Wilhelm Dilthey – nicht unproblematisch – als die von „Erklären" und „Verstehen" beschreibt.[115]

Naturwissenschaften versuchen, Einzelaspekte der Wirklichkeit in ihrer Kausalität zu erklären, zu generalisieren und die Erkenntnisse – oft mit Hilfe der Mathematik – unter allgemeine Gesetze zu subsumieren. Ihre Erkenntnisse

---

[115] Vgl. zum Begriffspaar von „Erklären" und „Verstehen" u.a.: G. Schurz (Hrsg.), Erklären und Verstehen in der Wissenschaft, München 1990. Dilthey formulierte als erster die Differenz von Natur- und Geisteswissenschaften, die sich durch eine erklärende Methode und ein verstehend-beschreibendes Verfahren unterscheiden. Vgl. dazu: E. Coreth, Geschichte und Verstehen, in: E. Coreth u.a., Philosophie des 20. Jahrhunderts, Grundkurs Philosophie, Bd. 10, Stuttgart u.a. 1986, 74. Dilthey verdeutlicht den Unterschied am Beispiel der verstehenden Psychologie im Gegensatz zu der damals herrschenden naturwissenschaftlich kausal erklärenden Psychologie. „Die Natur erklären wir, das Seelenleben verstehen wir." W. Dilthey, Ideen über eine beschreibende und zergliedernde Psychologie (1894), Schriften Bd. 5, Leipzig-Göttingen 1914, 144. Dieses von Dilthey beschriebene „Verstehen" beinhaltet die Betrachtung des Einzelnen im Rahmen des Lebensganzen. „Und wir gehen im Verstehen vom Zusammenhang des Ganzen, der uns lebendig gegeben ist, aus, um aus diesem das einzelne uns faßbar zu machen": ebd. 172. W. Windelband unterscheidet „idiographische" von „nomothetischen" Wissenschaften, H. Rickert Kultur- und Naturwissenschaften. Kulturwissenschaften beziehen sich auf das Besondere, Einmalige, Individuelle im Rahmen des Lebensganzen, Naturwissenschaften richten ihr Interesse auf allgemeine Gesetze. Grundlegend für die moderne Hermeneutik war F. Schleiermacher.

erfordern Verifikation durch Wiederholung im Experiment. Mathematische und statistische Kriterien stellen die Parameter dieser Art des Zugangs zur Wirklichkeit dar. Geisteswissenschaften bzw. Kulturwissenschaften hingegen versuchen nicht nur zu verallgemeinern, sondern auch das Individuelle zu verstehen. Sie haben mit Ereignissen zu tun, die nicht in der gleichen Gestalt erneut auftauchen, weder wiederholt, noch vorausgesagt werden können. Die Betrachtung des Individuellen bedarf daher einer anderen wissenschaftlichen Methode des Zugangs, die das Einzelne und Ereignishafte erfasst, aber auch auf das Wesen der Dinge zielt.

Für den interdisziplinären Dialog ist es notwendig, dass jede wissenschaftliche Disziplin erkennen lässt, welche ihre Grundvoraussetzungen des Zugangs zur Wirklichkeit sind. Unterschiedliche Erkenntnisebenen müssen als solche beachtet und kenntlich gemacht werden. Denn in die wissenschaftliche Arbeit fließen – reflektiert oder unreflektiert – bestimmte Prämissen ein, die die Forschungsrichtung bestimmen. Dies wird besonders dort relevant, *„wo der Bereich anthropologisch und sittlich relevanter Erkenntnisse und Deutungen* betreten wird."[116] Die Prämissen bestimmen bereits den Problemstand und beeinflussen die Forschungsziele.

Beim vorliegenden Thema der Krankheitsinterpretation und der ethischen Fragestellungen insbesondere am Beginn und am Ende menschlichen Lebens ist es ein bestimmtes Menschenbild, das den Erkenntnissen und Interpretationen *vorausliegt*, sie *begleitet* und die jeweilige Deutung der Phänomene *beeinflusst*. Diese der Forschung vorausliegenden Paradigmata entscheiden, „welche Phänomene es für eine Wissenschaft geben darf und welche nicht."[117] Auch die Medizin geht von derartigen Prämissen aus und impliziert somit eine bestimmte Auffassung vom Menschen.

Trotz dieser unterschiedlichen Voraussetzungen der Wirklichkeitserkenntnis durchdringen sich die verschiedenen Ebenen der wissenschaftlichen Betrachtung ebenso unmittelbar wie Geist und Materie im menschlich-leiblichen Lebensvollzug. Es existiert ein Ineinander der Interpretationsebenen, die dem Ineinander von Geist und Materie entsprechen. Dieser Durchdringung der Bedeutungsebenen liegt zugrunde, „dass die körperlich-psychischen und die psychisch-geistigen ‚Funktionskreise' ineinander verflochten sind, so dass keiner sich schließen kann, ohne den anderen – jedenfalls zum Teil – mit zu durchlaufen."[118] Das heißt, dass die materielle Ebene ihre eigenen Gesetze hat, aber durchwirkt wird von der geistigen (s. nächstes Kapitel: anima forma corporis) und auch die geistige von der materiellen beeinflusst wird. Beiden Ebenen liegt eine Einheit zugrunde.

---

[116] K. Baumann, Das Unbewußte in der Freiheit. Ethische Handlungstheorie im interdisziplinären Gespräch, Rom 1996, 4.
[117] Th. v. Uexküll, Die Bedeutung der Theorienbildung in der Psychosomatik, in: Psychotherapie, Psychosomatik, medizinische Psychologie 39 (1989) 103-105, hier 103.
[118] G. Haeffner, Philosophische Anthropologie, Grundkurs Philosophie, Bd. 1, Stuttgart-Berlin-Köln-Mainz 1982, 90.

„Die immanenten Gesetzlichkeiten der physiologischen, psychischen und geistigen Ordnung sind zwar von grundverschiedener Art. Da aber nicht nur eine Strukturanalogie zwischen ihnen besteht, sondern auch eine wechselseitige Übersetzbarkeit von Existenzweisen der einen Ordnung in solche der anderen sprachlich bezeugt wird, so dass einerseits der 'metaphorische' Wortgebrauch und Lebensakt nicht ohne den 'buchstäblichen' auskommt und andererseits der volle Gehalt von diesem in jenem ausgefaltet wird, muss diesen Verschiedenheiten eine Einheit innewohnen."[119]

Diese innere Verflochtenheit der Ebenen zeigt die Notwendigkeit des interdisziplinären Dialoges. Die *eine* Wirklichkeit ist nur zu erfassen durch die *gleichzeitige* Betrachtung aus wissenschaftlich unterschiedlichen Perspektiven. Deshalb müssen auch die Phänomene der Krankheit naturwissenschaftlich, psychologisch *und* philosophisch-theologisch betrachtet werden, da die Ganzheit des Menschen nur als eine Einheit von Verschiedenem, von Geist *und* Materie sowie dem damit gegebenen unterschiedlichen wissenschaftlichen Zugang zu erfassen ist.

Dabei muss sich jede Wissenschaft ihrer eigenen Methoden bedienen und sich des spezifischen Zugangs zur Welt bewusst sein. Nur *so* ist eine *Einheit* von Natur- und Geisteswissenschaft bei aller *Verschiedenheit* ihrer methodischen Zugänge zu erreichen. Konkret sollen naturwissenschaftliche Erkenntnisse in Verbindung mit psychologisch-psychosomatischen Erkenntnissen (soweit sie im Rahmen ihrer Methoden wissenschaftlichem Standard entsprechen)[120] ernst genommen, gleichzeitig aber in einen philosophisch-theologischen Kontext integriert werden.

Ein solch ganzheitlicher Zugang zur Wirklichkeit bringt es mit sich, dass zwei methodisch unterschiedliche und nicht direkt vermittelbare Ansätze – der empirische und der ontologische – gewählt werden müssen, um die Verschiedenartigkeit der menschlichen Ebenen darzustellen. Im Lebensvollzug wird man allerdings immer mit dem einen, kon-kreten (con-crescere: zusammenwachsen) Menschen in seiner Einheit von Seele und Leib konfrontiert. Es begegnet einem nie der reine Geist, aber auch nie die reine Materie in ihrer möglicherweise vorliegenden Deformiertheit, biographischen Prägung und psychischen Verstellung. Man findet immer ein Ineinander von Geist und Materie, von Eigenem und Fremdem, von „Eingedrücktem" und „Ausgedrücktem". Im konkreten Menschen begegnet immer das „Durchmischte" von Personfremdem und Personeigenem.

Aufgabe der Wissenschaften ist es, das eine vom anderen zu unterscheiden. Dabei ist der erste Zugang zum konkreten Menschen nicht der ontologische, sondern der empirische. Der empirische bleibt aber unverstanden, wenn der ontologische nicht in seinen Grundaussagen über die menschliche Existenz ernst genommen wird. Ohne eine Wesensbestimmung der Seele bleiben auch

---
[119] Ebd.
[120] Im Grunde müsste auch die Wissenschaftlichkeit bisheriger Erkenntnisse selbst noch einmal einer Prüfung unterzogen werden.

alle empirischen Aussagen über ihren Vollzug unvollständig. Die wissenschaftliche Differenzierung hat die unterschiedlichen Erkenntnisebenen aufzuzeigen, nicht aber den Menschen in unterschiedliche Bereiche zu zerteilen. Sie soll im Gegenteil dem Aufweis seiner *Einheit in Verschiedenheit* dienen.

Das hier Angedeutete ist für die Frage nach den Zielen der Medizin vor allem für drei Bereiche von Belang. Es geht zum einen um die Interpretation von Krankheitserscheinungen und zum anderen um die ethischen Probleme am Beginn und am Ende des Lebens. Das erste Problem der Interpretation von Krankheiten hängt mit der Frage des Menschenbildes zusammen und muss im Dialog von Medizin, Psychologie, Psychosomatik, Philosophie und Theologie geklärt werden. Es gilt herauszuarbeiten, *wie* und *wo* sich die unterschiedlichen Gegenstandsbereiche dieser Wissenschaften überlappen.

Dieser innerste Überschneidungspunkt wird im Blick auf den Menschen und die menschliche Seele in etwa dort liegen, wo Philosophie und Theologie eine umfassende, aber vielleicht allzu sehr im Allgemeinen und Abstrakten verbleibende Definition des Menschen in seiner Geistverfasstheit geben können, während die Psychosomatik konkrete Seelenphänomene beschreibt, die das Leben des Menschen beeinflussen. Während die psychosomatische Medizin aufweisen kann, wie sich seelische Phänomene im Leib ausdrücken und welche seelischen Deformationen zu Krankheiten führen können, müssen Philosophie und Theologie klarmachen, dass das psychosomatische Erfassen der Seele insgesamt ausschnitthaft bleibt, wenn nicht grundsätzliche ontologische Fragen über das Wesen des Menschen und der menschlichen Seele beantwortet werden, die humanwissenschaftlicher Erklärung nicht zugänglich sind. So müssen beide Seiten in einen Dialog eintreten, in dem sie sich gegenseitig komplementär ergänzen.

Bei den beiden anderen Problembereichen des Lebens an seinem Anfang und seinem Ende geht es insbesondere um das Verhältnis von Ontologie und Ethik, von Sein und Wert. Es gilt beispielsweise für den Bereich der Embryonenforschung den ontologischen Status des Embryos zu erfassen und von dort aus seinen moralischen Wert zu bestimmen. Wenngleich das Zueinander von Sein und Sollen, von Ontologie und Ethik ein problematisches Feld ist, das hier nicht eigens reflektiert werden kann, ist zu sagen, dass beide – wie zu zeigen ist – unmittelbar miteinander zusammenhängen. Man soll nicht vom Sein auf das Sollen schließen, sonst begeht man einen naturalistischen Fehlschluss. Wenn mit „Sein" das rein faktische Sein gemeint ist, dann stimmt der Satz (wenn eine Tasse weiß ist heißt das noch nicht, dass alle Tassen weiß sein *sollen*). Wenn aber mit „Sein" jenes Sein gemeint ist, das in den konkret Seienden erscheint, dann kann von diesem Sein, dass nach der alten Philosophie sich durch die Transzendentalien von Wahrheit, Gutheit und Schönheit auszeichnet sehr wohl auf das Sollen geschlossen werden.

Insbesondere die Fragen nach den Zielen der Medizin sind nur im Zueinander von Ontologie und Ethik sowie im Horizont einer ganzheitlichen Anthropologie zu lösen. Gerade heutzutage sind zum Beispiel im Rahmen der Forschung bereits *vor* Beginn bestimmter Forschungsvorhaben *Wertentscheidungen* zu treffen, die nur im Gespräch zwischen Natur- und Geisteswissenschaften zu lösen sind. Denn Wertentscheidungen werden immer im Kontext einer bestimmten Anthropologie getroffen, die eigens reflektiert werden muss. Hinter jedem ethischen Konzept steck – bewusst oder unbewusst – ein bestimmtes Menschenbild. Und dieses Menschenbild zeigt sich nicht nur in der unterschiedlichen Sichtweise einer medizinischen, psychologischen, philosophischen oder theologischen Anthropologie, sondern auch in den verschiedenen ethischen Konzepten, die einer solchen Anthropologie aufruhen.

Daher gilt es, diese Voraussetzungen eigens zu thematisieren. Im Folgenden soll eine Anthropologie grundgelegt werden, die den Menschen in seinem tiefsten Wesen als leib-seelische Einheit beschreibt. Diese Grundlegung ist notwendig, um genauer bestimmen zu können, was Krankheit und Gesundheit ist und welche ethischen Konsequenzen daraus für die Ziele der Medizin zu ziehen sind. Ohne zu wissen, wer der Mensch ist, kann man nicht ausmachen, was er tun soll. Das Handeln folgt dem Sein, nicht umgekehrt. Das Sein zu reflektieren obliegt der Ontologie oder der Metaphysik[121], die Wertentscheidungen hängen mit diesem Sein zusammen. Auch die Ethik – hier ist Hans Jonas zuzustimmen – bedarf metaphysischer Überlegungen: „Sie [die Metaphysik] ist heute philosophisch in Verruf, aber wir können ihrer nicht entraten und müssen sie wieder wagen."[122] Gerade angesichts der Entwicklung in der Medizin mit ihren ethischen Fragestellungen kann die Ethik nicht mehr nur rückwärtsgewandt nachfolgende Reflexion sein, sondern muss nach vorne, ins Ungewisse hinein Antwort geben. Dabei muss sie auf die Grundverfasstheit des Seins Bezug nehmen, das von Ontologie und Metaphysik reflektiert wird.

---

[121] Vgl. nochmals zur Begriffsbestimmung von „Ontologie" (seit dem 17. Jh.) und „Metaphysik", sowie eine Differenzierung in allgemeine Metaphysik (Ontologie) und spezielle Metaphysik (Kosmologie, Psychologie, philosophische Gotteslehre): Weissmahr, Ontologie, 11.

[122] H. Jonas, Prinzip Verantwortung – Zur Grundlegung einer Zukunftsethik, in: Th. Meyer/S. Miller (Hrsg.), Zukunftsethik und Industriegesellschaft, München 1986, 3-14, hier 6.

II. BESTIMMUNG DES LEIB-SEELE-VERHÄLTNISSES[123]

Da hier keine vollständige Anthropologie vorgelegt werden kann, soll nur ein bestimmter Aspekt menschlicher Existenz herausgegriffen werden, der insbesondere für die Frage der Interpretation von Krankheiten und für ethische Fragestellungen am Beginn und am Ende menschlichen Lebens von Bedeutung ist. Es ist dies das Leib-Seele-Verhältnis des Menschen, das in unterschiedlichsten Zusammenhängen bereits häufig reflektiert worden ist[124], hier aber für die Ethik nutzbar gemacht werden soll. Da auch dies in der neueren Debatte bereits in einigen Veröffentlichungen geschehen ist und unterschiedliche Leib-Seele-Konzepte beispielsweise im Blick auf den ontologischen und moralischen Status des Embryos diskutiert worden sind[125], soll hier nur *eine* ontologische Position zum Leib-Seele-Verhältnis dargestellt werden, nämlich eine solche, die die anima-forma-corporis-Lehre des Thomas von Aquin zum Hintergrund hat.[126] Diese ist in der erwähnten Darstellung von Nikolaus Knoepf-

---

[123] Zum Folgenden vgl. ähnlich: M. Beck, Seele und Krankheit, ³2003, 117ff.
[124] Eine gute Zusammenschau der unterschiedlichen Aspekte des Leib-Seele-Problems (Geist-Gehirn, Seele-Krankheit, Seele-Tod, (künstliche) Intelligenz, Wahrnehmung) bietet das (bebilderte) Werk von R. Breuer (Hrsg.), Das Rätsel von Leib und Seele. Der Mensch zwischen Geist und Materie. Mit Beiträgen von H. Breuer u.a., Stuttgart 1997. Als weitere Werke zum Leib-Seele-Problem seien angeführt: G. Brüntrup, Das Leib-Seele-Problem, Stuttgart-Berlin-Köln-Mainz 1996; C. Söling, Das Gehirn-Seele-Problem. Neurobiologie und theologische Anthropologie, Paderborn u.a. 1995; L. Honnefelder (Hrsg.), Die Einheit des Menschen. Zur Grundfrage der philosophischen Anthropologie, Paderborn-München-Wien-Zürich, 1994; J.C. Eccles, Gehirn und Seele. Erkenntnisse der Neurophysiologie (übers. v. R. Liske), München-Zürich ³1991; ders., Wie das Selbst sein Gehirn steuert (übers. v. M. Heim), Berlin-Heidelberg 1994; K.R. Popper/J.C. Eccles, Das Ich und sein Gehirn, München-Zürich 1982; J. Seifert, Das Leib-Seele-Problem und die gegenwärtige philosophische Diskussion. Eine systematisch-kritische Analyse, Darmstadt ²1989; H. Hastedt, Das Leib-Seele-Problem. Zwischen Naturwissenschaft des Geistes und kultureller Eindimensionalität, Frankfurt a.M. 1988; H. Wiesendanger, Mit Leib und Seele. Ursprung, Entwicklung und Auflösung eines philosophischen Problems, Frankfurt 1987; Pöltner/Vetter, Leben zur Gänze. Das Leib-Seele-Problem; P.S. Churchland, Neurophilosophy. Toward a unified science of the mind-brain, Cambridge 1986; T. Metzinger, Neuere Beiträge zur Diskussion des Leib-Seele-Problems, Frankfurt a.M. 1985; M. Bunge, Das Leib-Seele-Problem, Tübingen 1984; J.P. Changeux, Der neuronale Mensch, Hamburg 1984; R. Werth, Bewusstsein. Psychologische, neurobiologische und wissenschaftstheoretische Aspekte, Berlin 1983; H. Benesch, Der Ursprung des Geistes, Stuttgart 1977.
[125] Vgl. N. Knoepffler, Forschung an menschlichen Embryonen. Was ist verantwortbar?, Stuttgart-Leipzig 1999, zum ontologischen und moralischen Status des Embryos: ebd. 59-144; vgl. auch Baumgartner/Honnefelder/Wickler/Wildfeuer, in: Rager (Hrsg.), Beginn, Personalität und Würde des Menschen, 161-242.
[126] Zum Leib-Seele-Problem bei Thomas von Aquin (auch zur anima-forma-corporis-Lehre des Thomas) vgl. u.a. M. Schulze, Leibhaft und Unsterblich. Zur Schau der Seele in der Anthropologie und Theologie des Hl. Thomas von Aquin, Freiburg/Schweiz 1992. Auch J. Mundhenk, Die Seele im System des Thomas von Aquin. Ein Beitrag zur Klärung und Beurteilung der Grundbegriffe der thomistischen Psychologie, Hamburg 1980; W. Kluxen, Seele und Unsterblichkeit bei Thomas von Aquin, in: K. Kremer (Hrsg.), Seele. Ihre Wirklichkeit, ihr Verhältnis zum Leib und zur menschlichen Person, Leiden-Köln 1984, 66-83.

fler in die Nähe dualistischer Konzepte gestellt und damit inadäquat interpretiert worden.[127] Daher soll hier aufgezeigt werden, welche Bedeutung ihre Grundannahmen für die heutige ethische Debatte haben kann.

Thomas von Aquin greift zur Beantwortung der Fragen nach dem Leib-Seele-Verhältnis[128] vornehmlich auf Aristoteles zurück, übernimmt von diesem die „diesseitige Auffassung" von der Seele als Form des Leibes, erhält aber auch von Plato Gedankengut bezüglich der Unsterblichkeit der Seele.[129] Plato vertritt eine Zweiteilung des Menschen in Vernunftseele und Körper und unterteilt die Seele wiederum in drei Teile, wobei nur der oberste (logistikon) präexistent und unsterblich ist, während die unteren (epithymetikon, thymoeides) mit dem Leib verbunden sind und mit ihm vergehen.[130] Die Seele ist, anders als bei Aristoteles, nicht Form des Leibes, sondern nur dessen Beweger und befindet sich in ihm wie der Steuermann im Schiff.[131] Mit diesem Bild zeigt Plato zwar, dass die Seele auf den Leib einwirkt, aber nur so, dass dieser letzlich „Instrument" der Seele ist und insofern als eigenständige Entität unterbewertet bleibt.[132] Somit bilden Seele und Leib letztlich keine Einheit.

---

[127] So z.B. Knoepffler, Forschung an menschlichen Embryonen. 61f, Anm. 90. Knoepffler wirft Thomas von Aquin Substanzen-Dualismus vor, den Thomas gerade vermeiden will; genaueres später.

[128] Thomas handelt über diese Thematik vornehmlich in: Summa contra Gentiles (ScG), Lib. II, Cap. 56-59, 68-81; Summa Theologiae I (STh I), q. 75-76; Quaestiones disputatae, De anima, quaestio unica (De anima); Sententia libri De anima (In De anima). Die Wahl dieses Leib-Seele-Konzeptes geschieht – trotz mancher Kritik an der Lehre des Thomas in der Literatur – nicht ohne Grund, wie sich zeigen wird. Vgl. allgemein zur Kritik an Thomas u.a.: Seifert, Das Leib-Seele-Problem, 333ff; Mundhenk, Die Seele im System des Thomas von Aquin, 92; auch K. Bernath: Anima forma corporis. Eine Untersuchung über die ontologischen Grundlagen der Anthropologie des Thomas von Aquin (Abhandlungen zur Philosophie, Psychologie und Pädagogik 57), Bonn 1969, 70. Zur Diskussion dieser Einwände vgl. Schulze, Leibhaft und unsterblich, 122ff. Siehe dazu auch R. Heinzmann, Anima unica forma corporis. Thomas von Aquin als Überwinder des platonisch-neuplatonischen Dualismus, in: PhJ 93 (1986) 236-259. Heinzmann macht deutlich, dass Seifert Thomas missversteht. So auch G. Greshake, Theologiegeschichtliche und systematische Untersuchungen zum Verständnis der Auferstehung, in: G. Greshake/J. Kremer: Resurrectio mortuorum. Zum theologischen Verständnis der leiblichen Auferstehung, Darmstadt 1986, 163-371, hier 227f, Anm. 189.

[129] Vgl. dazu u.a. H. Meyer, Thomas von Aquin. Sein System und seine geistesgeschichtliche Stellung, Paderborn ²1961, bes. 22ff. Meyer hebt hervor, dass Thomas Plato nicht nur aus seiner Augustinusrezeption kannte, sondern ihn sehr wohl im Original gelesen hat: vgl. ebd. 22. Für das vorliegende Thema geht es nur darum, die großen Linien zu nennen. Im Detail wären aus den Anfängen des Nachdenkens über die Frage nach Leib und Seele im Griechentum z.B. auch Homer und die Orphik zu nennen.

[130] Vgl. Historisches Wörterbuch der Philosophie, Bd. 5, 186.

[131] Vgl. Meyer, Thomas von Aquin, 199.

[132] Zum Dualismus Platos soll und kann hier nicht Stellung bezogen werden. Er wird unterschiedlich bewertet. Vgl. dazu vor allem H. Sonnemans, Seele. Unsterblichkeit – Auferstehung. Zur griechischen und christlichen Anthropologie und Eschatologie, Freiburg-Basel-Wien 1984, 21f, 216-291; C.A. van Peursen, Leib-Seele-Geist, Gütersloh 1959, bes. 43-54; C. Huber, Anamnesis bei Plato, München 1964, bes. 222-241; H. Kuhn, Plato über den Menschen: Die Frage nach dem Menschen, Festschrift M. Müller, Freiburg 1966, 284-310; J. Hirschberger, Seele und Leib in der Spätantike (Sitzungsber. d. wiss. Gesellsch. a.d. J.W. Goethe-Univ. Frankfurt, Bd. 8) Jg. 1969, Nr. 1, Wiesbaden 1969, 5-22; U. Duchrow, Chris-

Aristoteles hingegen teilt zwar mit Plato die Sichtweise der „Seele" als Prinzip der Selbstbewegung eines lebendigen Wesens[133], bestimmt sie aber als inneres formgebendes Seins- und Gestaltprinzip, das den ersten formlosen Stoff (materia prima) „informiert" und beseelt. Seiner Auffassung nach ist alles Seiende aus zwei Prinzipien zusammengesetzt, nämlich aus Form und Materie, aus einem formenden und einem zu formenden Prinzip. Das zu formende Prinzip nennt später Thomas von Aquin materia prima und diese materia prima wird vom jeweiligen Formprinzip zur konkret vorfindlichen materia secunda geformt. So ist bereits die tote Materie geformte Materie (jedes Sandkorn ist bereits geformte Materie) und alles con-cret Vorfindliche ist aus diesen zwei Prinzipien von Anfang an zusammengewachsen (con-crescere: zusammenwachsen).

Im Bereich des Lebendigen wird dieses innere Formprinzip „Seele" genannt. Insofern haben bereits Pflanze und Tier eine Seele, da auch sie ein inneres Form- und Ganzheitsprinzip besitzen. Thomas von Aquin wird später die pflanzliche Seele als anima vegetativa, die tierische als anima sensitiva und die menschliche als anima intellectiva (welche die anima vegetativa und sensitiva in sich aufnimmt) bezeichnen (s.u.).

Durch die Übertragung der Prinzipien von Materie und Form auf das Verhältnis von Leib und Seele wird eine grundlegende Änderung der platonischen Leib-Seele-Auffassung vorgenommen. Leib und Seele sind nicht mehr „zwei selbständige Prinzipien, sondern nur *zwei Gründungsprinzipien ein und derselben Substanz*, die in ihrer gegenseitigen inneren Hinordnung ein substantielles, einheitliches Kompositum darstellen."[134] Die Seele ist nicht wie bei Plato präexistent und steht dem Leib letztlich fremd gegenüber, sondern gibt ihm von innen her seine Form. Allerdings macht Aristoteles eine Unterscheidung von Seele und Geist und fügt den Geist (nous) der formgebenden Seele von außen (thyraten) hinzu. Dadurch entsteht eine Spannung zwischen der die Materie informierenden Seele und dem von außen hinzutretenden, nicht individuellen Geist, der den Menschen im Tod verlässt, um unsterblich weiter zu existieren. Da dieser in die konkrete Individualität nicht eingeht, erhält der Einzel-

---

tenheit und Weltverantwortung, Stuttgart 1970, 61-80; K.P. Fischer, Der Tod – „Trennung von Seele und Leib"? in: H. Vorgrimler (Hrsg.): Wagnis Theologie. Erfahrungen mit der Theologie Karl Rahners. Karl Rahner zum 75. Geburtstag, Freiburg i.Br. 1979, 311-338; J. Bernhart, Metaphysik und Formideal des Leibes in der griechischen Antike: Vom Wert des Leibes in Antike, Christentum und Anthropologie der Gegenwart, Salzburg-Leipzig 1936, 9-35. Dann auch H. Dörrie, Platons Begriff der Seele und dessen weitere Ausgestaltung im Neuplatonismus, in: Kremer (Hrsg.), Seele, 18-45; Heinzmann, Anima unica forma corporis, 236-259.

[133] Das Problem der Seele betrachtet Aristoteles unter zwei Hauptgesichtspunkten: unter dem Aspekt des Lebens und unter dem des Bewusstseins, wobei der des Bewusstseins nicht grundlegend ist. Seele ist nicht mit dem Bewusstsein identisch, sondern Prinzip des Lebens. Vgl. dazu u.a. F. Inciarte, Der Begriff der Seele in der Philosophie des Aristoteles, in: Kremer (Hrsg.), Seele, 46-65. Dazu auch: Meyer, Thomas von Aquin, 197ff.

[134] Meyer, Thomas von Aquin, 197.

ne auch keinen Anteil an der Unsterblichkeit. Mit dieser Konzeption von formgebender Seele und von außen hinzutretendem nous kann auch Aristoteles die Einheit von Geist, Seele und Körper nicht denken.[135] Hatte Plato einen Gegensatz von Seele und Leib konstruiert, so konnte Aristoteles eine gewisse Dualität von Geist und Seele nicht überwinden.

Diesen beiden Auffassungen von Plato und Aristoteles steht das jüdisch-christliche Menschenbild gegenüber, das den Menschen grundsätzlich als Einheit auffasst.[136] Der Mensch steht als ganzer in der Verantwortung vor Gott. Ein hebräischer Begriff wie „nephes", der zunächst so viel bedeutet wie „Hals" und „Kehle", meint allgemeiner „Leben", „Lebenskraft" und das konkrete Lebendigsein. Der Mensch *ist* nephes, *hat* nicht etwa nur nephes.[137] In der Septuaginta ist dieser Begriff missverständlich mit „psyche" übersetzt worden und assoziiert damit den philosophisch dualistischen Seelenbegriff. Nephes meint hingegen den ganzen Menschen.[138] Der Begriff „Ruach", der mit „nephes" in Verbindung steht und so viel wie „Hauchen", „Wehen", dann auch „Atem" und „Wind" bedeutet, kann mit „Geist" oder „Sinn" übersetzt werden, will aber keinen Gegensatz zum „Fleischlich-Materiellen" ausdrücken, sondern deutet auf das dynamische Verhältnis zwischen Mensch und Gott hin.[139]

Diese biblische Auffassung von der Einheit des Menschen verbindet im Mittelalter Thomas von Aquin mit dem oben beschriebenen griechischen Gedankengut. Er folgt in seinem Leib-Seele-Konzept, im Gegensatz zum eher platonisch denkenden Augustinus[140], vornehmlich Aristoteles, indem er dessen

---

[135] Begründung dazu bei Greshake, Theologiegeschichtliche und systematische Untersuchungen zum Verständnis der leiblichen Auferstehung, in: Greshake/Kremer, Resurrectio mortuorum, 163-371, hier 223f.

[136] Vgl. u.a. F.P. Fiorenza/J.B. Metz, Der Mensch als Einheit von Leib und Seele, in: Mysterium Salutis II, Grundriß heilsgeschichtlicher Dogmatik (hrsg. v. J. Feiner und M. Löhrer), Einsiedeln-Zürich-Köln 1965, 584ff.

[137] Vgl. dazu H. Seebass, Art. „Nephes" in: Theologisches Wörterbuch zum Alten Testament, Bd. V, 531-555.

[138] Vgl. zur Frage der Übersetzung von Nephes mit „Seele" ebd. 543f.

[139] Vgl. S. Tengström und H.-J. Fabry, Art. „Ruah" in: Theologisches Wörterbuch zum Alten Testament, Bd. VII, 385-425.

[140] Die Auffassungen über das platonische Denken des Augustinus zur Frage der Leib-Seele-Einheit gehen bei den Interpreten auseinander. Th. Schneider meint, dass Augustinus sehr wohl eine substantielle Einheit zwischen Leib und Seele gedacht habe, wenngleich seine Auffassung, dass die Seele den Körper „gebrauche" und „regiere", eher eine funktionale sei. Diese aber als eine „akzidentelle" zu bezeichnen – so gegen R. Schwarz, Die leib-seelische Existenz bei Aurelius Augustinus, in: Philosophisches Jahrbuch 63 (1954) 323-360 – sei doch äußerst missverständlich. Vgl. Th. Schneider, Die Einheit des Menschen. Die anthropologische Formel „anima forma corporis" im sogenannten Korrektorienstreit und bei Petrus Johannis Olivi. Ein Beitrag zur Vorgeschichte des Konzils von Vienne, Münster 1973, 49f. G. Greshake dagegen ist der Auffassung, dass Augustinus die Seele als rein geistig und leiblos dem Körper gegenüberstehend ansehe. Allerdings konstatiert Greshake, dass diese dualistischen Aussagen eher im Zusammenhang mit ethischen Fragen stehen. Vgl. Greshake, Theologiegeschichtliche, 211f. und 212, Anm. 140; ders., „Seele" in der Geschichte der christlichen Eschatologie. Ein Durchblick, in: W. Breuning (Hrsg.), Seele. Problembegriff christli-

Auffassung von der Seele als innerem Formprinzip des Leibes übernimmt. Allerdings trennt er nicht Geist und Seele, sondern stellt den Geist selbst als das innere Einheits- und Ganzheitsprinzip des Leibes dar. Er nimmt das Geistsein, also dasjenige, was den Menschen vom Tier unterscheidet, als Einheits- und Ganzheitsprinzip des Leibes. Er konzipiert die Seele so, „dass sie beides zusammen in Identität ist: ihrem Wesen nach ganz Form des Leibes *und* ganz subsistenter unzerstörbarer Geist."[141]

Geist-Sein in diesem Sinn und forma-corporis-Sein sind also der einen Seele gleich wesentlich. Als geistige Seele ist die Seele die einzige substantielle Form des Menschen.[142] Es ist der Seele als geistiger Substanz wesentlich, auf das Sein ausgerichtet zu sein und *ebenso* wesentlich, sich im Leib und damit im Gefüge der Welt auszudrücken und zu verwirklichen. Oder anders: „Die Seele ist nicht Substanz und außerdem noch Form des Körpers, sondern sie ist Substanz als Form eines Körpers, und sie ist als Substanz Form des Körpers. Ihr Formsein steht nicht neben ihrer Subsistenz, sondern gehört zur Weise ihres Substanzseins hinzu."[143]

---

cher Eschatologie (QD 106), Freiburg-Basel-Wien 1986, 107-157, hier 124f. Greshake verweist zur Stützung seiner These u.a. auf: W. Götzmann, Die Unsterblichkeitsbeweise in der Väterzeit und Scholastik bis zum Ende des 13. Jahrhunderts, Karlsruhe 1927, 80-104. Vgl. auch J. Goldbrunner, Das Leib-Seele-Problem bei Augustinus, München 1934. Die Meinung Greshakes teilt auch R. Heinzmann: So sehr sich Augustinus bemüht habe, eine christliche Anthropologie zu entwerfen, sei es ihm doch nicht gelungen, „über eine funktional akzidentelle Verbindung von Leib und Seele hinaus zu einer wirklich substantiellen Einheit des Menschen durchzudringen": Heinzmann, Anima unica forma corporis, 239.

[141] Greshake, Theologiegeschichtliche, 225; vgl. dazu auch: N. Luyten, Das Leib-Seele-Problem in philosophischer Sicht. Geist und Leib in der menschlichen Existenz (Naturwissenschaft und Theologie H.4), Freiburg-München 1961. Luyten hebt hervor, dass der Geist nicht der Materie aufruht, sondern „die Materie im Geist" beheimatet ist: ebd. 171, und der Körper „innerhalb der Subsistenz des Geistes existiert": ebd.

[142] Vgl. Th. Schneider, Die Einheit des Menschen, 18. Dieser Satz bedeutet, dass die unio substantialis nur zustande kommt, „wenn eine unmittelbare (hylemorphistische) Vereinigung stattfindet zwischen der materia prima als reiner Potenz und der intellektuellen Seele als Form, die dem so gebildeten menschlichen Leib das ganze aktuelle Sein verleiht: Sein, Körpersein, Lebendigsein, Sinneswesensein und Menschsein": Ebd. „Materia" – das muss hier deutlich gemacht werden – bedeutet bei Thomas nicht ein materielles „Das-da", sondern zunächst einmal „Körperlichkeit im allgemeinen", die allein noch keinen konkreten Körper ausmacht. Ein solcher bedarf neben dem Prinzip „materia" noch des Prinzips „forma", das die Eigenart des jeweiligen Körpers ausmacht. Beim Belebten ist dieses Formprinzip die „anima", die wiederum beim Menschen als spezifische „Geistseele" (anima intellectiva) in Erscheinung tritt, dort allerdings auch die Funktionen der anima vegetativa und sensitiva erfüllt. „Seele" ist das spezifizierende Moment eines aus der „materia" heraus erwirkten Körpers. Vgl. dazu und zu weiteren Fragen von Potentialität (materia) und Wirken (forma) vor allem: Schulze, Leibhaft und Unsterblich, 28ff; vgl. auch K. Bernath, Anima forma corporis. Eine Untersuchung über die ontologischen Grundlagen der Anthropologie des Thomas von Aquin (Abhandlungen zur Philosophie, Psychologie und Pädagogik 57), Bonn 1969.

[143] Th. Schneider, Die Einheit des Menschen, 23. Die dazu zentrale Stelle bei Thomas: De anima q. un. a.1 corp.: „Relinquitur igitur quod anima est hoc aliquid, ut per se potens subsistere; non quasi habens in se completam speciem, sed quasi perficiens speciem humanam ut forma corporis."

II. BESTIMMUNG DES LEIB-SEELE-VERHÄLTNISSES 73

Diese Einheit von Seele und Leib im Menschen zeigt Thomas am höchsten Selbstvollzug des Menschen, am Erkennen auf. Die Seele kann sich erkennend nur vollziehen im Zusammenwirken mit der Sinnlichkeit und kann nur so zur vollständigen intellektuellen Kraft werden.[144] Das heißt: Sie kann nur im Leib erkennen. Ziel des Erkennens ist es, ganz zu sich selbst zurückzukehren und bei sich zu sein. Da diese Rückkehr zu sich selbst nur über die conversio ad phantasma (die Hinwendung zu den Bildern) und die Sinneswahrnehmung zu erreichen ist, muss sich die Seele die sinnlichen Vermögen selbst „erwirken" und formen. Was die Erkenntnis betrifft, ist die Seele in diesem Sinne leer, tabula rasa. Daher formt sich die Seele die bestimmungslose materia prima zum Leib. Nur in diesem Leib kann sie erkennen und nur in diesem Leib kann sie sich ausdrücken. Das heißt: von Anbeginn des Lebens an ist die Geistseele direkt mit der Materie verbunden, die Materie selbst ist geradezu „geronnener Geist", die Seele in gewissem Sinn alles. Damit ist für das Leib-Seele-Verhältnis jeder Leib-Seele-Dualismus ausgeschlossen, da weder ein Leib vorkommt zu dem eine Seele hinzuträte noch ein Seele, die sich einen Leib sucht. Beides ist von Anbeginn des Lebens an in einer Einheit aus Form und Materie, aus Seele und Leib vorhanden.[145]

Johann Baptist Metz formuliert die von Thomas her gesehene Einheit von Seele und Leib noch pointierter und sagt, dass der Leib nichts anderes ist „als seine wirkliche Seele, insofern diese nur dadurch wirklich sein kann, dass sie

---

[144] Vgl. Th. Schneider, Die Einheit des Menschen, 23.

[145] Unabhängig vom Thema der Sukzessivbeseelung bei Thomas, auf die noch einzugehen ist, sollte bis hierher klar geworden sein, dass folgende Aussage von N. Knoepffler über das Leib-Seele-Verhältnis bei Thomas von Aquin unzutreffend ist: „So vertritt z.B. Thomas von Aquin einen hylemorphistischen geprägten Dualismus und geht von einer anima separata als Prinzip der Individualität und Unsterblichkeit nach dem Tod aus. Auf diese Weise beantwortet er letztlich die Frage positiv und sein Hylemorphismus nimmt substanzendualistische Form an": N. Knoepffler, Forschung an menschlichen Embryonen. Was ist verantwortbar?, Stuttgart-Leipzig 1999, 61f, Anm. 90. Gerade diesen Substanzendualismus vermeidet Thomas, indem er die Seele als Formprinzip der materia prima (!), als Prinzip der reinen Möglichkeitsbedingung (und nicht einer schon „vorhandenen" und geformten Materie) beschreibt: vgl. dazu Heinzmann, Anima unica forma corporis, 250f. Auch geht Thomas nicht von der „anima separata als Prinzip der Individualität" aus: vgl. dazu wiederum Heinzmann, ebd.: 252ff. Mit dieser Herleitung sollte die Frage von N. Knoepffler beantwortet sein, „ob hylemorphistische Lösungen ebenfalls eine derartige Sicht der Geistseele annehmen": Knoepffler, Forschung an menschlichen Embryonen, 61, Anm. 90. Die Antwort ist klar „Nein", denn einen Substanzendualismus, wie er von Plato und später von Descartes beschrieben wird (dies bedeutet bei Knoepffler „derartige Sicht der Geistseele") enthält die Konzeption des Thomas gerade nicht. Insofern trifft auch für seine Konzeption die von Knoepffler gezogene Konsequenz nicht zu, dass „dieser dualistische Substanzendualismus ... nicht als allgemein konsensfähige Position in der Frage nach der Embryonenforschung verstanden werden" kann. Vgl. wie schon oben angegeben dazu u.a. Heinzmann, Anima unica forma corporis, 251, Anm. 56. Gerade wegen seiner die unmittelbare Einheit von Geist und Materie postulierenden Konzeption, eignet sich diese besonders gut zur Beschreibung des Leib-Seele-Verhältnisses. Zum Problem der Sukzessivbeseelung bei Thomas vgl. Anm. 151ff.

sich selbst ausdrückt und darstellt in einer vorgegebenen Raumzeitlichkeit."[146] Der Leib ist also die Seele selbst „in ihrer ‚Außenerfahrung', in ihrer welthaften, raumzeitlichen Selbstgegebenheit"[147] in ihrer Relationalität auf Andere hin. Mit diesen Bestimmungen von Seele und Leib erhält der Leib im Gegensatz zu platonischem Denken eine existentielle Notwendigkeit, da die Seele ihre Funktionen nur mit Hilfe des Leibes, der die Sinnendinge vermittelt, ausführen kann. Das Vorhandensein des Leibes ist somit nichts Zusätzliches zur Seele, sondern gehört zu den Konstitutiva ihres Vollzuges. Die Seele formt den Leib von Anfang an.

Wenn der Geist sich nur vollziehen kann durch das Zusammenwirken von Geist und Sinnlichkeit, dann wird klar, dass die anima intellectiva aufs Engste mit der anima sensitiva verbunden ist und diese wiederum mit der anima vegetativa. Und da es nach der thomanischen Lehre nur eine einzige Form geben kann (anima unica forma corporis), müssen diese drei von Anfang an von vornherein als Einheit im Leib zugegen sein und können nicht erst nachträglich zusammengesetzt werden.

Allerdings ist an dieser Stelle bei Thomas ein Bruch in seiner Argumentation festzustellen, wenn er von einer Sukzessivbeseelung ausgeht, die aufweisen will, dass in einem „Aufstiegsgeschehen" erst die anima vegetativa, dann die anima sensitiva und schließlich – nach vierzig Tagen beim Mann und achtzig Tagen bei der Frau[148] – die anima intellectiva auftritt bzw. letztere von Gott selbst geschaffen und dem Menschen eingesenkt wird. Diese Auffassung passt nicht zur sonstigen anima-forma-corporis-Lehre des Thomas.

Hintergrund dieser Vorstellung, dass die Beseelung des Embryos durch Gott geschieht (Kreatianismus) und die sich „erst seit Thomas ... in der christlichen Theologie endgültig"[149] durchsetzte, war wiederum die Auffassung, dass es nicht sein könne „dass die Seele nur von den Eltern, etwa durch den Samen übertragen werde (Theorien des Generationismus oder Traduzianismus). Da die Seele, als ein Geistiges, einen geistigen Ursprung besitzen müsse, könne sie nicht von Körperlichem abstammen."[150] Diese Auffassung hängt wiederum mit dem gegenüber heute begrenzten naturwissenschaftlichen Wis-

---

[146] J.B. Metz, Caro cardo salutis. Zum christlichen Verständnis des Leibes, in: Hochland 55 (1962) 97-107, hier 103f.

[147] Ebd.; vgl. dazu auch Fiorenza/Metz, Der Mensch als Einheit von Leib und Seele, in: Mysterium salutis II, (1967) 584-636, 621f.

[148] Nach H. Kreß stützt sich die Datierung der „Begabung des Embryos mit einer Geistseele am 40. oder 80. Tag nach der Empfängnis ... im Mittelalter auf eine spekulative Analogiebildung, indem die alttestamentlichen Vorschriften über die Zeitabläufe bei der nachgeburtlichen kultisch-sakralen Reinigung der Mutter (Lev. 12,1ff) auf die vorgeburtliche Beseelung des Embryos übertragen wurden": H. Kreß, Menschenwürde vor der Geburt. Grundsatzfragen und gegenwärtige Entscheidungsprobleme, in H. Kreß/H.-J. Kaatsch (Hrsg.), Menschenwürde, Medizin und Bioethik, Münster-Hamburg-London 2000, 11-37, hier 20.

[149] Ebd. 19.

[150] Ebd. 19f.

sen zusammen. Die weibliche Eizelle wurde erst 1827 entdeckt, bis dahin dachte man, der Mann würde allein den neuen Menschen zeugen.[151]

Thomas von Aquin stützt also seine Seelenauffassungen auf biologische Einsichten und auf die Autorität des Aristoteles mit dessen Vorstellungen von der Sukzessivbeseelung. Thomas rekurriert „vor allem auf die aristotelische Zeugungsbiologie"[152]. Dazu schreibt Eberhard Schockenhoff: Die Lehre von der Sukzessivbeseelung

> „wirkte noch in der Lehre des *Thomas von Aquin* (1224/25-1274) weiter, nach der Gott die Geistseele unmittelbar erschafft und sie jedem einzelnen Fötus als Abschluß seiner Animation einsenkt, dem männlichen am 40. Tag und dem weiblichen am 90. Tag nach der Empfängnis. Die Menschwerdung des Menschen ist von Thomas dabei als ein zielgerichteter Prozeß verstanden, der über die vegetative und sensitiv-animalische Lebensphase des Embryos zu seiner spezifisch menschlichen, durch den Empfang der Geistseele geprägten Existenz führt. Die heutige Thomasauslegung weist jedoch darauf hin, dass die Theorie einer Sukzession der Seelenteile nur durch die historische Abhängigkeit von den aristotelischen Zeugungsvorstellungen zu erklären ist und die umgekehrte Annahme einer von Anfang an wirksamen Präsenz der Geistseele als ontologischer Trägerin des ganzen embryonalen Entwicklungsprozesses mit den Prinzipien des thomanischen Denkens (etwa dem Grundsatz, dass der Effekt nicht größer als seine Ursache sein kann), besser übereinstimmen würde."[153]

Auch Markus Schulze, der sich eingehend mit der Problematik der Sukzessivbeseelung bei Thomas von Aquin auseinandergesetzt hat, formuliert, dass die anima intellectiva von Anfang an in ihrer prägenden Kraft zugegen sein muss:

> „Durchformung durch das Spezifische der ‚anima intellectiva' beginnt beim Menschen nicht erst beim Intellekt; der Mensch besitzt auch Nutritivität und Sensitivität gegenüber andern lebendigen Körpern in ‚excedierender' Weise, d.h. je schon spezifiziert. Sonst wäre die Einheit im Menschen eben keine reale und

---

[151] Heute weiß man, dass die Eizelle das größere Potential hat (z.B. zur Reprogrammierung bereits differenzierter Zellen bzw. von deren Genen). Ob das anthropologisch etwas aussagt? Wenn – wie H. Kreß formuliert –, „die katholische Amtskirche ... erst 1869 die Lehre von der Sukzessivbeseelung endgültig aufgeben" hat (H. Kreß, Menschenwürde vor der Geburt. Grundsatzfragen und gegenwärtige Entscheidungsprobleme, in H. Kreß/H.-J. Kaatsch (Hrsg.), Menschenwürde, Medizin und Bioethik, Münster-Hamburg-London 2000, 11-37, hier 20.), dann müsste man genau untersuchen, inwieweit das möglicherweise mit diesen neuen Erkenntnissen zu tun hat. Inhaltlich hat die katholische Kirche diese Position schon früher aufgegeben.
[152] E. Schockenhoff, Ethik des Lebens. Ein theologischer Grundriß, Mainz 1993, 306.
[153] Ebd. 305f. Schockenhoff verweist für seine Argumentation, die sich auf Thomas von Aquin STh I 118, 1-2; II-II 64,1 und 8; ScG III, 22 beziehen auf Ph. Caspar, La problematique de l'animation de l'embryo. Survol historique et enjeux dogmatiques, in: NRTh 113 (1991) 239-246; St. J. Heaney, Aquinas and the Presence of the Human Rational Soul in the Early Embryo, in. The Thomist 56 (1992) 19-42, bes. 24-29. Vgl. dazu auch E. Schockenhoff, Warum das Thomas-Argument nicht sticht, in: Die Tagespost, Samstag 24. Februar 2001, Nr. 24, 9. In der Literatur findet man meist den achtzigsten Tag. Welches Datum stimmt, wurde nicht eigens recherchiert.

wesentliche; ... Wenn die Einheit des einen Wesens real und wesenhaft sein soll, müssen alle Schichten und Teilbereiche einem Seinsgrund, der spezifischen ‚forma' nämlich entstammen und von dieser ‚forma' innerlich geprägt werden."[154]

Von dieser Sichtweise aus, die mit moderner Embryologie kompatibel ist und mit aktuellen Vorstellungen gegenwärtiger Theologie vom Handeln Gottes gut in Einklang zu bringen ist, ist eine Leib-Seele-Konzeption zu entwerfen, die den Menschen vom Anfang und Beginn seines Lebens an (vom Vorhandensein des vollen Chromosomensatzes von 46 Chromosomen) in seiner Einheit von Seele und Leib aufweist.

Ein solches Konzept könnte in Kurzform so aussehen: Naturwissenschaftlich bietet nach heutiger Kenntnis die Kombination von Samen und Eizelle die volle In-form-ation des neuen Menschen und zwar auf der Basis der genetischen Ausstattung *und* der zellulären Umgebung (also auch hier besteht die ganze Information aus mindestens zwei Komponenten). War man damals der Auffassung, dass die Seele durch den Samen übertragen wird, konnte diese Auffassung aber nicht mit der Vorstellung der Übertragung vom „Geistigen" vereinbaren und sah deshalb Gott als den Urheber und Einstifter der Seele an, müsste man dies heute auf der Basis naturwissenschaftlicher Erkenntnisse folgendermaßen korrigieren:

Samen *und* Eizelle zusammen lassen den neuen Menschen entstehen. Dieser erhält aus der *Polarität von Mann und Frau* (also nicht aus dem Samen) oder aus der Kombination einer weiblich-verleiblichten Seele und einer männlich-verleiblichten Seele eine neue geistige „Seelenform" als anima forma corporis *(philosophisch)*. *Biologisch* ist die gesamte genetische In-form-ation in dieser neuen Leib-Seele-Einheit aus genetischem Material und der Umgebung in der Zelle vorhanden. Und *theologisch* muss Gott nicht mehr als jemand gesehen werden, der zusätzlich zum menschlichen Handeln etwas tut (die Seele schaffen und einsetzen). Er kann – und das entspricht moderner Theologie (s.u.) – als Träger und Grund oder als Bedingung der Möglichkeit des ganzen Prozesses gesehen werden. Das würde einer Gottesvorstellung, die transzendenter Grund von allem ist und nicht Ursache neben anderen Ursachen, besser entsprechen, als jene, die Gott neben das menschliche Handeln stellt (s.u.). Dies soll im folgenden Kapitel noch vervollständigt werden, hier sind zunächst die geschichtlichen Ausführungen zu Ende zu bringen.

Das Neue am thomanischen Denken ist die Synthese aus aristotelischem Denken mit den Prinzipien von Form und Materie, das Thomas auf das Verhältnis von Seele und Leib überträgt (Seele als Einheitsprinzip des Leibes), platonischem Unsterblichkeitsdenken und christlichem Verständnis von der

---

[154] M. Schulze, Leibhaft und unsterblich. Zur Schau der Seele in der Anthropologie und Theologie des Hl. Thomas von Aquin, Freiburg Schweiz 1992, 129. Vgl. hier auch die detaillierte Auseinandersetzung mit der Begrifflichkeit des Thomas gerade in diesem Bereich z.B. in dem Kapitel: „Kritik der Sukzessivbeseelung des Thomas von Aquin" (und den folgenden Kapitel): ebd. 120-134.

leib-seelischen Einheit des Menschen. Das, was bei Aristoteles (die Differenz von Seele und Geist) und bei Plato (der Dualismus von Seele und Leib) noch am Einheitsdenken von Seele und Leib fehlte, hat Thomas in einer großen Synthese zusammengefasst. Wenn er das Form-Materie-Prinzip, das als Seinsprinzip für die gesamte Wirklichkeit gilt, auf das Verhältnis von Seele und Leib überträgt, zeigt er, dass auch beim Menschen Form und Materie, Seele und Leib eine unverbrüchliche Einheit bilden.

Dieses Einheitsdenken des Thomas zerbricht in der Zeit nach ihm zunächst langsam[155], später bei Descartes (1596-1650) vollständig. Bei Descartes wird der Begriff der Seele vollends auf den des Geistes und damit des Selbstbewusstseins reduziert. Geist und Materie werden in der Unterscheidung von res cogitans und res extensa gänzlich voneinander getrennt (die über die Zirbeldrüse miteinander verbunden sind). Von einer Seele als innerem Einheitsprinzip ist keine Rede mehr. Die Entwicklung nach Descartes lässt sich so resümieren, dass alle Versuche, die durch ihn verlorengegangene Einheit von Leib und Seele wiederherzustellen, bis heute erfolglos geblieben sind. Harald Schöndorf fasst diesen Verlust so zusammen:

„Die radikale *Entgegensetzung von Materie und Geist* macht es für die nachfolgende Philosophie zu einem fundamentalen Problem, deren Einheit zu verstehen, die ja zumindest im Menschen offensichtlich da ist. Denn die cartesische Lösung erwies sich als inkonsistent. Okkasionalismus, monistischer Parallelismus (Spinoza), prästabilierte Harmonie (Leibniz), Materie als Erscheinung (Leibniz, Kant), spiritualistischer (Berkeley) oder materialistischer Reduktionismus, idealistische oder materialistische Dialektik können als Versuche verstanden werden, an Descartes' Verständnis von Geist und Materie festzuhalten und dabei doch die Einheit von Mensch und Welt zu denken."[156]

Worin die Gründe für den Verlust dieser Einheit im Einzelnen liegen, kann hier nicht analysiert werden. Descartes brachte jedenfalls die mittelalterliche Sicht von der Einheit des Menschen zum Einsturz. Er hat allerdings durch das neuerliche Herausstellen der Verschiedenheit von res cogitans und res extensa noch einmal deutlich gemacht, dass der Mensch aus zwei unterschiedlichen Komponenten, einer messbaren, ausgedehnt-materiellen und einer nicht messbaren immateriell-geistigen Komponente besteht. Allein die Frage, wie beide zusammengehören, konnte er nicht erfassen. Leibniz wollte beide Komponenten vorab von Gott in einer prästabilierten Harmonie geordnet wissen.

Diese Problematik, wie zwei getrennt voneinander vorliegende Entitäten nachträglich geeint werden können, ist bis heute nicht gelöst und kann auch

---

[155] Vgl. dazu: Th. Schneider, Die Einheit des Menschen, 208ff; auch Greshake, Theologiegeschichtliche, 137ff. Bereits mit dem Korrektorienstreit ist der „Verfall" des Einheitsdenkens eingeleitet.
[156] Schöndorf, in: Coreth/Schöndorf, Philosophie des 17. und 18. Jahrhunderts, 33. Ausführlichere Darstellung des Geist-Materie-Verhältnisses in der Philosophie Descartes: ebd. 29ff, des Leib-Seele-Verhältnisses im Okkasionalismus: ebd. 34f. Von E. Coreth vgl. die Darstellung des Leib-Seele-Problems bei Spinoza 43ff, Leibniz 49, Berkeley 67ff, Kant 109ff.

mit einem Ansatz, der von der Materie und von zwei getrennt voneinander vorliegenden Entitäten ausgeht, nicht gelöst werden. Insofern stellt sich die Lösung des Thomas, die von vornherein von einer unmittelbaren Einheit von Geist und Materie, Seele und Leib ausgeht, bei der weder Geist noch Materie jemals ohne den anderen Aspekt auftauchen, als sehr viel plausibler heraus.

Betrachtet man den geschichtlichen Fortgang seit Descartes, lässt sich beobachten, dass sich die Medizin nach der gedanklichen Trennung von res cogitans und res extensa und mit dem Auftreten der Naturwissenschaften verstärkt der Materie und den materiellen Ursachen von Krankheiten zugewendet hat, während sich die Philosophie verstärkt mit dem Geist, dem Bewusstsein und Selbstbewusstsein befasste. Der „neuzeitliche Bruch" hat damit nicht nur zu einem theoretischen Dualismus von Materie und Geist (von Seele und Leib) geführt, sondern dadurch auch zu einer zunehmenden „Materialisierung" und Vereinseitigung der Medizin sowie einer Verengung des Seelenbegriffs in der Philosophie. Erst Sigmund Freud hat aus psychologisch-pragmatischer Sicht durch die Einführung des Unbewussten wieder einen anderen Aspekt in die Diskussion eingeführt, der zwar nicht die ontologische Seelenauffassung eines Aristoteles oder Thomas von Aquin erreicht, aber immerhin einen Weg bahnt, auch immaterielle Gründe bei der Entstehung von Krankheiten zu berücksichtigen.

Wie die ontologische mit der empirischen Seelenauffassung zusammengehört, soll hier nur angedeutet werden.[157] Wenn die ontologische Auffassung die Seele als innerstes Einheitsprinzip des Leibes sieht, das die Materie und damit die Sinnlichkeit von innen her durchformt, dann wird klar, das hinter den Seelenphänomenen, die Psychologie und Psychosomatik mit empirischen Methoden erfassen (Gefühl, Erleben, Verhalten), noch eine ganz andere Ebene, nämlich jene der Geistseele zu finden ist. Da diese wiederum unmittelbar mit der Seele im psychologischen Sinne verbunden ist, wird sich jede Bewegung des Geistes, jeder Gedanke, jede Grundausrichtung des Geistes auf Wahrheit oder Lüge, jede Ausrichtung des Geistes auf das Sein im Ganzen oder seine Beschränkung auf rein innerweltliche und damit endliche Gegebenheiten sich auch im Gefühlsleben ausdrücken. Das heißt, dass sich das gesamte Denken des Menschen über sich und die Welt, seine Sicht von der Endlichkeit des Seins, sowie einer gedanklichen Verabsolutierung der endlichen Welt in seinen Gefühlen und über diese Gefühle letztlich auch im Leib ausdrücken.

In dem Maße sich die Medizin unter dem Einfluss der aufkommenden Naturwissenschaften dem materiellen Anteil des Menschen zuwandte und die materiellen Komponenten von Krankheiten untersuchte, trat die Frage nach dem Menschen als Geistwesen in den Hintergrund. Selbst in der Psychiatrie, die sich mit sogenannten Geisteskrankheiten befasst, untersuchte man lange Zeit vorwiegend die materiellen Schäden im Gehirn (Transmittermangel etc.) und zu wenig die inneren Verstellungen, die sich auf das psychologisch Er-

---

[157] Siehe dazu ausführlich: Beck, Seele und Krankheit.

fassbare und auf die geistigen Grundhaltungen hinter den psychologischen Phänomenen beziehen. Erst langsam wird auch dort der Dialog mit den geisteswissenschaftlichen Fächern gesucht, zunächst mit der Philosophie, langsam aber auch mit der Theologie. Wie schon erwähnt, versucht nach den Worten von Rainer Tölle die heutige klinische Psychiatrie, „die Religiosität des Patienten in ihrer existentiellen Bedeutung zu beachten."[158]

Auch heute noch mangelt es in den verschiedenen medizinischen Fächern an einer ganzheitlich dreidimensionalen Anthropologie im hier angedeuteten Sinn. Nur auf Umwegen über die Ethik und über die Frage nach der „Seele" im Rahmen von Psychologie und Psychosomatik kommen andere Aspekte als jene der rein naturwissenschaftlichen Sicht des Menschen wieder in die Diskussion. Beide Bereiche bleiben aber unzureichend, da die „Seele" von Psychologie und Psychosomatik nur Teilbereiche der Seele erfasst und die Leib-Seele-Einheit des Menschen nicht denken kann und die Ethik oft zu spät einsetzt, da sie bestimmte anthropologische Grundvoraussetzungen zu wenig reflektiert.

Gerade die neuzeitliche Ethik hat den Menschen vornehmlich vom *Vollzug* geistiger Aktivitäten aus definiert. Insofern bestimmt sie ihn von einem „materialen Standpunkt" eines entwickelten Gehirns aus und nicht von der geistigen „Durchseeltheit" der Materie bzw. der von Anfang an gegebenen Einheit von Geist und Materie. Diese Frage wird z.B. relevant bei dem Problem, ob dem Embryo bereits von der Verschmelzung von Samen und Eizelle an Würde und das Recht auf Unversehrtheit zukommt oder erst von der Einnistung der Zygote, der Gehirnentwicklung oder von der Geburt an. Die konkrete Frage ist, ob dem Embryo bereits aufgrund seines ontologischen Status (geistiges Formprinzip) oder erst aufgrund seines *Geistvollzuges*, der an ein entwickeltes Gehirn und an Selbstbewusstsein gekoppelt ist, Schutzwürdigkeit zukommt.

---

[158] R. Tölle, Psychiatrie, Berlin-Heidelberg-New York u.a. ^{12}1999, 12.

III. Status des Embryos

Die bisher geschilderte Einheit von Form und Materie, von Seele und Leib ist nicht nur für die Interpretation von Krankheiten von Bedeutung, sondern in besonderer Weise für die Beurteilung des embryonalen Status. Wenn es, wie Thomas von Aquin immer wieder betont, nur *ein* Formprinzip im Menschen gibt (anima unica forma corporis) dann muss dieses Formprinzip der anima intellectiva von Anbeginn an vorhanden sein und die anima vegetativa und sensitiva in sich enthalten, denn sonst wäre nicht klar, wie es sekundär hinzukommen sollte.

Von dem Grundsatz aus, dass das wesensmäßig Neue nicht allein aus dem wesensmäßig Niedrigeren entstehen kann[159], kann man die oben erwähnte Auffassung des Thomas nicht teilen, dass der Mann erst ab dem vierzigsten und die Frau erst ab dem achtzigsten Tag eine Geistseele besitzt[160], denn sonst müsste es mehrere Formprinzipien geben, erst ein pflanzliches, dann ein tierisches, dann ein menschliches und es wäre nicht klar, wie das eine aus dem anderen entstehen sollte. Sehr wohl kann sich die anima intellectiva, also der menschliche Geist, langsam aus den niederen Formen *entfalten*, nicht aber aus ihnen entstehen. Sie muss von Anfang an in irgendeiner Weise seinsmäßig gegenwärtig sein, sonst wäre die Frage nicht zu lösen, wo sie herkommen sollte.[161]

Es scheint – wie oben gezeigt – in der heutigen Thomasrezeption konsensfähig zu sein, dass in der thomanischen Argumentation eine Inkonsequenz vorliegt, die mit der Übernahme aristotelischer Erkenntnis zu tun hat.[162] Die Vorstellung von der Sukzessivbeseelung hat bestimmte Zeugungsvorstellungen zum Hintergrund und dies beeinflusst wiederum den theologischen Inhalt, dass Thomas die Seele als unmittelbar von Gott geschaffen sehen wollte, die dem Menschen zu dem Zeitpunkt eingesenkt wird, wenn dieser dazu (im Rahmen der Entwicklung der vegetativen und der sensiblen Seele) „bereit" ist.

Heutige Theologie geht nicht mehr von einer derartigen Trennung aus, dass der Mensch den Leib zeugt und Gott die Seele nachträglich einsenkt. Dann nämlich wäre wiederum keine Leib-Seele-Einheit gegeben. Auch die These einer Simultanbeseelung, die besagt, dass Gott im Zeugungsakt die Seele einsenkt (die offiziell in der katholischen Kirche noch vertreten wird), ist nicht

---

[159] Vgl. dazu z.B. K. Rahner, Grundkurs des Glaubens. Einführung in den Begriff des Christentums, Freiburg i.Br. 1984, 185ff; P. Overhage/K. Rahner, Das Problem der Hominisation. Über den biologischen Ursprung des Menschen (QD 12/13), Freiburg i.Br. 1961, 74ff.
[160] Meist findet man in der Literatur den achtzigsten Tag bei der Frau.
[161] Sollte man die Meinung vertreten, dass Gott hier in einem Zusatzakt die menschliche Seele einsenkt, wäre nicht zu klären, wie von Anfang die Leib-Seele-Einheit gegeben sein sollte. Außerdem würde man Gott geradezu auf menschliches Maß reduzieren, wenn er hier *zusätzlich* zum Menschen etwas täte. Er kann nur Grund und Ermöglichungsgrund allen innerweltlichen Seins sein und so alles in allem durchwirken.
[162] Vgl. dazu vor allem die Ausführungen E. Schockenhoffs (s. Anm. 151/152).

plausibel, da sie Gott zu einem Handelnden neben dem Menschen macht und damit zu einem endlichen Wesen „degradiert". Denn „für die Metaphysik ist Gott (...) der transzendente, tragende Grund von allem, nicht aber ein Demiurg, dessen Tun innerhalb der Welt geschieht. Er ist Grund, nicht Ursache *neben* anderen *in* der Welt."[163] Würde Gott die Seele parallel zum Zeugungsakt in den Menschen einsenken, würde sein Wirken „ein Tun in der Welt *neben* anderem Tun der Geschöpfe, anstatt der transzendente Grund alles Tuns aller Geschöpfe zu sein."[164] Diese Vorstellung reduziert Gott auf eine endliche und kategoriale Größe.

So sieht es auch ein Lehrbuch der katholischen Dogmatik:

> „Der recht verstandene Kreatianismus [das ist „die Lehre von der Unmittelbarkeit der Erschaffung jeder einzelnen Menschenseele ex nihilo"] ist in Verbindung zu bringen mit der allgemeinen Entstehung des Menschen aus dem Fluß der Evolution wie auch mit der biogenetischen Einsicht in die Zeugung des einzelnen Menschen. Gemeint ist nicht ein Intervenieren Gottes in einen konstanten Naturablauf, sondern die mit der Komplexität der Materie gegebene Disposition auf eine Selbsttranszendenz, Selbsthabe und offene Weltbezüglichkeit, wie sie jedem Menschen kraft seines Wesens zukommt und damit seine Personalität ausmacht. Die mit der menschlichen Natur mitgegebene Unmittelbarkeit zu Gott hat ihren transzendenten Urheber in Gott, der jeden einzelnen aus dem Zeugungszusammenhang so hervorgehen läßt, dass jeder in seiner Person durch Vernunft und Willen in ein personal-unmittelbares Verhältnis zu sich selbst, zu den personalen Mitgeschöpfen und zu Gott treten kann."[165]

Aus dieser Perspektiv wird klar, dass Gott hier nicht etwas Zusätzliches zum menschlichen Handeln tut, sondern dass der Mensch den ganzen Menschen in seiner leib-seelischen Einheit zeugt und dass Gott der Ermöglichungsgrund von allem ist.

Von dieser theologischen Konzeption und einer von thomanischen Ungereimtheiten befreiten Form-Materie-Konzeption ist die menschliche Seele, die anima intellectiva, so zu sehen, dass sie von Anfang an in prägender Weise im Leib zugegen ist. Sie ist das eigentliche Wirkprinzip im menschlichen Leib und formt diesen in einem ständigen Werdeprozess aus. Sie stellt das besondere menschliche Formprinzip gegenüber Pflanze und Tier dar, das den menschlichen Embryo von Anfang an anders da sein lässt als den tierischen. Dieser menschliche Embryo ist daher auch anders zu beurteilen und zu schützen als jener des Tieres.

Die philosophische Vorstellung von der Einheit des Embryo lässt sich auch mit neuesten naturwissenschaftlichen Erkenntnissen korrelieren. Diese bestehen zunächst darin, zu erkennen, dass der Embryo von der Verschmelzung

---

[163] Overhage/Rahner, Das Problem der Hominisation, 80.
[164] Ebd. 81.
[165] G. L. Müller, Katholische Dogmatik. Für Studium und Praxis, Freiburg-Basel-Wien [4]2001, 120.

von Samen und Eizelle (Kernverschmelzung) an eine innere Einheit und Ganzheit bildet.

„Durch die vollendete Konjugation mit Vorliegen des neuen diploiden Genoms, welches das für das Individuum bestimmende neue menschliche Genom etabliert und die gesamte genetische Information gespeichert enthält, in das gegenüber väterlichem und mütterlichem Organismus genetisch völlig neuwertige Leben konstituiert. ... Der neu entstandene Organismus agiert von da an bereits als eine Einheit. Er sendet an die Mutter Signale, die den embryo-maternalen Dialog einleiten und zur Steuerung (Synchronisation) und Feinabstimmung des embryonalen und mütterlichen Systems beitragen und hierdurch unter anderem auch eine Abstoßung verhindern."[166]

Der Embryo hat bereits anfanghaft etwas von einem „Selbst"[167], seine Selbststeuerung beginnt sich mit der Kernverschmelzung von innen her zu entwickeln, und er durchläuft eine typisch menschliche Entwicklung, wie moderne Embryologie zeigen kann.

„Die *Zygote* besitzt ein humanspezifisches und einzigartiges Genom. Als menschliches Wesen ist sie in der Lage, sich unter geeigneten Bedingungen zur Gestalt des erwachsenen Menschen zu entwickeln. Es muss nichts Wesentliches mehr hinzugefügt werden (*aktive Potenz zur vollständigen menschlichen Entwicklung*). Die *Struktur des menschlichen Genoms* ist so beschaffen, dass in jedem Moment der Entwicklung ein menschlicher Embryo zu erkennen ist (humanspezifische Entwicklung). In jedem Moment der Embryonalentwicklung agiert der Embryo als eine funktionelle, sich selbst organisierende Einheit (*Einheit eines sich selbst organisierenden Systems*). Der Entwicklungsablauf ist irreversibel und strebt nach der Ausprägung der Endgestalt. Jedes Entwicklungsstadium geht kontinuierlich in das folgende über (*Kontinuität der Entwicklung*). Nach der Fertilisation können keine Einschnitte in der Entwicklung des Embryos beobachtet werden, welche in ihrem Ausmaß und in ihrer Bedeutung mit den Ereignissen bei der Fertilisation vergleichbar wären. Aus der embryologischen Betrachtung der menschlichen Entwicklung folgt, dass der Embryo von der Befruchtung an ein Mensch ist und die aktive Möglichkeit besitzt, dieses Menschsein voll zu entfalten, wenn ihm die dafür notwendigen Umgebungsbedingungen geboten werden."[168]

Auch ist der Embryo in diesen frühesten Stadien bereits ein Individuum im naturwissenschaftlichen Sinn.

„Von der Entstehung der Zygote an ist der Embryo eine funktionelle, sich selbst organisierende und differenzierende Einheit, ein dynamisches und autonomes System. Als ein sich selbst organisierendes dynamisches System erfüllt er alle

---

[166] H. Hepp/L. Beck, Lebensbeginn („Medizinisch"), in: Lexikon der Bioethik, Bd. 2, Gütersloh 1998, 537-539, hier 537.
[167] Vgl. dazu Anm. 168 und 171.
[168] R. Bodden-Heinrich/Th. Cremer/K. Decker/H. Hepp/W. Jäger/G. Rager/W. Wickler, Beginn und Entwicklung des Menschen: Biologisch-medizinische Grundlagen und ärztlich-klinische Aspekte, in: G. Rager (Hrsg.) Beginn, Personalität und Würde des Menschen, Freiburg-München, ²1998, 15-159, hier 93f.

Bedingungen, die man an ein Individuum im biologischen Sinne (...) stellen kann."[169]

Der naturwissenschaftliche Begriff „Individuum" bezieht sich primär nicht darauf, ob etwas *teilbar* ist, sondern darauf, ob etwas als *ungeteilte* innere Einheit und Ganzheit vorliegt. Und diese innere Ganzheit ist sowohl naturwissenschaftlich als auch philosophisch festzustellen (was nicht heißt, dass der naturwissenschaftliche und philosophische Begriff von Individuum identisch ist). Insofern kann auch eine Zwillingsteilung nichts mehr daran ändern, dass diese innere Ganzheit von Anfang an gegeben ist. Nach einer Zwillingsteilung liegen zwei innere Ganzheiten vor, die schon von Anfang an angelegt waren.

Von einigen Autoren wird die Konstitution der Individualität folgendermaßen angesetzt:

> „Biologisch wird also die Individualität letztlich nicht durch die Unteilbarkeit, präziser durch das *Ungeteiltsein* des Individuums, sondern durch die Neukombination der Gene in der Reifeteilung und der Konjugation der Gameten ab dem Zeitpunkt der Genexpression konstituiert. Der Zeitpunkt des Ungeteiltseins des Embryos erweist sich danach als unzureichend zur Definition des Beginns individuellen menschlichen Lebens. Wenn das lebende Individuum nicht primär als etwas Unteilbares, sondern als ein Wesen verstanden wird, das ständig dynamisch eine Einheit herstellt, dann verursacht die Entstehung von eineiigen Zwillingen keinen Widerspruch zu unserem Begriff von Individuum und Person."[170]

Der Beginn der Genexpression wird zwischen dem Vier- und Achtzellstadium angegeben[171], die embryonale Selbststeuerung setzt hingegen früher an:

> „Die Selbststeuerung des Embryos beginnt nicht erst im Achtzellstadium, in welchem die Aktivierung der embryonalen DNA zur Transskription beobachtet wird; sie erfolgt wahrscheinlich schon im Pronukleusstadium, spätestens aber in der Zygote, die sich in einem durch die Zona pellucida begrenzten Reaktionsraum befindet und ihren eigenen Stoffwechsel hat. Als Folge dieses Stoffwechsels und der eigenen Proteinsynthese wird der Vorrat an mütterlicher mRNA allmählich verbraucht. Schließlich wird die Transskription der eigenen DNA angeschaltet. Die Selbstorganisation beginnt mit dem eigenen Stoffwechsel im Reaktionsraum der Zona pellucida."[172]

Dass diese innere Ganzheit gegeben ist, kann nicht nur die Embryologie zeigen, sondern auch die genaue Analyse des genetischen Zusammenspiels mit

---
[169] Ebd. 77.
[170] Hepp/Beck, Lebensbeginn („Medizinisch"), in: Lexikon der Bioethik, Bd. 2, 537-539, hier 538. Vgl. zur Frage des Ungeteiltseins: G. Rager, Zur Frage der Individualität und Personalität des Ungeborenen, in: D. Berg u.a. (Hrsg.), Würde, Recht und Anspruch des Ungeborenen, München 1992, 82-101.
[171] Hepp/Beck, Lebensbeginn, 537. Zurückgegriffen wird hierbei auf die relativ alten Untersuchungen von V.N. Bolton/P.R. Braude: Development of the human-preimplantation embryo in vitro, in: A. McLauren (Hrsg.), Recent advances in mammalian development, San Diego u.a. 1987, 93-114 und P.R. Braude, Gene activity in early human development, in: Human Reproduction 2, Suppl 1 (1987), 29-30.
[172] Bodden-Heinrich u.a. Beginn und Entwicklung des Menschen, 78f.

der Umgebung. Man kann feststellen, dass die Gene mit ihrer Umgebung in der Zelle und die Zellen untereinander kommunizieren.[173] Außerdem übernehmen nicht die Gene die Funktionssteuerung einer Zelle, sondern deren zelluläre Umgebung. Wenn – wie erwähnt – ein Gen mehrere Proteine herstellen kann und die Frage gelöst werden soll, wie sich das Gen „entscheidet", welches Protein herzustellen ist, zeigt sich, dass dies nicht das Gen entscheidet, sondern die *Zelle als Ganze*. Sie legt fest, welche Proteine hergestellt werden sollen.

> „Die Verantwortung für diese Entscheidung liegt anderswo, in der komplexen Regulationsdynamik der gesamten Zelle. Von hier und nicht vom Gen kommt in Wirklichkeit das Signal (oder kommen die Signale), die das spezifische Muster festlegen, nach dem das endgültige Transskript gebildet wird. Eben die Struktur dieser Signalpfade zu entwirren, ist zu einer wesentlichen Aufgabe der heutigen Molekularbiologie geworden."[174]

Also nicht die Gene sind das entscheidende Steuerorgan, sondern die *Zelle als Ganzes* in ihrer inneren Einheit und Ganzheit. Die Zygote ist eine solche Zelle mit einer inneren Ganzheit, die als Ganzheit über die weiteren genetischen Aktivitäten entscheidet. Also nicht das einzelne Gen oder die Gesamtheit der Gene sind für den Entwicklungsprozess verantwortlich, sondern der „Dialog" zwischen den unterschiedlichen zellulären Faktoren.

> „Die DNA der Gene ist zwar das materielle Substrat der Konstanz und Reproduzierbarkeit des Entwicklungsverlaufs; sie ist damit aber Mittel im Dienst der Organisation und nicht deren (ultimate) Ursache. Zur genetischen ‚Information' wird die (für sich genommen tatsächlich zufällige) Anordnung der Nukleotide in der DNA erst durch das komplexe regulatorische Netzwerk des Organismusganzen. Nur Genom und Organisationszustand zusammen sind als Informationssystem des Entwicklungsplans zu bezeichnen, der damit nicht präformativ vorliegt, sondern selbst erst während des Entwicklungsverlaufs festgeschrieben wird."[175]

Auf die Frage nach dem Schutz des menschlichen Embryos kann man jetzt von zwei Seiten aus zugehen: Zum einen kann man auf diese innerste Mitte und Ganzheit rekurrieren. Diese ist zwar bei jeder organischen Entwicklung (also auch bei Pflanze und Tier) das integrative Moment und wird in der aristotelisch-thomanischen Philosophie als „Seele" bezeichnet, sie ist aber im Bereich des Menschen gerade als typisch *geistige Seele* (anima intellectiva) anzusprechen. Was wiederum diese geistige Seele ist, ist nur vom Erwachsenen her zu beurteilen. Dort meint das Geistsein unter anderem, dass der Mensch

---

[173] Während der Zell- und Gewebsdifferenzierung ist die Ausprägung (Expression) der genetischen Information besonders stark von somatischen Wechselwirkungen (Nachbarzellen, Faktoren) abhängig. Benachbarte Zellen sind häufig durch Kontaktstellen (*gap junctions*) funktionell miteinander gekoppelt": ebd. 54.
[174] E. Fox Keller, Das Jahrhundert des Gens, 86f.
[175] Ch. Kummer, Leben („Naturwissenschaftlich"), in: Lexikon der Bioethik, Bd. 2, 525-527, hier 525.

als Geistwesen im Gewissen unter dem unbedingten Anspruch des Guten steht, dass er Vernunft, Freiheit und die Fähigkeit zur Selbstbestimmung hat. Als solcher genießt er unbedingte Würde und steht nicht unter dem beliebigen Verfügen eines anderen. Zurückgefragt, wann denn dieses Menschsein beginnt, erweist sich als einzig konsequenter Standpunkt (ohne Aporien) jener, der den Zeitpunkt der Verschmelzung von Samen und Eizelle als Beginn menschlichen Lebens annimmt.

Neben diesem Blick *zurück* ist auch die Perspektive nach *vorn*, vom Anfang und Beginn des menschlichen Lebens aus, aufschlussreich. Von *vorne* aus gesehen lässt sich philosophisch zeigen, dass die menschliche Seele (Geistseele) von Anfang an als inneres Prinzip die materia prima zur konkret vorfindlichen materia secunda formt. Beide Prinzipien zusammen stellen den einen vorfindlichen Menschen in seiner geistseelisch-leiblichen Einheit dar. Aus naturwissenschaftlicher Perspektive lässt sich embryologisch zeigen, dass es sich von Anfang an um eine typisch *menschliche* Entwicklung handelt. Dies ist positiv aufzuweisen und indirekt dadurch zu erschließen, dass gerade an *menschlichen* embryonalen Stammzellen geforscht werden soll, da sich deren Entwicklung offensichtlich von anderen tierischen Embryonalentwicklungen unterscheidet. Gerade deshalb scheinen Tierversuche hier an ihre Grenze zu kommen.

Speziell der Begriff der Würde zielt auf das Geistsein des Menschen. Dieses Geistsein ist zwar nicht aktuell gegeben, aber schon anfanghaft vorhanden. Aus logischen Überlegungen muss man von dieser anfänglichen Vorhandenheit ausgehen, da sonst nicht klar wäre, wie es nachträglich hineinkommen sollte. Es kann sich langsam *entfalten*, aber nicht nachträglich *entstehen*. Dies ist durch philosophische Argumentation zu erschließen, aber auch die neuesten neurobiologischen Untersuchungen scheinen nahezulegen, dass der Geist dem Gehirn vorausliegt und nicht umgekehrt.[176] Wenn der Begriff der menschlichen Würde sich auf dieses Geistprinzip des Menschen bezieht, ist ein erster Ausdruck dieser Würde die Achtung vor der Existenz des anderen und – nach Kant – das Verbot der Verzweckung eines anderen Menschen.[177]

Wenn hier Ausschnitte aus der Anthropologie des Thomas von Aquin dargestellt wurden, die den Menschen als innerste Einheit von Seele im Leib sehen, dann deshalb, weil Thomas wohl der einzige ist, der mit seiner anima-forma-corporis-Lehre den Leib-Seele-Dualismus überwunden hat (zumindest, was den erwachsenen Menschen angeht). Thomas sieht den Menschen als diese Einheit von Seele und Leib, spricht die Seele beim Menschen als Geist- oder Vernunftseele an und tituliert den Menschen – und das ist für die ethische Debatte von zentraler Bedeutung – wegen dieser seiner Vernunftbegabtheit als Person. „Da es von großer Würde ist, in einer vernünftigen Natur zu subsistie-

---

[176] Vgl. den Artikel von H.-J. Heinze mit dem Untertitel: Das Gehirn setzt den Geist voraus (Anm. 86).
[177] Siehe Anm. 189-193.

ren, wird jedes Individuum einer vernünftigen Natur Person genannt."[178] Zwar ist diese Vernunftnatur beim Embryo noch nicht sichtbar und noch nicht entfaltet, ein Gehirn noch nicht entwickelt und damit der Vernunftvollzug noch nicht gegeben. Aber sie ist als Wesenskonstituens eines *menschlichen* Embryos (im Gegensatz zum tierischen) bereits von Anfang an vorhanden. Daher sollte man nie nur von Embryonen sprechen, sondern – gerade wegen der Einheit von Form und Materie – immer nur von *menschlichen* oder *tierischen* Embryonen.

Was Vernunft bedeutet, kann natürlich nur vom Erwachsenen aus beurteilt und benannt werden. Die Vernünftigkeit zeichnet sich dadurch aus, dass das Individuum als vernünftige Substanz[179] die Verantwortung für das eigene Handeln tragen kann. Richard Heinzmann fasst diesen Aspekt bei Thomas so zusammen: Der Mensch „ist von Natur aus frei, Herr seiner Akte und trägt seinen Sinn in sich selbst. Dadurch gewinnt der einzelne nicht weiter zurückführbare Singularität und unantastbare Würde. Diese vollkommenste Seinsweise in der gesamten Wirklichkeit belegt Thomas mit dem Begriff der Person."[180]

Thomas macht also die Würde des Menschen an seiner Vernunftnatur fest. Diese Vernunftnatur ist nach dem, was über die innerste Ganzheit der Zygote gesagt wurde, als von Anfang an gegeben anzunehmen. Es wäre sonst nicht klar, wie sie aus dem wesensmäßig Niedrigeren einer anima sensitiva oder anima vegetativa *entstehen* sollte (*entfalten* kann sie sich sehr wohl). Außerdem besteht zwischen Zygote und dem erwachsenem Menschen eine Kontinuität der Entwicklung (ohne „Sprünge").

Die Zygote enthält zudem die gesamte *aktive* Potentialität, die *von innen* heraus durch Selbstorganisation zu einem erwachsenen Menschen heranreifen kann, wenn die entsprechende Nahrung zugeführt wird. Samen und Eizelle haben je nur eine *passive* Potentialität, da sie nicht je für sich alleine zu einem ganzen Menschen heranreifen können und auch in dem Sinne kein menschliches Leben darstellen, da sie ihre Fähigkeit zur Zellteilung verloren haben; sie haben nur einen haploiden Chromosomensatz. Der Unterschied von aktiver und passiver Potentialität kann auch so ausgedrückt werden:

> „Gemeint ist dabei nicht – um eine seit Aristoteles klassisch gewordene Distinktion aufzugreifen – die *potentia objectiva*, d.h. die bloße, widerspruchsfrei denkbare Möglichkeit (passive oder formelle Potentialität; ability, potentiality to become), sondern die *potentia subjectiva*, wie sie nur einem Ding eignet, das, wie ein Lebewesen, bereits existiert und als solches das reale Vermögen besitzt, gewissermaßen von selbst bestimmte Eigenschaften oder Tätigkeiten zu entwickeln (aktive oder reale Potentialität; capability, ‚potentiality of'). In diesem Sinne bilden Ei und Samenzelle nach der Vereinigung ein neues Lebewesen, das

---

[178] Thomas von Aquin, S.Th. I q. 29,3 ad 3.
[179] „Persona est substantia individua ... rationalis naturae": Thomas von Aquin, S.Th. I q.29 ad 1.
[180] R. Heinzmann, Thomas von Aquin. Eine Einführung in sein Denken. Stuttgart u.a. 1994, 45.

aufgrund der ihm eigenen, im Genom kodierten Anlagen ein bestimmte Entwicklung nimmt, dem also ein *Sein im Modus realen Werdens* zukommt."[181]

Die Frage nach dem Anfang der eigenen Existenz findet nur eine sinnvolle Antwort in der Zeugung durch die Eltern. „Eben deshalb wird auch die Personalität in das Ursprungsgeschehen zurückprojiziert: ‚Ich bin gezeugt worden!' Dieses Selbstverständnis der eigenen Herkunft wird intuitiv plausibel auf alle übertragen, die von sich ‚Ich' sagen oder bei denen, wie im Fall von Embryonen, davon auszugehen ist, dass sie die aktive Potentialität in sich tragen, eines Tages ‚Ich' zu sagen."[182] Es ist letztlich derselbe Mensch, der in der Zygote zugegen und später ein Erwachsener ist. Selbst bei Zwillingen ist diese Identität gegeben, es sind aus einer Zygote zwei Menschen hervorgegangen, die beide später „Ich" sagen werden. Aus einer Ganzheit sind zwei Ganzheiten hervorgegangen.[183] So bleibt bis hierher zu sagen, dass der Embryo als lebendiges System zu beschreiben ist, dessen Entwicklung kontinuierlich verläuft und der die aktive Potentialität zu einem erwachsenen Menschen besitzt.[184]

In der Zeit nach Thomas von Aquin zerbricht die von Thomas her gesehene Einheit von Seele und Leib. Dieses Zerbrechen der substanzhaften Einheit hat auch Auswirkungen auf die Ethik. Insbesondere John Locke kritisiert das alte Substanzdenken und seine Kritik setzt sich über Hume und Kant bis in die ethischen Konzepte der Gegenwart hinein fort.[185] Die Konzepte der Neuzeit gehen nicht mehr vom Geist aus, der die Materie von innen her durchformt und eine unverbrüchliche Einheit mit ihr bildet, sondern von der Materie, die dem Geistvollzug zugrunde liegt. Ethische Prinzipien werden an die konkret-aktuelle Vorhandenheit der materiellen Komponenten des Gehirns oder den Vollzug des Bewusstseins gekoppelt.

John Locke (1632-1704) geht es darum, die Person als Subjekt des Handelns zu bestimmen, dem Handlungen und Taten zugeschrieben werden können, für die er Verantwortung übernehmen muss. Das Wichtigste dabei ist die Kontinuität und Identität der Person durch die Zeit. Von daher stiftet das mit Denken und Bewusstsein ausgestattete Subjekt die Einheit des Menschen, nicht eine zugrunde liegende Substanz. Diese Umkehr des Denkens, die nicht mehr von einer zugrunde liegenden Einheit des Geistes ausgeht, sondern die Einheit in den Vollzug des Bewusstseins verlegt, hat folgenschwere Konsequenzen. Diese werden von Baumgartner u.a. folgendermaßen zusammengefasst: „An die Stelle der *Einheit des Bewusstseins* tritt das *Bewusstsein der Einheit*. Das Selbstbewusstsein ist nicht ein die Einheit der Person begleiten-

---
[181] A. Wildfeuer, Lebensbeginn („Ethisch"), in: Lexikon der Bioethik (hrsg. v. W. Korff), Bd. 2, Gütersloh 1998, 541-544, hier 543.
[182] Ebd.
[183] Vgl. dazu und zu den drei Argumenten von Identität, Kontinuität und Potentialität der Embryonalentwicklung: Schockenhoff, Ethik des Lebens, 310-315.
[184] Vgl. Bodden-Heinrich u a. Beginn und Entwicklung des Menschen, 103.
[185] Vgl. zu Kritik des Substanzdenkens bei Locke: E. Coreth, in: ders./H. Schöndorf, Philosophie der 17. und 18. Jahrhunderts (GK Philosophie Bd. 8), Stuttgart u.a. 1983, 62f.

der, sondern sie allererst konstituierender Akt."[186] John Locke übernimmt den Begriff der Person aus der Sprache des Rechts, nicht aus jener der Ontologie.

Immanuel Kant (1724-1804) ist sich mit Locke darin einig, den Menschen als dasjenige Wesen zu bestimmen, dem Handlungen zuzurechnen sind. *„Person* ist dasjenige Subjekt, dessen Handlungen einer *Zurechnung* fähig sind."[187] Kant bestimmt den Menschen allerdings von Anbeginn seines Lebens als Person:

> „Denn da das Erzeugte eine *Person* ist, und es unmöglich ist, sich von der Erzeugung eines mit Freiheit begabten Wesens durch eine physische Operation einen Begriff zu machen: so ist es eine in praktischer Hinsicht ganz richtige und auch notwendige Idee, den Akt der Zeugung als einen solchen anzusehen, wodurch wir eine Person ohne ihre Einwilligung auf die Welt gesetzt und eigenmächtig in sie hinübergebracht haben."[188]

Eine Person ist dasjenige Wesen, dem Würde und Autonomie zukommt und das deshalb nicht verzweckt werden darf. Kant spricht von Person, aber auch allgemein vom Menschen: „Nun sage ich: der Mensch und überhaupt jedes vernünftige Wesen *existiert* als Zweck an sich selbst, *nicht bloß als Mittel* zum beliebigen Gebrauche für diesen oder jenen Willen ..."[189] Und später: „Denn vernünftige Wesen stehen alle unter dem Gesetz, dass jedes derselben sich selbst und alle *anderen niemals bloß als Mittel*, sondern jederzeit zugleich *als Zweck an sich selbst* behandeln solle."[190] Dann kommt er zum Begriff der Person:

> „Die Wesen, deren Dasein zwar nicht auf unserem Willen, sondern der Natur beruht, haben dennoch, wenn sie vernunftlose Wesen sind, nur einen relativen Wert, als Mittel und heißen daher *Sachen*, dagegen vernünftige Wesen *Personen* genannt werden, weil ihre Natur sie schon als Zwecke an sich selbst, d.i. als etwas, das nicht bloß als Mittel gebraucht werden darf, ausgezeichnet, mithin sofern alle Willkür einschränkt (und ein Gegenstand der Achtung ist)."[191]

An anderer Stelle heißt es: „... das aber, was die Bedingung ausmacht, unter der allein etwas Zweck an sich selbst sein kann, hat nicht bloß einen relativen Wert, d.i. einen Preis, sondern einen inneren Wert, d.i. *Würde.*"[192]

Der Würdebegriff wird dann noch genauer von jenem des Wertes bzw. des Preises abgehoben: „Im Reiche der Zwecke hat alles entweder einen *Preis* oder eine *Würde*. Was einen Preis hat, an dessen Stelle kann auch etwas ande-

---

[186] Baumgartner/Honnefelder/Wickler/Wildfeuer, Menschenwürde und Lebensschutz: in: Rager (Hrsg.) Beginn, Personalität und Würde des Menschen, 161-242, hier 176.
[187] I. Kant, Metaphysik der Sitten (1797), Akademie Ausgabe Bd. VI, Berlin 1907, 223. Zum Ganzen auch Baumgartner u.a. 178ff.
[188] I. Kant, Metaphysik der Sitten § 28.
[189] Kant, Grundlegung zur Metaphysik der Sitten (1785), Akademie Ausgabe Bd. IV, Berlin 1968, 428.
[190] Ebd. 433 (erste Auflage: statt solle: dürfe).
[191] Ebd. 428.
[192] Ebd. 434. Vgl. dazu auch Baumgartner u.a. Menschenwürde und Lebensschutz, 178ff.

res als *Äquivalent* gesetzt werden; was dagegen über allen Preis erhaben ist, mithin kein Äquivalent verstattet, das hat eine Würde."[193] Die Allgemeinen Erklärungen der Menschenrechte von 1948 greifen letztlich auf den kantischen Person- und Würdebegriff zurück.

Nimmt man zu diesen Positionen noch den klassischen Utilitarismus eines Jeremy Bentham (1748-1832) und John St. Mill (1806-1873) hinzu, die Handlungen von ihren Folgen und diese Folgen ausschließlich von ihrer Nützlichkeit (Konsequens- und Utilitätsprinzip) für eine möglichst große Zahl von Menschen beurteilen, dann kommen auch diese beiden Konzepte darin überein, dass das Personsein von aktuell zu vollziehenden Phänomenen abhängig gemacht wird. Auch der Präferenzutilitarismus eines Peter Singer (sowie letztlich die Theorie der Gerechtigkeit von John Rawls), oder die These von der sich durchhaltenden psychischen Kontinuität bei Parfit gehen von solch vorhandenen Vorgaben aus. Wenn mit derartigen anthropologischen Vorstellungen das Personsein und die Schutzwürdigkeit des Menschen betitelt wird, dann gibt es Phasen im Leben, in denen Menschen keine Personen sind, da ihnen entweder bestimmte materielle Grundlagen wie das Gehirn fehlen oder aber die Kontinuität des Bewusstseins als Folge z.B. einer Bewusstlosigkeit unterbrochen ist. In diesen Phasen kommt diesen Menschen damit auch keine Schutzwürdigkeit zu.

Diese Auffassungen gehen von der Vorhandenheit bestimmter materieller Ausfaltungen beispielsweise des Gehirns oder aber vom aktuellen Vollzug bestimmter Gegebenheiten (z.B. des Bewusstseins) und nicht von einer der Materie von Anfang an zugrunde liegenden Substanzhaftigkeit des Geistes aus, der als inneres Formprinzip die Materie von innen her durchformt. Umgekehrt als die von Thomas von Aquin her gesehene Einheit von Materie und Geist, die im Geist ihren eigentlichen inneren Träger hat, gehen die meisten neuzeitlichen Auffassungen vom Vorliegen der Materie aus, aus der heraus sich der Geist entwickelt, ohne von Anbeginn an vorhanden zu sein. Allein Kant spricht schon dem Embryo – ohne die aristotelisch-thomanische Terminologie zu verwenden – Personsein und Würde vom Beginn des Lebens an zu.

Man kann zeigen, dass die Leib-Seele-Konzepte, die von der Materie ausgehen, die Leib-Seele-Einheit des Menschen nicht denken können, dass der Geist sich nicht aus vorliegender Materie entwickeln kann, wenn er nicht apriori zugegen ist. Karl Rahner führt in diesem Zusammenhang die Frage nach dem evolutiven Geschehen im Lauf der Geschichte an und legt in seinen Überlegungen zur „aktiven Selbsttranszendenz" dar[194], dass das jeweils we-

---

[193] Kant, Grundlegung zur Metaphysik der Sitten, 434.
[194] Vgl. dazu bei Rahner Grundkurs, 185ff; Overhage/Rahner, Das Problem der Hominisation (QD 12/13), 74ff; dann auch H. Vorgrimler, Der Begriff der Selbsttranszendenz in der Theologie Karl Rahners, in: ders., Wagnis Theologie, 242-258, bes. 243ff. Vgl. weiterhin die Dissertation von C. Söling, Das Gehirn-Seele-Problem, bes. 269ff, in der es auch um die Auseinandersetzung von Emergenztheorien mit Rahners Begriff der Selbsttranszendenz geht. Vgl. allgemein zur Analyse von Emergenztheorien: Hastedt, Das Leib-Seele-Problem, 175-195;

sensmäßig Neue und seinsmäßig Höhere (hier der Geist) sowohl in der Evolution als auch in der konkreten Entwicklung eines Menschen nur auftauchen kann, wenn er immer schon in der Materie gegenwärtig ist. Nur wenn das seinsmäßig Höhere (der Geist) immer schon in der Materie gegenwärtig ist, kann er schrittweise aus dieser *erwachen* oder sich aus ihr *entfalten*, nicht aber aus ihr *entstehen*.

Die aktuelle Relevanz der Bestimmung des Geist-Materie-Verhältnisse und damit der Definition der menschlichen Person, zeigt sich darin, dass die Europäische Union gerade eine EU Charta entworfen hat, in deren zweiten Artikel es heißt: „Jede Person hat ein Recht auf Leben" (Art. 2, Nr. 1) und anschließend: „Jede Person hat das Recht auf körperliche und geistige Unversehrtheit" (Art. 3 Nr. 1).[195] Zwar steht im französischen Text „personne" und es fragt sich, ob man dies mit „Person" oder besser mit „jeder" oder „jedermann" übersetzen sollte. Wenn aber der Begriff Person verwendet wird, muss er näher definiert werden. Wenn dies nicht geschieht, können sich Auffassungen durchsetzen, bei denen das Personsein an bestimmte Parameter wie Bewusstsein oder Gehirnentwicklung gekoppelt ist und der Mensch nicht von Anfang an als Person gesehen wird.

Dann gäbe es menschliche Wesen, die keine Personen sind oder zeitweilig ihr Personsein verlieren könnten. Die Persondefinition hat also für den Umgang mit menschlichen Embryonen – aber auch für jenen mit alten Menschen – zentrale Bedeutung und entscheidet darüber, ob ein menschliches Wesen von Anbeginn an und an seinem Ende wie eine menschliche Person zu behandeln ist, ob ihm von Anfang an Personstatus zukommt oder erst durch den Vollzug bestimmter geistiger Leistungen. Peter Singer definiert Person z.B. als Lebewesen, das Selbstbewusstsein, Sinn für Zukunft und Fähigkeit zur Kommunikation hat. Ein geschädigtes Neugeborenes gehört von daher zwar zur Spezies Mensch, ist aber keine Person.

> „Der Fötus, das schwerst geistig behinderte Kind, selbst das neugeborene Kind – sie alle sind unbestreitbar Mitglieder der Spezies Homo sapiens, aber niemand von ihnen besitzt ein Selbstbewußtsein oder hat einen Sinn für die Zukunft oder die Fähigkeit, mit anderen Beziehungen zu knüpfen."[196]

Und an anderer Stelle:

> „Es gibt viele Wesen, die bewußt und fähig sind, Lust und Schmerz zu erfahren, aber nicht selbstbewußt und vernunftbegabt und somit keine Personen. Viele

---

zur Frage der Emergenz und der Systemtheorie auch: Christian, Anthropologische Medizin, 295-312 (eine Kapitelüberschrift lautet: Kommunikation und Interaktion in neurobiologischer und systemtheoretischer Sicht und die gegenwärtige Leib-Seele-Diskussion); zum Konzept Uexkülls vgl. H.-M. Rothe, Vorbemerkungen zu einer existenzanalytischen Psychosomatik, in: Psychotherapie, Psychosomatik, medizinische Psychologie 42 (1992) 214-219, hier 217.

[195] Grundrechtscharta der EU, Entwurf vom 28. September 2000, Charte 4487/00, Convent 50.
[196] P. Singer, Praktische Ethik, Stuttgart ²1994, 119.

nichtmenschliche Tiere gehören nahezu mit Sicherheit zu dieser Kategorie; das gilt auch für Neugeborene und manche geistig Behinderte."[197]

Ohne eine klare Definition des Personbegriffs ist innerhalb Europas ein willkürliches Umgehen mit menschlichem Leben in unreifen Stadien oder mit behindertem Leben zu befürchten.

---

[197] Ebd. 136.

IV. ANTHROPOLOGIE UND ETHIK IM GESPRÄCH

Entscheidend ist die Frage, wie diese ontologischen und anthropologischen Bestimmungen mit Fragen der Ethik und hier beispielsweise mit der moralischen Bewertung des Embryos zusammenhängen. Seit der aristotelischen Philosophie ist der ethische Zugang zur Wirklichkeit ein eigenständiger und so schließen nach Baumgartner (u.a.) auch Aristoteles, Boethius oder Thomas nicht einfach von der substanzhaften Daseinsweise des Menschen auf seine Würde und der Grund der Achtung seiner besonderen Würde bezieht sich nicht bloß auf seine Zugehörigkeit zur Spezies Mensch, sondern auf das Subjektsein selbst, das mit dieser Zugehörigkeit verbunden ist.[198] Würde ist wie der Begriff der Person „ein genuin praktischer Begriff, der nicht in der Metaphysik erkannt und in der Ethik angewendet wird, sondern der seine eigene ursprüngliche praktische Bedeutung hat."[199] Der Status des Menschen als sittliches Subjekt ist das Zentrum seines Würdeschutzes. „Würde kommt demnach jedem Menschen zu, weil er ein individuelles sittliches Subjekt, d.h. ein Wesen ist, dem das *Vermögen* zukommt, sich in Freiheit durch Vernunft zum Handeln zu bestimmen, dem folglich seine Handlungen zugeschrieben werden können."[200]

Allerdings muss hier angemerkt werden, dass diesem Subjektsein des Menschen die Substanz der Leib-Seele-Einheit als Bedingung der Möglichkeit zugrunde liegt. Von daher stellt sich die Frage, ob der ontologische und der ethische Zugang nicht doch inniger miteinander zusammenhängen, als dies weithin gesehen wird.[201] Der genaue Zusammenhang kann hier nicht detailliert dargestellt werden. Sehr wohl soll aber im Blick auf die thomanische Philosophie angemerkt sein, dass z.B. Wolfgang Kluxen in seiner Abhandlung über die philosophische Ethik bei Thomas von Aquin einleitend darauf hinweist, dass seine (Kluxens) Untersuchung gegen ein Interpretationsmodell gerichtet ist, „das die Ethik bei Thomas als Ableitung aus der Metaphysik begriff"[202], dass diese Absicht auch heute noch (1980) nicht unaktuell sei, dass sich aber „die Frage nach dem Verhältnis zur Metaphysik ... neu und anders"[203] stelle. Das heißt, Kluxen möchte von Thomas her die Probleme der Ethik nicht aus der Metaphysik ableiten, ist dann aber doch der Meinung, dass auch dieser Ansatz neu überdacht werden müsse.

---

[198] Vgl. dazu Baumgartner/Honnefelder, Menschenwürde und Lebensschutz 180ff.
[199] Ebd. 186.
[200] Ebd. 187.
[201] Wahrscheinlich bilden Ontologie und Ethik sogar eine Einheit in Verschiedenheit, wie auch Seele und Leib eine Einheit in Verschiedenheit bilden. Dies aufzuweisen bedürfte aber einer eigenen langen Auseinandersetzung, die hier nicht geleistet werden kann.
[202] W. Kluxen, Philosophische Ethik bei Thomas von Aquin, Hamburg ²1980, Vorwort zur zweiten Auflage XXIII.
[203] Ebd.

Um das Verhältnis von Ontologie und Ethik genauer zu bestimmen, fährt er im Blick auf das Leib-Seele-Verhältnis an anderer Stelle fort: „Thomas spricht selbst – im Anschluß an Aristoteles – davon, dass für die Moralphilosophie eine gewisse Kenntnis der menschlichen Seele und ihrer Vermögen erforderlich sei"[204] und später dann:

> „Die spekulative Wissenschaft von der Seele, als von dem Prinzip, durch das der Mensch ist, finden wir also der praktischen Wissenschaft von den menschlichen Handlungen, durch die der Mensch sein Menschsein bestätigt, in besonderer Weise zu- und vorgeordnet."[205]

Zwar geht es im vorliegenden Fall der Verknüpfung von ontologischem und moralischem Status des Embryos nicht um menschliche Handlungen – jedenfalls nicht auf Seiten des Embryos –, sondern um die Frage, ob aus der Vorfindlichkeit des Embryos sein moralischer Status herausgelesen werden kann. Nach der thomanischen Philosophie, die die Seele als inneres Formprinzip des Leibes sieht und der naturwissenschaftlichen Erkenntnis, dass bereits die Zygote eine innere Ganzheit ist, ist zu sagen, dass dieses menschliche Formprinzip bereits in der Materie von Anfang an zugegen sein muss, da sonst nicht klar wäre, wie es sekundär hinkommen sollte. Deshalb ist der Embryo niemals nur als Materie oder als reine Natur anzusehen. Er ist von Anbeginn eine Einheit aus Geist und Materie und auf die volle Entfaltung des Geistseins in Materie ausgerichtet. In diesem Kontext trifft zu, was Franz-Josef Bormann so formuliert:

> „Zumindest überall dort, wo die Natur teleologisch, d.h. aus der Perspektive umfassender Wesensverwirklichung gedacht wird, was zweifellos sowohl in der aristotelischen wie auch in der thomanischen Tradition der Fall ist, kann von einer ausschließlich deskriptiven Bedeutung des Naturbegriffs keine Rede sein. Wie wir gesehen haben, versteht Thomas unter der *natura hominis* letztlich die auf vollständige Aktuierung angelegte artspezifische Wesensform des Menschen, die als solche zwangsläufig ein werthaftes bzw. deontisches Element einschließt."[206]

Das im Embryo Angelegte hat bereits eine Zielrichtung, nämlich den in ihm angelegten Geist zur Entfaltung zu bringen. Daher kann man dieses Leben im

---

[204] Ebd. 55.
[205] Ebd.
[206] F.-J. Bormann, Natur als Horizont sittlicher Praxis. Zur handlungstheoretischen Interpretation der Lehre vom natürlichen Sittengesetz bei Thomas von Aquin, Stuttgart-Berlin-Köln 1999, 284. Bormann zitiert in diesem Sinn O. Höffe mit den Worten: „‚Natur' ist nicht notwendigerweise ein rein deskriptiver Begriff. Wird die Natur wie in der Antike und im Mittelalter teleologisch und entelechial verstanden, so handelt es sich – in zeitgenössischer Terminologie – um einen normativen Begriff von Natur, so dass – entgegen mancher leichtfertigen Kritik am klassischen Naturrecht – dieses keineswegs den naturalistischen Fehlschluß begeht": O. Höffe, Das Naturrecht angesichts der Herausforderung durch den Rechtspositivismus, in: D. Mayer-Maly/P.M. Simons (Hrsg.), Das Naturrechtsdenken heute und morgen, Berlin 1983, 303-376, hier 314.

Anfangsstadium nicht rein faktisch und wertfrei betrachten. Gerade im Kontext der Frage nach dem Embryo besteht das Sein (das Substanzsein, das durchaus auch dynamisch gedacht werden kann) des Embryos in seinem Werden und dieses Werden hat eine Zielrichtung auf das Ganze hin. „Die Weise des In-sich-Seins (des Substanz-seins) drückt sich aber im Wirken aus."[207] Und das Ganze ist der Mensch in seiner Geist- und Vernunftverfasstheit, die von Anbeginn in unentfalteter Weise zugegen ist.

Es geht also um die Beziehung zwischen angelegter Wesensform und der daraus folgenden moralischen Bewertung oder allgemeiner um die Beziehung zwischen Ontologie und Ethik. Beide hängen bei aller Eigenständigkeit des ethischen Zugangs doch eng miteinander zusammen. Diesen Sachverhalt fasst Wolfgang Kluxen so zusammen:

> „Die Gegensätzlichkeit der Blickrichtung in der spekulativen und in der praktischen Wissenschaft vom Menschen folgt natürlich aus der grundlegenden Verschiedenheit der ‚Ziele'. Sie schließt aber keineswegs aus, dass beide füreinander Bedeutung haben, sich gegenseitig befruchten. Sie setzen nämlich beide bei demselben Seienden an. So wird dem Moralisten dort, wo er die Basis seines Wissens sichert, wo es ihm um die Menschennatur zu tun ist, die spekulative Wissenschaft von der Seele nützlich sein; das ist von Thomas wiederholt gesagt."[208]

Zwar begegnet dem Menschen immer zuerst das praktisch zu Tuende, so wie einem zunächst immer das empirische Erfahrbare und Messbare und nicht das Ontologische begegnet. Aber ebenso wie vom empirischen Phänomen der Weg zurück zum ontologischen eingeschlagen werden muss, um ein Phänomen (z.B. jenes der Seele) in seiner ganzen Tiefe zu erfassen, muss auch von den ethischen Fragen zurückgegangen werden auf ontologische, um von dort aus erneut auf die Ethik zurückzukommen.

Dies ist ein „dialogischer Prozess", der zwischen Ethik und Ontologie ablaufen muss. Er beginnt in der Praxis, geht von dort aus zu ontologischen Fragen zurück und kehrt – jetzt verändert – wieder zur Praxis zurück.[209] „Kein Zweifel, dass Praxis ein Problem auch für die Metaphysik ist, dass praktische Wissenschaft ‚metaphysische Bedeutung' hat. Umgekehrt ist nun zu fragen, ob nicht etwa die Metaphysik ihrerseits ‚praktische Bedeutung' haben könne. Hier ist zunächst an ein Verhältnis zu denken, wie es zwischen der spekulativen Wissenschaft von der Seele und der Moral besteht."[210]

Vor diesem Hintergrund des Zusammenhanges zwischen Ontologie und Ethik sowie angesichts der pluralistischen Situation, in der unterschiedliche Ethikansätze bestehen, stellt sich die Frage, ob nicht alle ethischen Ansätze

---
[207] H. Beck, Der Akt-Charakter des Seins. Eine spekulative Weiterführung der Seinslehre Thomas v. Aquins aus einer Anregung durch das dialektische Prinzip Hegels, München 1965, 70.
[208] Kluxen, Philosophische Ethik, 58f.
[209] Vgl. dazu die Ausführungen bei Kluxen über das Zueinander von Metaphysik und Ethik und Ethik und Metaphysik: ebd. 51-64.
[210] Ebd. 61.

implizit eine bestimmte Ontologie oder Anthropologie enthalten, die eigens zu reflektieren sind. Zweitens muss bedacht werden, wie man mit diesen unterschiedlichen Anthropologien und den daraus entstehenden ethischen Konzepten umgehen soll. Es ist zu prüfen, ob sie alle gleich-gültig oder je nach Situation wechselweise einzusetzen sind, oder ob sie additiv zusammenzufügen, gegeneinander auszuspielen oder komplementär zu ergänzen sind. Ferner ist zu sehen, dass der Mensch wohl nur ein bestimmtes Maß an Pluralismus aushalten kann und zunehmend in der Gefahr steht, in einen Fundamentalismus zu verfallen, der nach der starken Hand ruft, die Führung übernimmt. Genau um diese Umschlagen zu verhindern, und um prospektive ethische Aussagen über das weitere Vorgehen machen zu können, muss an bestimmten Punkten auf ontologische Gegebenheiten zurückgegriffen werden.

Um über die Frage der Beziehung der verschiedenen ethischen Konzepte zueinander etwas aussagen zu können, kann muss man zurückgreifen auf das, was bereits über das Verhältnis der Wissenschaften zueinander und das Verhältnis von Seele und Leib gesagt wurde. Wie dort die leib-seelische Einheit mit einem Ansatz von der Materie aus nicht zu denken ist, sondern nur vom Geist aus, der die Materie formt, so scheint es sich auch mit den verschiedenen ethischen Konzepten zu verhalten. Ebenso wie die Leib-Seele-Konzepte der Neuzeit seit Descartes die Einheit von Geist und Materie, von Seele und Leib nicht mehr denken können, da sie von der Materie ausgehend die leib-seelische Einheit nachträglich zusammenkomponieren wollen, so erreichen auch die ethischen Ansätze der Neuzeit, die von der Subjekthaftigkeit und nicht der Substanzhaftigkeit des Menschen – die der Subjekthaftigkeit zugrunde liegt – ausgehen, nicht das Wesen des Menschen.

Sie knüpfen sein Personsein an bestimmte Bedingungen und legen damit fest, dass z.B. bei Nichtvorhandensein eines Gehirns – sei es noch nicht entwickelt oder geschädigt – oder bei Nichtvollzug der typisch menschlichen Aktionen wie Denken oder Sich-seiner-selbst-bewusst-Sein (Selbstbewusstsein), keine menschliche Person gegeben ist und dass diese deshalb auch nicht geschützt werden muss. Überall dort, wo das Personsein an Bedingungen geknüpft ist (wie z.B. bei Locke an das Selbstbewusstsein), wird der Mensch in bestimmten Phasen seines Lebens keine Person sein, weil die Bedingungen für dieses Personsein nicht erfüllt sind. Zwar muss unterschieden werden zwischen einem „materiellen Prinzip" des Personseins (z.B. das Gehirn) und einem psychologischen (z.B. Selbstbewusstsein), aber beide haben das gleiche Problem, dass es zu einem Auseinanderfallen von Mensch und Person kommt und dass es so graduelle Unterschiede in der Würde des Menschen zu geben scheint.

Wenn dem Menschen in diesen Zeitabschnitten des mangelnden Bewusstseins oder des noch nicht angelegten Gehirns keine Würde zukäme, käme ihm auch kein Schutz vor Verzweckung oder vor Tötung zu (wenngleich Verzweckung und Tötung unterschieden werden müssen). Die Reduktion des Menschen auf den Subjektstatus hat daher nicht nur bestimmte Aporien in der

Beurteilung menschlichen Lebens zur Folge, sondern übersieht auch, dass eine Kontinuität des menschlichen Seins überhaupt nur gegeben sein kann, wenn der an materielle Entfaltung gebundenen Subjekthaftigkeit des Menschen ein substanzhaftes Prinzip als inneres Einheitsmoment und als Bedingung der Möglichkeit der materiellen Entfaltung zugrunde liegt.

Denn alles, was sich verändert oder alles, was im Werden ist[211], kann sich nur verändern, wenn in ihm *zwei* Prinzipien wirken, ein bleibendes und ein sich veränderndes, ein bleibendes Formprinzip und ein sich veränderndes formbares Materieprinzip. Anders gesprochen. In dem werdenden Menschen gibt es bei aller Veränderung das Kontinuum der Identität der Person. Der Satz „Ich verändere mich" könnte eine Kurzformel für diesen Sachverhalt sein. Und nur wenn es dieses Kontinuum von Anfang an gibt, ist Werden überhaupt möglich. „Werden heißt nicht Veränderung der Form, sondern Veränderung der Materie durch die Form. Geformte Materie ist Wirklichkeit."[212]

Auf diesen Sachverhalt wurde hingewiesen, um auch von hier aus zu zeigen, dass ein Embryo nicht einfach nur ein Zellhaufen, nicht einfach Materie sein kann, sondern dass in ihm zwei Prinzipien, ein Geist- und ein Materieprinzip „wirksam" sind. Und dabei ist das Formprinzip dasjenige, *Wodurch* etwas wird und das Materieprinzip dasjenige *Woraus* etwas wird. „Deshalb kann man den Stoff die Ursache der Möglichkeit des Werdens nennen und die Form die Ursache für die Wirklichkeit des Werdenden, oder, was dasselbe ist, die Wirkursache des Werdens"[213] oder anders: „Was sich verändert ist also die Verwirklichung oder Ausprägung der Form an der die Ausprägung ermöglichenden und erfahrenden Materie des wachsenden Organismus."[214]

---

[211] In diesem Kontext sollte man eher vom Werden sprechen, da das Werden im Sinne der Entwicklung einer Zygote zum ausgewachsenen Menschen gemeint ist. Veränderungen gibt es auch in anderen Kontexten.
[212] Ch. Kummer, Philosophie der organischen Entwicklung, Stuttgart-Berlin-Köln 1996, 65.
[213] Ebd., 64.
[214] Ebd. 65.

V. ZWISCHENERGEBNIS UND AUSBLICK DER ANTHROPOLOGISCHEN GRUNDLEGUNG

Die anthropologische Grundlegung mit der Bestimmung des Leib-Seele-Verhältnisses erweist sich zum einen als notwendig zur Erkenntnis, was eine Krankheit in ihrer ganzen Komplexität darstellt und zum anderen zur Klärung ethischer Fragen am Beginn und am Ende menschlichen Lebens. Zur Interpretation von Krankheiten geht es vor allem darum, den Menschen über seine genetische Ausstattung hinaus in seiner existentiellen Verfasstheit als Geistwesen in seiner Hinordnung auf einen letzten Grund zu erfassen und den Status des menschlichen Embryos in eben dieser Geistverfasstheit zu begreifen.

Es wurde festgestellt, dass beim Embryo aufgrund seines geistigen Formseins (oder wie immer man diese nennen mag), das in der thomanischen Philosophie nicht von seinem Woraufhin der Entfaltung des Geistes zu trennen ist, keine wertfreie Naturhaftigkeit besteht, sondern eine Werthaftigkeit, die dem Embryo Personstatus zuerkennt. Es wurde gezeigt, dass Thomas das In-sich-Stehen der Form als (geistiger) Substanz in ihrer finalen Ausrichtung mit dem Begriff der Person belegt. Das Personsein hängt von daher nicht an zusätzlichen Ausfaltungen, sondern ist von sich her aufgrund der substantialen Form und seiner – aristotelisch gesprochen – causa finalis, also seinem Woraufhin der Entfaltung des Geistigen, gegeben. Daher geht es beim Embryo auch nicht um einen potentiellen Menschen, sondern um einen bereits aktuierten. Nach der aristotelisch-thomanischen Akt-Potenz-Lehre sind Akt und Potenz zwei Prinzipien, bei denen die Potenz jeweils in der Akt überführt wird; das Mögliche drängt danach, in den Akt überführt zu werde, insofern gibt keine Potentialität ohne Aktualität. „Entwicklung heißt Übergang von der Potenz in den Akt. Das Mögliche entfaltet sich zum Wirklichen. Es verwirklicht sich. In dieser Hinsicht ist der Embryo mit dem Neugeborenen und mit dem Erwachsenen grundsätzlich gleichgestellt."[215]

Zurückkommend auf die Frage nach dem ontologischen und moralischen Status eines Embryos ist festzuhalten, dass sich niemand zum Subjekt entwickeln kann, wenn nicht von Anfang an ein substanzhaftes inneres Einheitsprinzip vorhanden ist. Ein Werden vom Embryo zum erwachsenen Menschen kann nur stattfinden, wenn von vornherein zwei Prinzipien (Form und Materie, Seele und Leib) im kon-kret (zusammengewachsenen) Seienden vereint vorliegen und die leib-seelische Einheit des Embryos ausmachen. Auf diese innere Logik des Werdeprozesses – die schon Aristoteles als Indiz des Lebendigen beschrieben hat – ist immer wieder hinzuweisen, da sie auch ein wichtiger Hinweis dafür ist – zusammen mit der Feststellung, dass sich aus reiner Materie kein Geist entwickeln kann – dass bereits der Embryo ein leibseeli-

---
[215] Bodden-Heinrich, Beginn und Entwicklung des Menschen, 103.

sches oder geistbegabtes Wesen ist. Anders gesagt, Geist und Materie müssen vom Lebensbeginn an gegeben sein, damit der Mensch sich zu dem entwickeln kann, was später Subjekt genannt wird. Damit die Einheit der Person gegeben sein und sich so etwas wie Subjekthaftigkeit entwickeln kann, muss ein sich durchhaltendes und ein sich veränderndes Moment vorhanden sein.

Wenn der Status der Person bei Thomas von Aquin an die Vernunftnatur geknüpft ist, dann kann man zwar die Frage, was Vernunft ist, nur vom Vollzug der Vernunft aus beschreiben. Wenn man aber vom Phänomen des Werdens auf das von Anfang an gegebene Sein schließt, kann man folgern, dass dies nur auf dem Hintergrund der beiden Prinzipien von Geist und Materie oder Form und Materie möglich ist und insofern der Geist schon von Anfang an zugegen sein muss.

Das Subjekt kann mit seinem Bewusstsein die Einheit und Kontinuität des Menschen nicht stiften. Zum einen kann – ganz pragmatisch – dieses Bewusstsein durch Bewusstlosigkeit unterbrochen sein und zum anderen kann aus der Vielheit der Materie nicht die Einheit des Geistes entstehen. Aus Materie wird kein Geist. Das Verhältnis Geist-Materie ist nur umgekehrt zu denken, dass das Einheitsprinzip des Geistes (der Geistseele) der Materie und dem Subjekt mit seinem Bewusstsein zugrunde liegen.

Gerade bei ethischen Fragen sind Einsichten in ontologische Grundverfasstheiten des Seins von großer Bedeutung. Diese sind ihrerseits auf Plausibilität hin zu prüfen. Diese Grundauffassungen von der ontologischen Verfasstheit des Menschen gehen entweder davon aus, dass die Materie immer schon von einem inneren (geistseelischen) Formprinzip durchformt ist, oder davon, dass primär reine Materie vorfindlich ist, die dann den Geist aus sich heraus *entstehen* lässt. Erstere Auffassung hat den Nachteil, dass man das Formprinzip nicht sehen kann und nur von der Analyse des Werdeprozesses auf das Sein schließen kann, hat aber den Vorteil der größeren logischen Konsistenz. Letztere Auffassung hat den Vorteil, dass man Materie sehen und „anfassen" kann und dass es auf den ersten Blick plausibler erscheint, einen menschlichen Embryo in seinem Anfangsstadium als reine materielle Zellmasse zu bezeichnen. Auf den zweiten Blick gerät aber diese Auffassung in Aporien, wenn sie erklären soll, wie der Geist aus der Materie entstehen soll.

Diese Auffassung kann für das Problem der Veränderung von den oben genannten Gründen nur *einen* Grund angeben, nämlich jenen von außen im Sinne der causa efficiens. Die anderen Gründe vor allem der causa formalis, die zusammen mit der causa materialis das innere Wesen einer Entität beschreibt und der causa finalis werden ausgeklammert. Es bleibt unterschlagen, dass das beginnende Leben eine Richtung und ein Ziel in sich trägt, das Geistsein enthält und auf Geistentfaltung ausgerichtet ist. Ohne die Zusammenschau aller vier aristotelischen Kausalitäten bleibt die Frage unbeantwortet bzw. unbeantwortbar, wie durch äußere Einwirkung von Materie auf Materie so etwas wie Geist entstehen kann. In dieser Begründung werden die inneren Gründe des Lebens und des Geistes im Sinne eines zugrunde liegenden Lebens-, Einheits- und Geistprinzips, die aus aristotelisch-thomanischer Sicht das eigentliche Wesen der Dinge beschreiben, entweder ganz ausgeblendet oder erst nachträglich hinzuaddiert. So ist das innerste Wesen des Menschen nicht zu erfassen und der Leib-Seele-Dualismus nicht zu überwinden. Die „materialistische Position" kann das Sein des Menschen nicht erklären und letztlich auch nicht plausibel machen, wie *Veränderung und Werden* gedacht werden soll.

Die „materialistische Position" tut so, als bestünde der Mensch zunächst aus reiner Materie (zwei, vier, acht Zellenstadium), aus der sich dann langsam, durch genetische Steuerung veranlasst, der Geist des Menschen entwickelt, vor allem dadurch, dass das Gehirn heranreift. Dieser weit verbreitete materialistische Monismus, in dessen Augen sich der Geist aus der Materie heraus entwickelt, ist offensichtlich u.a. aus der Entdeckung hervorgegangen, dass sämtliche Bausteine der Pflanzen „aus einem einzigen Grundbaustein, der Zelle"[216] bestehen. Daraus wird geschlossen, dass sich der Geist aus dieser materiellen Komponente heraus entwickelt. Was aber ist damit gesagt? Wenn er sich daraus *entwickelt* heißt dies, dass er schon anfanghaft darin enthalten gewesen sein muss, sonst könnte er sich nicht entwickeln. Sollte er aber aus der Materie heraus erst *entstehen*, müsste gezeigt werden, wie dies geschehen soll. Der Beweis, dass das wesensmäßig Höhere aus dem wesensmäßig Niedrigeren entstehen kann, dass Bewusstsein aus Materie entsteht, ist noch nicht erbracht.

Ganz anders sieht derselbe Satz aus, dass das Leben aus einer Zelle entsteht, wenn man weiß, dass nicht nur die Gene das Programm für den vollständigen Menschen in sich enthalten, sondern *die gesamte Zelle* (die Zygote), die erst die ganze Komplexität der Verschaltungen von Genen und Proteinen, von Proteinen und Funktionen, von Zellkern und Zellplasma, von inneren und äußerer Umgebung ermöglicht. Die Gene selbst sind nur Teile innerhalb eines größeren Ganzen, eines größeren, sich selbst regulierenden Systems.[217] Gerade *weil* die Gene auf die Umgebung der Zelle und die Zelle wiederum auf die Umgebung eines mütterlichen Organismus angewiesen ist, zeigt sich ein größerer Zusammenhang, der die Selbstorganisation einer Zelle ermöglicht, die von innen her mehr ist als die Summe ihrer Teile. Ein Organismus (organon: Werkzeug) wird nicht von außen gesteuert wie ein Werkzeug von einem Werkzeugbenutzer, sondern er ist „ein System von Organen …, das sich verhält, als besäße es einen eigenen Geist – als würde es sich selbst steuern."[218]

Auch Immanuel Kant hat von einem Organismus als einem sich-selbst organisierenden System und einer ihm innewohnenden Teleologie gesprochen. Organisierte Wesen verschaffen „also zuerst dem Begriffe eines *Zwecks*, der nicht ein praktischer, sondern ein Zweck der *Natur* ist, objektive Realität, und dadurch für die Naturwissenschaft den Grund zu einer Teleologie …"[219] Über

---

[216] A. Wittkau-Horgby, Materialismus. Entstehung und Wirkung in den Wissenschaften des 19. Jahrhunderts, Göttingen 1998, 47.
[217] Vgl. dazu vor allem: Fox Keller, Das Jahrhundert des Gens, 97.
[218] Ebd. 137.
[219] I. Kant, Kritik der Urteilskraft (1790), Akademie Ausgabe Band 5, Berlin 1908, § 65, 295.

die oben angesprochene Kausalität sagt Kant: „In einem solchen Produkte wird ein jeder Teil, so wie er nur *durch* alle übrigen da ist, auch als *um der anderen* und des Ganzen *willen* existierend, d.i. als Werkzeug (Organ) gedacht; welches aber nicht genug ist (denn es könnte auch Werkzeug der Kunst sein, und so nur als Zweck überhaupt möglich vorgestellt werden); sondern als ein die anderen Teile (folglich jeder den anderen wechselseitig) *hervorbringendes* Organ ...; und nur dann und darum wird ein solches Produkt, als *organisiertes* und *sich selbst organisierendes Wesen*, ein *Naturzweck* genannt werden können."[220] Hier ist so etwas wie die Verbindung von causa formalis (Grund und Bewegung von innen) und causa finalis (das Woraufhin der Bewegung) beschrieben.

Um noch einmal zu verdeutlichen, warum eine anthropologische und ontologische Fundierung für die ethische Debatte wichtig ist oder umgekehrt, warum ethische Konzepte auf ihre ontologischen und anthropologischen Grundannahmen hin hinterfragt werden müssen, soll Folgendes zusammenfassend festgehalten werden: In der Welt begegnet einem immer zuerst das empirisch Messbare und konkret Vorfindliche sowie aufseiten der Ethik das praktisch zu Tuende. Das Vorfindliche kann mit Hilfe der Naturwissenschaften näher beschrieben werden. In einem „zweiten Schritt" (das muss kein zeitliches Nacheinander sein) ist der Überstieg vom empirisch-materiell-Messbaren auf das nicht-messbare-Geistige hin zu leisten. Und wenn das Geistige denkerisch erfasst ist, muss rückwirkend in einem dritten Schritt auch das Empirische und Ethische neu beurteilt werden, jetzt nicht mehr verabsolutierend als einzig Vorhandenes, sondern als Erscheinung eines sehr viel komplexeren Ganzen. Ontologisch gesehen liegt dem empirisch Messbaren das nichtmessbare Geistige zugrunde und kann nicht sekundär hinzuaddiert werden.

Das Problem neuzeitlicher empirischer Wissenschaft und z.T. auch der ethischen Debatten ist, dass sie auf der Ebene der empirisch-messbaren naturwissenschaftlichen Erkenntnis und der ethischen Debatte über die Erlaubtheit bestimmter Forschungsvorhaben stehen bleiben, ohne diese auf ihre ontologisch-anthropologische (geistige) Ebene hin zu hinterfragen, um von dort aus das Materielle in anderem Licht zu sehen.[221] Aus der Materie heraus sind die Phänomene nicht vollständig zu erklären, es bedarf des Überstiegs auf das Geistige und Ontologische hin. Andererseits sind die Phänomene auch nicht einseitig aus der Perspektive des Geistes heraus zu erklären. Hier besteht die Gefahr des einseitigen (ontologischen) Fundamentalismus. Es bedarf des „Sowohl als Auch" oder des Ineinander von Empirie und Ontologie. Aus der kon-

---

[220] Ebd. § 65, 292.
[221] Vgl. dazu ähnliche Bemerkungen von V. Hössle: „Die Krise der gegenwärtigen Welt hängt u.a. damit zusammen, dass eine autonom gewordene naturwissenschaftliche Rationalität sich für *die* Vernunft hält und jede weitere Form von Rationalität als defiziente Form naturwissenschaftlichen Denkens betrachtet. Das führt einerseits nur zu leicht dazu, dass komplexe Probleme dadurch vereinfacht werden, dass allein ihre naturwissenschaftliche Seite berücksichtigt wird": V. Hössle, Die Philosophie und die Wissenschaften, München 1999, 105.

kret vorfindlichen Welt heraus bedarf es einer mehrdimensionalen komplementären Analyse, die vom konkret Vorfindlichen ausgeht (Naturwissenschaft, Empirie), im Überstieg über das Materielle hinaus das Geistige im Materiellen entdeckt (Ontologie) und in einem dritten Schritt das Empirische vom ontologischen Standpunkt aus neu sehen lernt. Dabei liegt ontologisch gesehen das Geistige dem Materiellen zugrunde und durchdringt es von innen.

Ähnliches gilt für das Verhältnis von Ontologie und Ethik. Es begegnet einem zunächst das Praktisch-Pragmatische mit der Frage nach dem rechten Handeln, und von dort her hat der eigenständige Zugang der Ethik seine Berechtigung. Aber ebenso wie der empirische Zugang zur Wirklichkeit ohne den ontologischen unvollständig und reduktionistisch bleibt, bleibt auch der ethische ohne den ontologischen unzureichend. Gerade wenn es um existentielle Fragen des Lebens – insbesondere an seinem Beginn und seinem Ende geht – muss der pragmatisch-praktische Zugang überstiegen werden auf den ontologischen hin, und vom diesem aus das Ethische neu bewertet werden. Dies ist vor allem bei den heutigen Problemstellungen notwendig, bei denen die Ethik nicht mehr nur im Nachhinein beurteilen soll, was zu tun und zu lassen ist, sondern prospektiv nach vorne hin entwerfen muss, was getan werden darf und was nicht. Gerade hier muss sie auf ontologische Gegebenheiten zurückgreifen, da sie sonst im Niemandsland stehen bleibt und nicht prospektiv beurteilen kann, was ethisch zu tun oder zu lassen ist.

Um dies zu konkretisieren, bietet sich die Problematik am Beginn menschlichen Lebens an. Der empirische Befund sagt beim menschlichen Embryo zunächst nur, dass es sich um eine Zygote oder einen „Zellhaufen" im Zweizellenstadium handelt. Auf die Frage, um welche Art Zygote es sich handelt, ist noch die Antwort zu geben, dass aus menschlichem Samen und menschlicher Eizelle immer ein Mensch entsteht und keine Tulpe und kein Hamster und dass es sich daher – womöglich gibt es noch andere Identifikationsmöglichkeiten –, um eine *menschliche* Zygote handelt. Empirisch kann man sagen, dass die Zygote das volle genetische Material mit 46 Chromosomen enthält, dass hier neues Leben entsteht, dass es sich physiologisch um eine ungeteilte Ganzheit, also in diesem Sinne physiologisch um ein „Individuum" handelt, und dass diese ungeteilte Ganzheit zu einem vollständigen Menschen ausreift, wem man nicht behindernd eingreift. Was der Mensch aber ist, kann aus diesen empirischen Befunden nicht abgeleitet werden, dazu bedarf es zusätzlicher Beurteilungskriterien.

Denn man weiß noch nichts über den Menschen, wenn man eine menschliche DNA untersucht. Zur Bestimmung des Menschen *als Menschen* benötigt man einen anderen, anthropologischen Zugang. Nur vom eigenen Lebensvollzug aus (und jenem der anderen) und der eigenen Selbsterfahrung (der Selbsterfahrung der anderen) ist zu sagen, was Geist, Selbstbewusstsein, Personalität, Identität letztlich sind. Es gehört geradezu zum Paradigma eines ganzheitlichen Erfassens des Menschen (und der gesamten Wirklichkeit), dass er mit zwei unterschiedlichen Zugängen von Empirie und Ontologie, Naturwissenschaft und Geisteswissenschaft, Medizin und Philosophie/Theologie begriffen werden muss. Empirie und Ontologie sollten sich komplementär ergänzen. Komplementarität bedeutet, dass die Wirklichkeit aus zwei *unterschiedlichen*, zunächst nicht miteinander vermittelbaren Gesichtspunkten aus betrachtet wird und nur so in ihrer Komplexität und Ganzheit zu erfassen ist.

Wenn gesagt wird, das ontologische Argument sei umstritten und die ontologische Argumentation habe ihre Schwäche darin, „dass sie von einer ontologischen Voraussetzung ausgeht, die mit dem empirischen Befund nur in einer nicht allgemein konsensfähigen Weise verbunden werden kann"[222], dann trifft dies genau zu, da beide Zugänge zunächst nicht miteinander vermittelbar sind. In der Tat ist die ontologische Voraussetzung mit dem empirischen Befund nicht direkt zu verbinden. Das liegt aber geradezu in der Natur der Sache, da der empirische Zugang zur Wirklichkeit ein grundsätzlich anderer ist als jener der Ontologie. Der erste ist ein direkter, der messen und beobachten kann, der zweite ist ein indirekter, der nur mit der Schlüssigkeit der Argumente operieren kann und in den je eigene Grundentscheidungen einfließen. Auch hier können sich beide Argumentationslinien, die aus verschiedenen Richtungen aufeinander zulaufen, nur in der Mitte treffen. Die Frage, ob überhaupt ontologische und anthropologische Aussagen etwas zur ethischen Debatte beitragen können oder ob nur empirische Ergebnisse etwas zur Wirklichkeitserkenntnis beitragen, ist im Grunde eine falsch gestellte, denn hinter jeder Wirklichkeitsinterpretation steht implizit immer eine bestimmte Ontologie, die es eigens zu reflektieren gilt. Anders gesagt: Jeder Mensch bringt reflektiert oder unreflektiert Grundvoraussetzungen und Grundannahmen in sein Denken ein (der Atheist genauso wie der religiöse Mensch). Diese müssen im fairen Disput auf ihre jeweilige Plausibilität hin untersucht werden.

Natürlich kann man sagen, die Zygote sei reine Materie und diese Behauptung kommt auch dem empirischen Befund am nächsten, denn man sieht nur Zellen und keine Seele, nur Materie und keinen Geist, keine Gedanken. Aber bei dieser Ebene stehen zu bleiben, hieße – in einem nicht ganz zutreffenden Vergleich – zu behaupten, dass ein Stab, den man ins Wasser hält, gebrochen ist. Er sieht doch gebrochen aus, also ist er gebrochen. Diese Behauptung entspricht jener, die sagt: Die Zygote sieht aus wie ein Zellhaufen, sie sieht aus wie reine Materie, also ist sie reine Materie. Bei dem Beispiel mit dem Stab muss man sich in einem zweiten Reflexionsschritt vergewissern, ob er wirklich gebrochen ist, oder ob er nur als gebrochen erscheint. Der Vergleich hinkt zwar etwas, insofern man bei diesem Reflexionsschritt immer noch auf der Ebene der Naturwissenschaft verbleibt und nach bestimmten Naturgesetzen fragt, die den Stab gebrochen erscheinen lassen. Aber er kann immerhin zeigen, dass der erste empirische Zugang zur Wirklichkeit nicht sofort die „ganze Wahrheit" zutage fördert. Er führt sogar zu Fehlschlüssen, wenn man nicht die nächsten Reflexionsschritte einbaut.

---

[222] Knoepffler, Forschung an menschlichen Embryonen, 118f.

Um wie viel schwieriger wird das Problem, wenn die geistige und ontologische Ebene hinzukommt. Hier bedarf es eines höheren Abstraktionsniveaus und einer Auseinandersetzung mit einer Philosophie, die möglicherweise auf den ersten Blick nicht plausibel erscheint. Denn zunächst scheint es bei der Bestimmung des Geist-Materie-Verhältnisses einsichtiger zu sein, zu meinen, aus einem anfänglichen Zellhaufen entstünde mit der Zeit ein Mensch mit all den dann vorfindlichen Gegebenheiten, die den Menschen zum Menschen manchen (Geist, Vernunft Verstand, Reflexionsfähigkeit). Es scheint das Plausibelste, den menschlichen Geist von seinen materialen Komponenten aus zu definieren und ihn aus der Materie „herauswachsen" zu lassen. Und es bedarf einer gewissen Anstrengung, möglicherweise zu erkennen, dass es sich genau andersherum verhält.

Herandenken kann man sich an die Frage des Geist-Materie-Verhältnisses, indem man z.B. analysiert, ob das Denken mit dem Gehirn gleichzusetzen ist und ob das Denken schon durch das „Gehirnmaterial" und die Analyse der vorliegenden Gehirnströme hinreichend beschrieben ist. Gerade diese Frage hat Descartes – bei aller Schwäche seines Leib-Seele-Konzeptes –, auf den Punkt gebracht: es gibt Ausgedehntes (res extensa) und Nicht-Ausgedehntes (res cogitans). Gedanken sind etwas grundsätzlich anderes als das Gehirn, und Denken und Gehirn sind nicht gleichzusetzen, wenngleich sie aufeinander verwiesen sind. Gedanken sind nicht in ihrer Ausdehnung zu messen wie das Gehirn. Und daher bleibt die Frage zu klären, wie beide zusammengehören und ob es logisch ist, zu denken, der Geist entstehe aus der Materie. Neuere Veröffentlichungen deuten offenbar auf anderes hin.[223]

Letztlich kommt man um die Klärung des Geist-Materie- und Leib-Seele-Problems (das von Schopenhauer als der „Weltknoten" bezeichnet wurde) nicht herum. Es taucht überall auf und es müssen Antworten gefunden werden. Bei diesem Antwortfinden scheint das anima-forma-corporis-Konzept des Thomas von Aquin, das die Seele als inneres Formprinzip des Leibes sieht (abgesehen von der Sukzessivbeseelung im Embryonalstadium), das Plausibelste zu sein. Es ist ein theoretischer Versuch, dieses Verhältnis zu klären und hinterlässt die wenigsten Aporien, wenn man die Inkonsistenzen des thomanischen Denkens überwindet und alte naturwissenschaftliche Auffassungen aus der aristotelischen Philosophie durch neueste naturwissenschaftliche Erkenntnisse ersetzt. Diese Anthropologie impliziert, dass das Leben als Einheit zweier unterschiedlicher Prinzipien gesehen wird mit einer Finalität in sich, die den Geist in der Materie zur Entfaltung bringen will.

An dieser Stelle können auch andere ontologische Seinsauffassungen vertreten werden, die aber ihrerseits auf ihre Plausibiliät hin untersucht werden müssen. In jedem Fall liegen – reflektiert oder unreflektiert – der Beurteilung des embryonalen Status ontologisch-anthropologische Grundentscheidungen zugrunde, die auf die ethische Bewertung Einfluss haben. Daher geht es bei

---

[223] Vgl. den oben angeführten Artikel von H.-J. Heinze; dass das Gehirn den Geist voraussetzt.

der Beurteilung des embryonalen Status weniger um ein tutioristisches Argument[224], das sich im Fall „von fehlender letzter Klarheit für die Position entscheidet, die den sicheren Weg wählt"[225], sondern um die Reflexion der bei jeder Beurteilung implizit mitgesetzten ontologisch-anthropologischen Grundeinsichten. Diese müssen eigens reflektiert werden.

Diese vermeintlich sicheren Grundeinsichten sind nicht nur von argumentativer Konsistenz oder Inkonsistenz getragen, sondern auch von bestimmten Interessen. Diese Interessen können den Blick auf die Wahrheit verstellen. Das Ringen um diese Wahrheit muss sowohl die Inkonsistenzen des Denkens aufdecken als auch die jeweiligen Interessenlagen „entlarven", die sich möglicherweise gerade um diese „Wahrheit" drücken wollen. Schon hier scheiden sich die Geister, ob man überhaupt nach dem Sein und der Wahrheit suchen soll und ob diese Suche etwas für die ethischen Fragestellungen austrägt.

Resümierend ist bis hierher zu sagen, dass die aktuellen Probleme der Medizinethik und die dahinterliegende Frage, was eigentlich eine Krankheit ist[226] nur in der Kombination von empirischem und ontologischem Zugang möglich ist. Geschichtlich und zeitlich gesehen liegt die empirische Betrachtung der ontologischen voraus, seinsmäßig aber die ontologische der empirischen. Der Zugang zur Wirklichkeit sollte dieser Unterschiedlichkeit wegen in einem Dreischritt geschehen. Zunächst sind empirische Daten zu gewinnen. Diese müssen in einem zweiten Schritt auf ihren ontologischen Hintergrund (z.B. Geist-Materie-Verhältnis) befragt werden. Von dort aus sind die empirischen Erkenntnisse wiederum vertieft zu interpretieren.

Gerade angesichts aktueller Probleme in der medizinethischen Debatte genügt es nicht, wenn die Medizin den materiell-messbaren Teil des Menschen im Blick hat und zur ethischen Bewertung bestimmter Probleme dann Philosophie und Theologie heranzieht. Um überhaupt einen neuen Zugang zur Frage der Krankheit, der ethischen Grundfragen am Beginn und Ende des Lebens sowie zu den grundsätzlichen Zielen der Medizin zu kommen, bedarf es ontologischer Grundlegungen. Sonst kann es passieren, dass die Medizin Embryonen wie Sachen behandelt, mit ihnen forscht und z.B. Parkinsonkranke mit embryonalen Stammzellen behandelt und plötzlich feststellt, dass verheerende Schäden bei der Therapie auftreten und „albtraumhafte Resultate" gewonnen werden.[227] Von einem ontologischen Standpunkt und einer anthropologischen Grundlegung aus hätte klar werden können, dass embryonales Leben nicht als

---

[224] Vgl. Knoepffler, Forschung an menschlichen Embryonen, 119ff.
[225] Ebd. 119.
[226] Vgl. dazu genau diese Frage von F. Schirrmacher in der FAZ vom Mittwoch 6. Juni 2001, Nr. 129, 53: „Die demokratische Zukunft im biotechnischen Zeitalter hängt von der Definition des Wortes ‚Krankheit' ab. Krankheit ist vieles und am Ende das Leben selbst – Krankheit und deren Heilung, das mussten schon die Romantiker einsehen, können keine Legitimationen schaffen. Wo ist der Unterschied zwischen der Behebung einer Krankheit und der Verbesserung der Art? Wer entscheidet das?"
[227] Vgl. dazu F. Schirrmacher, Der Bioputsch. Ein Jahr danach: Wolfgang Clement beweist Bill Joy, in: FAZ vom Mittwoch 6. Juni 2001, Nr. 129, 53.

Therapeutikum verwendet werden soll. Heutige empirische Erkenntnisse zeigen, dass Therapien mit embryonalen Stammzellen wegen der genetisch-epigenetischen Verschaltungen (s.o.) zu Krebserkrankungen führen. Gerade die Medizin kann ohne eine ganzheitliche Anthropologie in Bezug auf den Embryo und die Interpretation von Krankheiten nicht mehr auskommen.

Der Mensch bleibt ohne eine solche Anthropologie in die Teilbereiche einer naturwissenschaftlich-medizinischen, einer psychologischen, soziologischen und philosophisch-theologischen Anthropologie aufgeteilt. Nur von dem hier angedeuteten mehrdimensionalen Menschenbild aus, das auch die Paradigmen der naturwissenschaftlichen Medizin hinterfragt, sind die anstehenden Fragen medizinischer Ethik zu beantworten. Da die Einheit der Weltsicht einer mittelalterlichen Wirklichkeitsauffassung nach der Diversifierung der Wissenschaften heute nicht mehr herzustellen ist, muss an ihre Stelle ein komplementärer Zugang der verschiedenen Wissenschaften zur Welt und zum Menschen treten.

C. ZIELE DER MEDIZIN

I. Das Wohl des Menschen

Nachdem in einem ersten Schritt einige anthropologische Aspekte aufgezeigt wurden, soll jetzt die Grundfrage nach dem Wohl des Menschen noch einmal anders gestellt werden. Zunächst wiederum aufseiten des Patienten, dann aber aufseiten des ärztlichen Handelns. Zum genaueren Erfassen des ärztlichen Handelns und damit auch der Ziele der Medizin ist zu fragen, was dem menschlichen Wohl dient, was ihm schadet und was dieses Wohl eigentlich ist.

Was ist das Patientenwohl? Geht es um das Wohl im Sinne eines „*salus* aegroti suprema lex" (das *Heil und das Wohl* des Kranken sind oberstes Gesetz) oder um jene „*voluntas* aegroti suprema lex", die den *Willen* des Patienten an die erste Stelle der Entscheidungen stellt. Geht es um ein kurzfristiges Wohl oder bezieht sich dieses Wohl auf die Gesamtheit des Lebens. Dient es beispielsweise dem Wohl einer Frau, wenn sie im Rahmen einer Konfliktlösung einen Schwangerschaftsabbruch vornehmen lässt und dadurch vielleicht eine *momentane* Entlastung erfährt, auf Dauer aber möglicherweise tiefgreifende seelische Schäden davonträgt oder aber keine weiteren Kinder mehr bekommen kann?[228]

Ist das Wohl des Menschen rein subjektiv zu definieren, soll jeder seiner Lust und seinem Spaß folgen, um so sein Wohl und Heil zu finden, ist dieses Wohl unabhängig von bestimmten Wertvorstellungen oder der Grundausrichtung des Lebens? Ist das Wohl zu erlangen, wenn die Alltagsprobleme einigermaßen gelöst sind oder bedarf es des Ausblicks auf einen größeren Horizont des gesamten Seins, des Guten und Wahren? Kann der Mensch sein Wohl und sein Heil im Sinne des salus aegroti aus eigener Kraft und unter Missachtung bestimmter Vorgaben finden?

Zunächst wird jeder Mensch die Frage nach seinem Wohl unterschiedlich beantworten und entsprechend seiner Weltanschauung meinen zu „wissen", was seinem Wohle dient. Seine Beurteilung ist abhängig von seinem Welt- und Menschenbild. Ein Hedonist wird sein Wohl in innerweltlicher Wunscherfüllung suchen und in seinen Vergnügungen seinen Lebensinhalt sehen. Der um jeden Preis nach Reichtum, Erfolg und Gesundheit Strebende wird andere Lebensprioritäten setzen als derjenige, der die innerweltlichen Werte relativiert und angesichts der Endlichkeit der Welt sein endgültiges Glück und Heil nicht in dieser Welt erwartet.

Auf den ersten Blick scheinen diese Fragen die Medizin nicht zu betreffen, da hier Überlegungen ins Spiel kommen, die der Patient selbst zu entscheiden

---

[228] Vgl. dazu u.a. die Untersuchungen von D. Erlbruch, Das Trauma danach. Risiken des Schwangerschaftsabbruchs, Asendorf 1992; N.L. Stotland (Ed.), Psychiatric aspects of abortion, Washington 1991; A. Speckhard, The psycho-social aspects of stress following Abortion, Kansas City 1987.

hat und die sich auf subjektiver Ebene bewegen. Bei genauerem Hinsehen stellt man aber fest, dass diese Probleme sehr wohl Ärzte und Medizin angehen, denn diese sollen sich ja darum bemühen, das leibliche, seelische und soziale Wohl, das durch Krankheit verloren gegangen ist, wiederherzustellen. Und von dort her wird die Frage relevant, ob es beim Wohl des Menschen um etwas rein Subjektives geht oder ob dieses Wohl an bestimmte Verhaltensweisen, vielleicht sogar an bestimmte Werte gebunden ist. Sicher scheint zu sein, dass der Mensch – zumal in sogenannten entwickelten Ländern – mehr zu seiner Gesunderhaltung und Gesundwerdung beitragen kann als bisher geglaubt (Erkenntnisse aus Hirnphysiologie, Genetik, Epigenetik könne hier helfen) und damit die Verantwortung jedes einzelnen Menschen für sich selbst und seine Gesundheit steigt. Es soll hier nicht ausführlich über Begriffe wie Wohl, Heil, Glück oder Wohlbefinden philosophiert werden, sondern das Wohl des Menschen aus der hier vorgestellten Anthropologie etwas näher beschrieben werden.

Am treffendsten kann es aus dieser Sicht die Frage nach der inneren und äußeren Balance, die für die Gesundheit von so großer Bedeutung ist, mit dem schon angesprochenen Begriff der *inneren Stimmigkeit* umschrieben werden. Im Zusammenhang mit der Frage nach dem Leib-Seele-Verhältnis wurde die Einheit von Seele und Leib aufgewiesen. Dieser ontologischen Einheit steht im Lebensvollzug eine Zweiheit gegenüber, die sich als innere Zerrissenheit im Lebensvollzug der Menschen zeigt. Der Mensch fällt durch äußere Umstände, aber auch durch eigene Entscheidungen immer wieder aus seiner Mitte und Stimmigkeit heraus. Er muss sich diese Stimmigkeit je neu erringen und sich je neu an sich verändernde Situationen anpassen. Diese Stimmigkeit stellt sich ein, wenn der Mensch mit dem ihm vorgegebenen Sein und der damit gegebenen „Wahrheit" in Übereinstimmung lebt.

Je nach Philosophie und Weltanschauung werden dieses Sein und diese Wahrheit unterschiedlich aussehen. Da nach christlicher Auffassung die letzte Wahrheit personalen Charakter trägt, geht es letztlich um ein Beziehungsgeschehen zwischen dem menschlich-kontingenten Sein und dem absoluten Sein, das als personales Wesen in Erscheinung tritt. Das personale Beziehungsgeschehen besteht für den Menschen darin, sich in eine Vorgabe einzustimmen, die dem Stimmen eines Instrumentes an einem vorgegebenen Ton entspricht. Der vorgegebene Ton ist nach christlicher Auffassung nicht irgendetwas, sondern ein personales Gegenüber, das den Menschen zur Fülle seines Lebens führen will.[229] Wenn der Mensch mit dieser Vorgabe im Einklang lebt, wird er auch mit sich, mit dem Nächsten, mit dem Sein und der Wahrheit im Einklang leben, er wird in sich stimmig sein und sich im weitesten Sinne wohl fühlen. Er wird „heil" sein im umfassenden Sinn.

Die innere Stimmigkeit und das innere Heil-Sein wirkt sich wiederum ganz physiologisch auf das Immunsystem und – angesichts der Komplexität der

---

[229] „Ich bin gekommen, damit sie das Leben haben und es in Fülle haben" (Joh 10,10).

Verschaltung der Gene – auch auf die genetische Ebene aus (Stichwort: Psycho-neuro-genetik). Wenn gesagt wurde, dass das Gehirn direkten Einfluss auf die jeweiligen An- und Abschaltmechanismen der Gene hat[230], dann heißt das übersetzt, dass gerade die innere Stimmigkeit und das innere Heilsein an der genetischen Aktivität beteiligt ist und von dort aus auf alle Proteinsynthesen bis hin zum Immunsystem einwirkt. Dieses wird von der genetischen Ebene im Kontext der Lebenswirklichkeit und des Lebensstils des Menschen aus beeinflusst und durch seelische Unstimmigkeiten beeinträchtigt. Insofern sollte es um der Gesundheit willen zuvorderst um das „salus aegroti" gehen. Denn das innere Heilsein ist auch eine gute Voraussetzung für die Gesundheit.

Allerdings kann die Medizin dieses Heilsein – das im letzten über das innerweltliche Dasein hinausreicht – nicht herstellen. Sie kann äußerlich Hilfestellung leisten durch ihre Methoden der Therapie und der Forschung sowie dem Menschen darüber hinaus helfen, zum inneren Heilsein zurückzufinden. Diese „Arbeit" aber muss der Patient selbst leisten. Religiös gesprochen: Ohne innere Umkehr ist keine Heilung und kein Heil zu erlangen. Daher sollte nicht der Wille des Patienten oberstes Gebot sein, sondern dieser Wille sollte sich ausrichten am vorgegebenen Sein und das heißt christlich gesprochen am göttlichen Willen, der den Menschen je neu herausfordert und letztlich zum Gelingen seines Lebens hinführen will.

Dennoch wird jeder Mensch sein eigenes Wohlsein selbst definieren wollen und sich den Weg dorthin nicht durch bestimmte Weltanschauungen aufdrängen lassen. Dies wäre in der Tat eine problematische Einflussnahme von *außen*. Hier hingegen geht es darum, dass der Mensch selbst von *innen* her erkennen kann, ob er auf dem richtigen Weg ist. Er kann dies durch die Analyse seiner inneren Unstimmigkeiten und Zerrissenheiten versuchen zu ergründen oder aber den Fragen nach dem Sinn einer Erkrankung versuchen auf den Grund zu gehen. Denn immerhin stören gerade Krankheiten das bisherige Lebenskonzept. Insbesondere schwere oder chronische Erkrankungen stellen das bisherige Lebensziel grundsätzlich in Frage. Der Mensch ist gezwungen, auf diese neue Lebenssituation in irgendeiner Weise zu reagieren. Er kann darüber verzweifeln, resignieren, die Krankheit ignorieren oder aber schrittweise zu einer vertieften Sicht seines Lebens vorstoßen.

Je nach Welt- und Menschenbild wird der Einzelne mit diesem Infrage-Gestellt-Werden durch eine Krankheit anders umgehen. Er wird eine Erkrankung entweder als „Pech", als hinzunehmenden Schicksalsschlag, als Strafe Gottes, als rein naturwissenschaftliches Geschehen, als Folge seelischer Konflikte oder als zu interpretierenden „Anruf" des Lebens, des Schicksals oder Gottes für sein persönliches Leben deuten. Der eine wird eine Bedeutung in der Krankheit erkennen, der andere wird sie als sinn- und bedeutungsloses Geschehen betrachten. Dementsprechend unterschiedlich werden die Einstellun-

---

[230] Vgl. Anm. 2.

gen zu einer Erkrankung sein. Je nach Zugang werden dann auch die Erwartungen und Forderungen an die Medizin stark divergieren.

Der eine Mensch wird einfach von der Medizin erwarten, dass sie ihm seine Gesundheit wiederherstellt. Er wird eine Erkrankung als hinderlich erfahren und die Medizin in Anspruch nehmen, um ihn mit geeigneten Mitteln (Operation, Medikamente) wieder „gesund zu machen". Er wird erwarten, dass alle Errungenschaften moderner Medizin, alle diagnostischen und therapeutischen Möglichkeiten mit medikamentösen, technischen und operativen Maßnahmen ausgeschöpft werden und wird das technische Mögliche einfordern.

Sollte ein anderer einem ständigen Schönheits- und Jugendlichkeitsideal anhängen, wird er von der Medizin verlangen, ihm diese Jugendlichkeit und Schönheit mittels Schönheitsoperationen zu erhalten. Zwar kann z.B. die plastische Chirurgie, in vielen Fällen mittels kosmetischer Operationen helfen, die nach einem Unfall verlorengegangene körperliche Integrität des Menschen wiederherzustellen. So kann sie körperliches und seelisches Leid, das durch äußere Entstellungen entstanden ist, lindern. Aber eine andere Frage ist, ob es zu den Zielen der Medizin gehört, überall dort einzugreifen, wo ein Mensch sich mit seinem Aussehen, seinem Alterungsprozess oder dem Verlust an „Schönheit" nicht abfinden kann und die Endlichkeit und Vergänglichkeit des Lebens nicht akzeptieren will. Diese Fragen stellen sich besonders angesichts medizinischer Schäden (bis hin zu Todesfällen), die durch bestimmte Schönheitsoperationen entstehen können.

Ein anderer wird über den Sinn einer Krankheit nachdenken, die begrenzten Möglichkeiten der Medizin erkennen und fragen, was er selbst zu seiner Heilung beitragen kann. Er wird bei genauerem Nachdenken erkennen, dass die Medizin letztlich nicht heilen kann, sondern nur die eigenen Selbstheilungskräfte unterstützen kann. Der Chirurg kann eine Wunde zunähen, wenn aber die Wunde nicht von *innen* her zuwächst, kann er diese Wundheilung nicht von *außen* bewirken. Der Mensch braucht ein intaktes Immunsystem, das äußere Angreifer (Bakterien, Viren) abwehrt. Ohne ein solch funktionierendes Immunsystem stirbt der Mensch – wie AIDS-Patienten zeigen. Auch Medikamente (z.B. Antibiotika) können nur kurzfristig ein Übermaß an Bakterien bekämpfen, auf Dauer muss der Organismus sich mittels Immunsystem selbst helfen und von innen her heilen.

Ein anderes Beispiel für das „von selbst" des Organismus: Das Herz muss *von selbst* schlagen, oder es schlägt gar nicht mehr. Zwar kann es mittels Elektrostimulation (Herzschrittmacher) immer wieder mal von außen stimuliert werden oder durch eine Pumpe („künstliches Herz") zeitweise ersetzt werden. Aber letztlich muss es „von selbst" schlagen. Gerade dieser Grundmechanismus des „Von selbst" (auch unabhängig vom Gehirn) ist das Charakteristikum des Herzens. So laufen viele Funktionen des Organismus von selbst ab: die Embryonalentwicklung, die Entwicklung der Organe und der Sinnesorgane, des Immunsystems, der Herzschlag, die Atmung, der Stoffwechsel, das Wachstum und vieles mehr.

So werden je nach Umgang mit einer Krankheit unterschiedliche Erwartungen an die Medizin herangetragen. Je mehr eine Krankheit als ausschließlich äußeres Geschehen interpretiert wird, desto lauter wird der Ruf nach medizinischer Hilfe von außen mittels naturwissenschaftlicher Methoden (Operation, Medikamente, Bestrahlung). Zwar wird auch der nach dem Sinn einer Krankheit Suchende sich bestmöglich behandeln lassen, aber er wird seine Person und sein Leben viel mehr in das Krankheitsgeschehen einbeziehen und nach seiner „Eigenbeteiligung" fragen.

Die von Menschen an die Medizin herangetragenen Forderungen treiben nicht nur die Kosten für die jeweiligen Therapien in die Höhe, sondern animieren auch die Forschung, sich um weitere Verbesserungen des von den Patienten Geforderten zu bemühen. Dabei stellt sich die Frage, ob die Medizin und die Ärzte all diese Entwicklungen mitmachen sollen, ob alle Anspruchshaltungen der Patienten erfüllt werden müssen oder ob es auch für den Patienten eine gewisse „Verpflichtung" gibt, an seiner Gesundheit und seinem Gesundbleiben mitzuwirken.

Muss die Medizin alle Mängel reparieren, die durch bestimmte Lebensstile hervorgerufen werden? Muss sie alle nicht vollzogenen Reifungsprozesse der Menschen „nachkorrigieren"? Zwar ist der Arzt dazu verpflichtet, im Notfall zu helfen, ohne nach den Ursachen oder der Mitbeteiligung des Patienten zu fragen. Aber gibt es nicht auch eine Eigenverantwortung des Kranken für seine Gesundheit, eine Verpflichtung des Patienten, sich über Krankheitsursachen zu informieren und aus Krankheiten zu lernen? Gibt es vielleicht sogar eine Verpflichtung, sich mit Grundfragen des Lebens wie Krankheit, Sterben, Tod, Sinn des Lebens auseinanderzusetzen, wenn zu zeigen ist, dass auch diese Fragen etwas mit Krankwerden oder Gesundbleiben zu tun haben?

Gesundbleiben, Nicht-Krankwerden und Wieder-Gesundwerden liegen ein Stück weit auch in der Eigenverantwortung des Patienten. Diese Eigenverantwortung kann der Patient aber erst dann übernehmen, wenn er über die Zusammenhänge von Krankheitsentstehung und -verlauf ausreichend informiert ist. Ihm muss verdeutlicht werden, dass Krankheitsursachen in einem komplexen Zueinander von naturwissenschaftlich messbaren Parametern, individuellen psychologischen Hintergründen und nicht zuletzt geistigen Grundhaltungen bestehen, die sich auf das gesamte Sein beziehen. Der Patient ist angehalten, über Hintergründe und Ursachen von Krankheiten genauer nachzudenken. Die Fragen nach dem „Warum" und dem „Wozu" drängen sich ja oft von selbst auf. Die Frage ist nur, in welcher Tiefe sie beantwortet werden. Aus eigener Kraft kann der Patient die Fragen allerdings meistens nicht klären. Es muss ihm dabei geholfen werden. Schon in der Schule sollte daher ein Unterrichtsfach in Gesundheitserziehung eingeführt werden, um über diese Zusammenhänge von Krankheit, Gesundheit und Lebensstil zu informieren. Es würde die Krankenkassen und andere Sozialversicherungen sehr entlasten.

Da die Eigenverantwortung der Patienten einen immer größeren Stellenwert bekommt – auch angesichts der finanziell angespannten Situation der Krankenkassen –, muss es ein wichtiges Ziel der Medizin sein, Aufklärungsarbeit über die Mehrdimensionalität der Entstehung von Krankheiten zu leisten. „Informed consent" darf dabei nicht nur heißen, eine Zustimmung zu bestimmten Behandlungen nach erfolgter Aufklärung zu erlangen, sondern auch präventiv Aufklärungsarbeit zu leisten über Zusammenhänge von Krankheitsentstehungen. Erst dann kann der Patient sich eigenständig mit seiner Krankheit auseinandersetzen und verantwortliche Entscheidungen fällen. Diese Aufklärungsarbeit bezieht sich auf die verschiedenen Ebenen des Seins, die naturwissenschaftliche, die psychologische und die existentiell geistige.

Eine erste Ebene der Aufklärung ist jene der Naturwissenschaft. Gesundheit hat etwas zu tun mit der Einhaltung bestimmter äußerer Regeln wie beispielsweise das Maßhalten im Bereich der Ernährung, des Rauchens, des Sports. Es bedarf genügender Bewegung sowie möglichst gesunder Ernährung. Auf einer zweiten psychologischen Ebene sollte der Mensch lernen, seelische und zwischenmenschliche Konflikte zu bearbeiten sowie frühkindliche Prägungen aufzuarbeiten, da sonst z.B. die Wahrnehmung seiner selbst und der Mitmenschen beeinträchtigt ist und dies wiederum zu Beziehungsstörungen und vermehrten Konflikten führt. Auch müssen die unterschiedlichen Lebensphasen von der Pubertät über die Lebensmitte bis hin zum Altwerden mit den entsprechenden Reifungsschritten durchlebt werden. Auf einer dritten Ebene, die die beiden anderen Ebenen von innen her durchwirkt, ist schließlich nach Lebensorientierung, Wahrhaftigkeit und Identität zu suchen. Es gilt, sich mit Grundfragen menschlichen Lebens wie Tod und Sterben, Endlichkeit und Vergänglichkeit, Zeitlichkeit und Ewigkeit auseinanderzusetzen.

Die auf dieser dritten Ebene zu erreichenden Erkenntnisfortschritte wirken in die zweite psychologische Ebene hinein und von dort aus ins leiblich-organische Wohl. Sie entscheiden z.B. darüber, wie der Einzelne mit Konflikten umgeht, ob er sie austrägt oder unterdrückt. Sie bilden den Hintergrund dafür, wie jemand mit persönlicher Schuld oder Schuld des anderen umgehen lernt, ob er dem anderen verzeiht oder in Gram, Hass und Zorn innerlich verhärtet. Diese Grundentscheidungen und Grundhaltungen bilden auch die Basis dafür, wie jemand Ängste und Misserfolge verarbeitet, wie er schließlich mit Endlichkeit und Scheitern zurechtkommt, ob er angesichts einer Krankheit verzweifelt ist oder genauer über sein Leben nachdenkt, ob er in den zu durchlaufenden Reifungsphasen ängstlich hinter dem je neu zu vollziehenden Reifungsschritt zurückbleibt oder vertrauensvoll in die nächste Lebensphase hineinwächst (bestimmte Krankheiten wie Neurosen sind Ausdruck solcher Reifungsstörungen).[231]

All diese drei Ebenen müssen bei der Bewältigung einer Krankheit und der Aufklärung darüber, was eine Krankheit eigentlich ist, berücksichtigt werden. Der Mensch sollte auf der naturwissenschaftlichen Ebene die entsprechenden

---

[231] Die Art der Durchdringung dieser drei Ebenen, die hier nur angedeutet werden kann, ist ausführlich dargestellt in: Beck, Seele und Krankheit.

Regeln einhalten und auf der psychologischen sowie der geistig-geistlichen Ebene seinem Alter entsprechend wachsen. Zu diesem Wachstum gehört nicht nur das Durchleben der unterschiedlichen Lebenskrisen, sondern auch das sich Auseinandersetzen mit den Grundfragen des Seins, zu dem auch religiöse Fragestellungen gehören. Diese sind wiederum interreligiös ganz unterschiedlich zu beantworten und es stellt sich die Frage, ob und wie Religionen die einzelnen Reifungsschritte fördern oder behindern. Die religiöse Erziehung und Bildung muss in den verschiedenen Lebensphasen unterschiedlich ausfallen. Denn je nach Erkenntnisstand und Alter ist die Vermittlung religiöser Wahrheiten zu modifizieren. Das Gewissen des Menschen sollte sich mit zunehmendem Alter verändern und vertiefen. Auf jeder dieser Ebenen kann der Mensch hinter seinen Möglichkeiten zurückbleiben, und dieses Zurückbleiben äußert sich möglicherweise in seelischen Konflikten und kann sich schließlich in manifesten Krankheiten zeigen.

Geht es in sogenannten Entwicklungsländern vorwiegend um Aufklärung in Bereichen der Hygiene (z.b. sauberes Wasser) und um „Basismedizin", stehen in „westlichen Zivilisationen" vornehmlich vertiefte Einsichten in Krankheitszusammenhänge im Kontext von Lebensstilfragen, Überernährung, Wohlstandskrankheiten, Burnout Syndrome, Depressionen sowie insgesamt psychosomatische und geistig-spirituelle Fragen im Vordergrund. Da die Medizin in den sogenannten zivilisierten Ländern weniger mit Infektionskrankheiten wie Malaria, Cholera oder Typhus, sondern mehr mit psychosomatischen, chronischen und „Zivilisationskrankheiten" zu tun hat, erscheint die Öffnung des naturwissenschaftlich geprägten Welt- und Menschenbildes gegenüber den seelischen und vor allem geistigen Dimensionen menschlichen Seins gerade in diesen Teilen der Welt notwendiger denn je. Ohne ein solch umfassendes Menschenbild können Fragen nach Hintergründen von Krankheiten und der Umgang mit chronischen Krankheiten kaum beantwortet werden. Zwar kann man diesen Erkenntniswandel nicht dekretieren und muss die Patienten in ihrer Autonomie respektieren. Sehr wohl aber kann man die Patienten auf die Notwendigkeit aufmerksam machen, bewusster mit ihrem Leben umzugehen. Es ist inzwischen so viel bekannt über die Zusammenhänge von Krankheiten mit Genetik, Epigenetik, Hirnphysiologie, Lebensstilen, Denken, Fühlen, Innenleben des Menschen, dass jeder einzelne und die Gesellschaft sich diesen Fragen stellen müssen.

Durch eine vermehrte Aufklärung wird der Mensch in seiner Freiheit und Autonomie nicht beschränkt, sondern im Gegenteil dazu ermutigt, beide zu gebrauchen, um sich ein genaueres Bild von einer Erkrankung machen. Der Patient braucht zunächst bestimmte Sachinformationen des Arztes und der Medizin (vieles ist schon aus dem Internet zu erfahren), kann dann aber über jeden ärztlichen Paternalismus hinaus zu einer eigenständigen Interpretation seiner Erkrankung gelangen. Zu einer solch ganzheitlichen Betrachtung sollte die Medizin die Patienten anleiten. Dazu müssen Ärzte besser ausgebildet werden, um die Einzelinformationen, die die Patienten sich schon aus dem Internet geholt haben, zu einem ganzheitlichen Bild zusammenzusetzen.

Dabei sollten sie in Abgrenzung von „esoterischen" Interpretationsversuchen den Patienten vermitteln, dass die Bedeutung einer Krankheit nicht beliebig vorgenommen werden kann, sondern entlang der verschiedenen Seinsebenen mit den je unterschiedlichen wissenschaftlichen Interpretationsmethoden erfolgen muss. Sie muss klar machen, dass eine Krankheit nur in einer Zusammenschau von naturwissenschaftlicher, psychologisch-psychosomatischer und philosophisch-theologischer Ebene in ihrer ganzen Tiefe erfasst werden kann. Nach den Grundprinzipien einer phänomenologischen Interpretation der Welt kann sie darauf hinweisen, dass sich in einem Krankheitsphänomen etwas ausdrückt, das über psychologische Mechanismen hinaus bis zu den letzten Gründen des Seins hinabreicht.[232]

Andersherum muss die Solidargemeinschaft für Menschen einstehen, die unverschuldet in Not geraten sind und möglicherweise wegen zu großer Armut erkranken. Sie hat die Pflicht, in Solidarität mit den Benachteiligten für diese zu sorgen und denjenigen, die zu bestimmten Leistungen nicht in der Lage sind, dennoch eine gute medizinische Versorgung zu ermöglichen. Sonst wird die Schere zwischen finanziell Bessergestellten und Ärmeren, die oft auch weniger Zugang zu Informationen und Bildung haben, immer größer.

Leider ist im Weltmaßstab die größte Krankheitsursache immer noch die Armut und die Unbildung. Im weltweiten Dialog – das sei hier abschließend noch angemerkt – müssen daher bestimmte Krankheiten u.a. durch Verbesserung der hygienischen Verhältnisse, der Bildung der Menschen sowie dem Ausbau von Sozial- und Versicherungssystemen bekämpft werden. Denn im Zuge der weltweiten Vernetzung tauchen schon ganz andere Probleme am Horizont auf. Ohne eine weltweite Solidarität mit den Armen und Unterprivilegierten und ohne die Bemühung um eine (weltweite) Entwicklung neuer Sozialsysteme kann es passieren, dass Menschen z.B. in ärmeren Ländern, aber auch in sogenannten zivilisierten Staaten wie den USA in Arbeitslosigkeit geraten, ohne gute Sozial- und Arbeitslosenversicherung weniger Geld zur Verfügung haben, ihre Wohnung verlieren und dadurch letztlich in schlechtere soziale und hygienische Verhältnisse abrutschen. Eventuell auftretende Krankheiten können dann ohne gute Krankenversicherung nicht hinreichend therapiert werden und es tauchen – gerade im Bereich der Infektionskrankheiten – nach unzureichender Antibiotikatherapie resistente Erregerstämme auf, die durch den Reiseverkehr in andere Länder exportiert werden. Auch dort können

---

[232] Vgl. dazu ebd. die Kapitel: „Bedeutung der Phänomene im *Horizont* der Seins": 196-199; „Bedeutung der Phänomene als *Ausdruck* des Seins": 199-203; dann auch „Ausdruck-Symbol-Krankheitsphänomene": 282-286 und „Zeichen-Bedeutung": 286-289; „Bedeutung im Allgemeinen und Besonderen": 289-290, schließlich „Krankheit als Seinsmangel der Geistseele": 324-327; „Kranksein aus Mangel an Erkenntnis und Bei-sich-Sein": 327-333; „Kranksein als Ausdruck der Verabsolutierung der Welt": 333-335 und „Kranksein als Ausdruck verfehlter Berufung": 335-345.

resistent gewordene Erregerstämme nicht mehr von den zur Verfügung stehenden Antibiotika bekämpft werden. Das heißt, es kann auch in den sogenannten zivilisierten Ländern dazu kommen, dass keine Antibiotika mehr für resistent gewordene Erreger zur Verfügung stehen. Gerade gegenwärtig kommen die Probleme enormer Flüchtlingsströme hinzu.

Wenn über das Wohl der Patienten gesprochen wird, dann geht es um eine kooperative Zusammenarbeit zwischen Arzt und Patient und das Miteinander von Naturwissenschaft und Geisteswissenschaft, von naturwissenschaftlich Verallgemeinerbarem und persönlich Einmaligem. Dem Wohl des Patienten kann nur gedient werden, wenn er nicht nur von außen behandelt wird, sondern auch selbst von innen her durch Lebensumstellung, Lebensvertiefung und Finden der inneren Stimmigkeit zu seiner Gesundung beiträgt.

Wenn im wissenschaftlichen Dialog von Natur- und Geisteswissenschaft um ein tieferes Verständnis von Krankheiten gerungen werden soll, dann müssen auch Forschungsprojekte verstärkt in den geisteswissenschaftlichen Bereich hineinreichen und nicht nur auf naturwissenschaftlichem Gebiet vorangetrieben werden. Vor allem die Erforschung der tieferen Hintergründe der vermeintlich rein naturwissenschaftlichen Krankheiten wie Morbus Parkinson, Multipler Sklerose, Alzheimer, Diabetes müssen vorangebracht werden (und nicht nur jene, die unter die sogenannten „typisch psychosomatischen Krankheiten" fallen wie Colitis ulcerosa u.a.). Zum einen reichen die psychosomatischen Konzepte nicht aus und zum anderen sollte im Gefolge der hier vorgestellten Anthropologie klar geworden sein, dass „hinter" der psychologischen noch die geistige Ebene liegt und der Mensch eine innere Einheit dieser verschiedenen Ebenen ist und insofern jeder Krankheitsprozess ein mehrdimensionales Geschehen ist.

Gerade jene Krankheiten müssen in ihren Entstehungsbedingungen genauer erforscht werden, die heute mit Stammzelltherapie geheilt werden sollen. Denn um die Verwendung embryonaler Stammzellen möglicherweise überflüssig zu machen, sollte man auf der naturwissenschaftlichen Seite die Erforschung und Verwendung adulter Stammzellen oder von Nabelschnurblut[233] favorisieren und sich auf der psychologisch-geistigen Ebene um ein tieferes Verständnis der existentiellen Hintergründe dieser Krankheiten bemühen. Kennt man diese Hintergründe genauer, kann man auch Therapien entwickeln.

Insbesondere ist angesichts fortschreitender Erkenntnisse auf dem Gebiet der Genforschung und der Erforschung dessen, was ein Gen ist und welche psychologischen und vor allem existentiell-geistigen Prozesse die Verschaltung von Genen beeinflussen können, ein tieferes Krankheitsverständnis möglich geworden. Wenn die Psychoneuroimmunologie und die neu zu etablierende Psycho-neuro-genetik nachweisen kann, dass das Gehirn des Menschen direkt auf die genetischen An- und Abschaltmechanismen der Gene Einfluss

---

[233] Siehe dazu später im Kapitel über embryonale Stammzellen.

hat[234] und empirische Untersuchungen zeigen, dass selbst Krebserkrankungen im fortgeschrittenen Stadium durch innere Lebensumkehr geheilt wurden[235], dann sind dies erste Hinweise auf derartige Zusammenhänge. Auch hier muss das alte Paradigma eines unumkehrbaren Krankheitsprozesses z.B. bei Krebserkrankungen aufgegeben werden:

> „Zweifelsfrei dokumentierte Spontanremissionen zeigen dagegen auf, dass bis zum fortgeschrittenen Stadium Malignomerkrankungen grundsätzlich als potentiell reversibler Prozeß aufgefaßt werden können. Darüber hinaus haben in den letzten Jahrzehnten wegweisende Erkenntnisse der onkologischen Grundlagenforschung das wissenschaftliche Malignommodell grundlegend geändert: Proliferationssignale allein führen noch nicht zur manifesten Tumorerkrankung. Angesichts der täglich im Organismus notwendigen milliardenfachen Proliferationsabläufe wird weniger die epidemiologische Häufigkeit als die Seltenheit von Malignomerkrankungen erstaunlich. Somit sind das komplexe Zusammenspiel von aktivierenden und inhibitorischen Regulationsmechanismen der Zellproliferation und ihre Abhängigkeit von Kontextbedingungen ganz in den Mittelpunkt des Forschungsinteresses gerückt."[236]

Wenn man darüber hinaus weiß, dass Krebserkrankungen sich über einen längeren Zeitraum hin entwickeln (5-10 Jahre), dass bei manchen Krebserkrankungen mehrere Gene (z.B. 7 Gene) *unabhängig* voneinander geschädigt werden müssen[237], damit es zum Ausbruch dieser Krankheit kommt, wenn man auf der anderen Seite sieht, wie viele Reparaturmechanismen von geschädigten Zellen es gibt, wie viele Kontrollpunkte, die die Neubildung von Zellen überwachen[238], dann leuchtet ein, dass die Entstehung von Krebserkrankungen zum einen sehr unwahrscheinlich ist und dass es sich zum anderen um ein multi-

---

[234] Vgl. Anm. 2.
[235] Vgl. Anm. 236.
[236] H. Kappauf/W.M. Gallmeier, Spontanremissionen, in: H.-J. Schmoll/K.Höffken/K. Possinger (Hrsg.), Kompendium Internistische Onkologie, Standards in Diagnostik und Therapie, Bd. 1, Berlin u.a. 1999, 95-111, hier 95.
[237] Vgl. dazu: A. Nordheim/B. Lüscher, Prinzipien der Tumorbiologie. Einführung, in: Schmoll/Höffken/Possinger (Hrsg.), Kompendium Internistische Onkologie, 1-5. Hintergrund von Krebserkrankungen sind genetische Veränderungen, die aber nur selten angeboren, sondern meistens erworben sind.
[238] Vgl. Nordheim/Lüscher, Zellwachstum, Zellzyklus und Apoptose, in: Schmoll/Höffken/Possinger, Kompendium Internistische Onkologie, 6-12. Bevor neu synthetisierte Zellen (alle Zellen des Körpers werden in unterschiedlicher Geschwindigkeit ständig ausgewechselt; rote Blutkörperchen haben z.B. eine Lebensdauer von etwa drei Monaten, sie müssen dann erneuert werden) in Umlauf gebracht werden, werden sie daraufhin untersucht, ob die Abschreibung des genetischen Codes und damit die Synthese des neuen Proteins (z.B. für rote Blutkörperchen) auch korrekt gewesen ist. Wenn dies nicht der Fall ist, entstehen z.B. Krebserkrankungen. Um das zu verhindern, werden diese Fehler entweder repariert oder die Zellen werden aussortiert und vernichtet oder sie werden auf einer anderen Ebene vom Immunsystem beseitigt. Auch gibt es eigene Tumorsuppressorgene, die das Tumorwachstum unterdrücken sollen. So existiert eine große Anzahl an Kontrollmechanismen, die darüber wachen, dass krankhafte Zellen nicht in Umlauf gebracht und rechtzeitig vernichtet werden. Daher ist die Wahrscheinlichkeit, einen Krebs zu bekommen, eher gering.

faktorielles Geschehen handelt, dass von vielen äußeren und inneren Faktoren abhängig ist. Dies gilt auch für viele andere Erkrankungen.

Zum Erfassen all dieser Faktoren muss man also das eindimensional naturwissenschaftliche Menschenbild übersteigen auf die hier vorgestellte dreidimensionale Anthropologie. Wenn die Geistseele inneres Formprinzip des Leibes ist, dann können den empirisch messbaren naturwissenschaftlichen Daten und den psychologischen Phänomenen geistige Grundhaltungen zugrunde liegen, die dem Verhältnis des Menschen zur Wahrheit und zum letzten Seinsgrund entspringen. Diese Grundhaltungen sind hinter den seelischen Konflikten zu finden und können sich entweder in diesen Konflikten oder auf der materiellen Ebene der Gene mit den komplexen Genverschaltungen ausdrücken. Gene in menschlichen Organismen, das wird sich mit weiterer Forschung immer deutlicher zeigen, sind nicht reine Materie, sondern eine erste Materialisierungsebene des Geistes und geistige Bewegungen drücken sich in ihnen aus. Gerade hier passt der Begriff „Ausdruck", denn der Geist drückt sich in der Materie aus. Analog dazu kann man sagen, dass sich auch das Gen ausdrückt, indem es angeschaltet wird, sich exprimiert und so die Bildung von Proteinen fördert. Sonst bleibt es inaktiv. Gerade die Fortschritte im Verständnis der Gene mit ihren Verschaltungen könnten die Grundthese von der „durchgeistigten Materie" zunehmend bestätigen.[239] Evelyn Fox Keller geht sogar so weit, zu sagen, dass der Begriff des Gens gar nicht mehr verwendbar ist, weil er eine Starrheit suggeriert, die so nicht gegeben ist. Sie spricht bereits vom Phänomen des Geistes im Zusammenhang mit den Genen und der Selbstorganisation des Organismus. Sie sagt, ein Organismus (organon: Werkzeug) werde nicht von außen gesteuert wie ein Werkzeug von einem Werkzeugbenutzer, sondern sei „ein System von Organen ..., das sich verhält, als besäße es einen eigenen Geist – als würde es sich selbst steuern."[240] Auch neuere Veröffentlichungen aus dem Jahr 2015 weisen auf derartige Zusammenhänge hin.[241]

Von hier aus sind auch vermeintlich rein naturwissenschaftliche Erkrankungen (Krebs, Multiple Sklerose, Alzheimer, Parkinson) als ein mehrdimensionales Geschehen aufzufassen. Gerade die großen chronischen Erkrankungen sind möglicherweise nur mit einem solch dreidimensionalen Zugang zu erfassen. Mit Hilfe einer genauen Kenntnis der pathophysiologischen Zusammen-

---

[239] Vgl. dazu einen Artikel, der die Komplexität der Gene und der genetischen Verschaltungen aufweist von: B. Goertzel (aus d. Amerikanischen von M. Bischoff), Magische neue Genetik. Jetzt wächst zusammen, was zusammengehört: Die Computertechnologie bereitet den Weg zur Postgenombiologie, in: FAZ, Dienstag 26. Juni 2001, Nr. 145, 50.

[240] Ebd., 137.

[241] Spektrum der Wissenschaft, Mai 2015: Die Medizin der Zukunft, RNA-Medikamente und Nanotechnik, Spektrum der Wissenschaft Juli 2015: Epigenetik. Wie sich Umwelteinflüsse noch auf unsere Urenkel auswirken. Vgl auch: B. Kegel, Epigenetik. Wie Erfahrungen vererbt werden, Köln 42011, P. Stork. Der zweite Code. Epigenetik – oder: Wie wir unser Erbgut steuern können, Reinbek b. Hamburg, 42010: W. Gibbs: DNA ist nicht alles, in: Spektrum der Wissenschaft, Das Neue Genom, Januar 2006.

hänge der einzelnen Erkrankungen, den Erkenntnissen moderner Gen- und Gehirnforschung sowie einem vertieften Blick auf die psychologisch-geistigen Hintergründe, sollte mit Hilfe der hier dargestellten Anthropologie einiges an Erkenntnissen gewonnen werden können. Dieses vertiefte Wissen kann dann auch therapeutisch genutzt werden.

Krankheiten sind, das sollte nach dem bisher Ausgeführten hinlänglich klar geworden sein, einerseits ein objektivierbares naturwissenschaftliches Geschehen, andererseits ein subjektives Ereignis, das auf psychologischer Ebene intersubjetiv vergleichbar ist und schließlich ein geistig-personaler Prozess der den einzelnen in seiner innersten Mitte angeht und dadurch nur noch schwer intersubjektiv objektivierbar ist. Diese letzte Ebene bezieht sich auf die individuelle, unvergleichbare und einmalige Biographie des einzelnen. Dies müsste eine personalisierte Medizin herausarbeiten, die eben mehr sein sollte als nur das Schauen auf das individuelle Genom des Patienten. Anfängliche Hinweise auf derartige Zusammenhänge (die aber vertieft werden müssen) zeigen, dass z.B. religiöse Menschen (was das heißt, muss genauer aufgeschlossen werden) offensichtlich weniger erkranken oder länger leben. Dies hat eine große Zahl amerikanischer Studien gezeigt.[242]

Aus dieser Perspektive sollte es ein wesentliches Ziel der naturwissenschaftlichen Medizin sein, sich ihres reduktionistischen Ansatzes bewusst zu werden und den Menschen darüber aufzuklären, dass die verschiedenen Seinsebenen an einem Krankheitsgeschehen mitbeteiligt sind. Durch präventive Aufklärung ist deutlicher zu machen, dass ein Krankheitsgeschehen nicht nur ein naturwissenschaftlich, äußerlich auftretendes, unbeeinflussbares „Schicksal" ist, sondern dass der Mensch aufgrund seiner Lebensführung, seelischen Verfasstheit sowie seiner geistigen Grundausrichtung beim Entstehen einer Krankheit sowie beim Gesundwerden und Gesundbleiben mitbeteiligt ist. Er kann und sollte an seiner Heilung mitwirken.

Geht man von diesen Prämissen aus, dann müssen in Konkretisierung des Gesagten auch die herkömmlichen Ziele der Medizin von Prophylaxe, Diagnose, Therapie umfassender definiert werden. Dies soll im Folgenden geschehen.

---

[242] Diese Studien sind zusammengefasst in: H. Amberger, Wer glaubt, lebt länger. Glauben heilt – Beten hilft – und Ärzte können es beweisen, Wien 2000, 173-180.

II. Prophylaxe, Diagnose, Therapie

1. Prophylaxe – Diagnose

Eine *Prophylaxe* und Prävention darf sich unter diesen Prämissen nicht mehr nur auf naturwissenschaftliche Vorsorgeuntersuchungen mit Hinweisen auf richtige Ernährung und genügend Bewegung konzentrieren, sondern muss deutlich machen, dass Krankheiten ganz individuelle Komponenten beinhalten, die sich zunächst auf der psychologischer Ebene im Sinne von Konfliktlösungen, dann aber auf der Ebene geistig-personaler Grundhaltungen zeigen. Im Kontext dieser Grundhaltungen geht es um die jeweilige Lebensführung, Weltanschauung und Grundausrichtung des Lebens. Es geht um die Ausrichtung auf das gesamte Sein und den damit gegebenen Sinnhorizont, auf die Endlichkeit des Lebens, die Auseinandersetzung mit dem Tod und die Einsicht in die bleibende Fragmentarität menschlicher Existenz. Prophylaxe heißt also hier präventive Aufklärung über die Gesamtheit der komplexen Zusammenhänge der Krankheitsgeschehnisse.

Betrachtet man die *Diagnose*, ist ähnliches festzuhalten*:* Die Diagnose ist zunächst Domäne der Naturwissenschaft. Mit Hilfe moderner Gentechnologie kann sie bis in die pränatale DNA-Analyse hinein vorangetrieben werden und als Präimplantationsdiagnostik im Reagenzglas vor der Implantation eines in vitro hergestellten Menschen vorgenommen werden.[243] Auch im Mutterleib können mit Hilfe der Pränataldiagnostik genetische Schäden frühzeitig entdeckt werden. Man kann dabei zwischen schon manifesten Erkrankungen (z.B. Trisomie 21) und erst in späteren Lebensphasen oder im Alter ausbrechenden Krankheiten (Chorea Huntington, Morbus Alzheimer) unterscheiden.

Abgesehen von der grundsätzlichen Problematik einer Präimplantations- oder Pränataldiagnostik, auf die noch einzugehen ist, muss zunächst über die Diagnostik und deren *Interpretation* nachgedacht werden. Ausgehend von einer rein naturwissenschaftlichen Anthropologie scheint es für einige Krankheiten eine prognostische *Sicherheit* über den Ausbruch von Erkrankungen zu geben: eine bestimmte genetische Veranlagung führt später *sicher* zu der jeweiligen Erkrankung. Von diesem Standpunkt aus ist zu entscheiden, ob einem Embryo zugemutet werden soll, auf die Welt zu kommen mit dem sicheren Wissen, später einmal an einer bestimmten Krankheit zu leiden. Die andere Möglichkeit stellt die „Vernichtung" dieses später erkrankenden Embryos dar, um ihm oder den Eltern ein Leben im Angesicht einer irgendwann ausbrechenden Krankheit zu ersparen.

Ganz anders aber stellt sich die Situation dar, wenn die Mehrdimensionalität menschlichen Lebens in Betracht gezogen wird. Dann scheint es diese Si-

---

[243] Vgl. dazu auch die späteren Kapitel über Präimplantationsdiagnostik und über prädiktive Medizin (Kap C III/ 2).

cherheit in der Prognose über den Ausbruch, den Zeitpunkt des Ausbruchs und die Stärke der Ausprägung einer Krankheit nicht mehr zu geben. Eine Veröffentlichung der Deutschen Forschungsgemeinschaft bemerkt dazu: „Die meisten Krankheiten entstehen nicht durch einzelne, sondern durch das Zusammenwirken mehrerer Faktoren. Ob und wann die Krankheit tatsächlich auftritt, lässt sich oft nicht sicher vorherbestimmen."[244] Lediglich bei ganz wenigen Erkrankungen scheint es diese Sicherheit der Prognose (z.B. Chorea Huntington) zu geben.

Die Sicherheit einer derartigen Prognose hängt ebenso von der Exaktheit der Diagnose – es gibt auch Fehldiagnosen – wie von der Sicherheit der Gentests ab. Diese scheint nicht immer gegeben zu sein. Die Frankfurter Allgemeine Zeitung schreibt im Blick auf die Sicherheit von Gentests und der Annahme einer hundertprozentigen Korrelation zwischen erblicher Anlage und ausbrechender Krankheit: „Nur wenig Beachtung fand jedoch die Tatsache, daß Gendiagnosen auch ihre technischen Grenzen haben. Bei der Bewertung von Gentest ist daher Vorsicht geboten. ... Nur in den seltensten Fällen beruht ein Erbleiden bei allen Betroffenen auf exakt derselben Mutation."[245]

Wenn also im Rahmen einer Präimplantations- oder Pränataldiagnose – bei aller Unterschiedlichkeit der ethischen Bewertung, auf die noch einzugehen ist – nicht mehr in allen Fällen eine hundertprozentige Aussage über den Ausbruch, Verlauf oder Ausprägung einer Erkrankung zu machen ist, weil diese auch von anderen Parametern abhängt oder Gentests nicht die notwendige Sicherheit bringen, wird die ganze Diagnostik fragwürdig. Katastrophale Folgen hat sie gar, wenn Fehldiagnosen, die entweder durch Laborfehler oder durch die Unsicherheit, die der Diagnose selbst inhärent ist, zu bestimmten Handlungen führen, die nicht mehr korrigierbar sind. Seien dies nun Abtreibungen nach einer Pränataldiagnostik oder frühzeitige Brustamputationen bei Frauen, die eine genetisch nachweisbare Veranlagung zu Brustkrebs haben.

Nimmt man die bisherigen Erkenntnisse der prädiktiven Medizin zusammen, dann ist zu sagen, dass es offensichtlich nur bei ganz wenigen Krankheiten eine hundertprozentige Korrelationen zwischen vorhandenem Gen und ausbrechender Krankheit gibt. Bisher weiß man nur von den *erkrankten* Patienten, dass sie ein bestimmtes krankmachendes Gen besitzen. Man weiß aber nicht, ob nicht auch einige *Gesunde* Träger dieses Gens sind, das nur bei ihnen nicht exprimiert wurde. Um dies herauszufinden, müsste man die gesamte phänotypisch gesunde Bevölkerung untersuchen und zusehen, ob auch ein gesunder Mensch Träger dieses Gens ist, oder ob wirklich nur die Kranken dieses Gen besitzen. Erst wenn gezeigt werden könnte, dass *kein* Gesunder Trä-

---

[244] Deutsche Forschungsgemeinschaft, Humangenomforschung, 5.
[245] B. Hobom, Gendiagnosen oft schwierig zu bewerten. Gleiches Krankheitsbild bei unterschiedlichen Erbänderungen. Aufwendige Tests, in: FAZ, 25.10.2000, Nr. 248, N 4. Vgl. dazu auch den schon erwähnten Artikel in der FAZ mit dem Titel: Th. Weber, Schattenspiele im Kern. Auch das noch: Gentests sagen nur die halbe Wahrheit: FAZ Freitag 22. Juni 2001, Nr. 142, 44.

ger dieses Gens ist und dass alle Träger des Gens *immer* erkranken, wäre eine eindeutige und in jedem Fall zutreffende Korrelation herzustellen und eine hundertprozentige Prognose zu treffen.

Nur bei der Annahme eines rein naturwissenschaftlichen Geschehens, das davon ausgeht, dass bestimmte genetische Veranlagung *in jedem Fall* zum Ausbruch der jeweils pränatal diagnostizierten Erkrankung führt, ist eine hundertprozentige Aussage über eine später ausbrechende Krankheit zu machen. Sollten andere Faktoren zum Ausbrechen der Krankheit hinzukommen müssen, damit diese manifest wird (seelische Befindlichkeit, Lebensführung, Grundhaltungen dem Leben gegenüber), sind die Prognosen zu modifizieren.

Ganz allgemein sind für etliche Krankheiten zusätzliche Komponenten bekannt, die zum Manifestwerden einer Krankheit hinzukommen müssen. Gut erforscht sind z.B. im Rahmen der Psychoneuroimmunologie die Wechselwirkungen zwischen Psyche und Immunsystem[246]: Dieses kann durch seelische Prozesse entscheidend geschwächt werden und so können z.B. Infektionskrankheiten leichter ausbrechen oder Krebszellen besser wachsen. Genauer zu erforschen wäre der Zusammenhang zwischen seelischen Befindlichkeiten und dem Manifestwerden von Erkrankungen auf dem Hintergrund genetischer Veranlagungen. Diese Befindlichkeiten können offensichtlich „direkt" auf die Expression von Genen Einfluss nehmen oder über An- und Abschaltmechanismen von Genen funktionieren. Hier zeichnen sich erste empirische Ergebnisse über diese Zusammenhänge ab. Man erkennt – wie erwähnt –, dass auch das Gehirn auf die Expression von Genen einwirkt. „Auch das Gehirn ... nimmt direkten Einfluß darauf, welche Gene einer Zelle aktiviert werden und welche Funktionen von einer Zelle infolgedessen ausgeführt werden."[247]

Wenn also innerhalb der psychosomatischen Forschung gezeigt werden kann, dass z.B. die Aktivität von Suppressorgenen, die eigentlich die Expression kranker Gene verhindern sollen, durch seelische Einflüsse vermindert sind und so die Expression kranker Gene ermöglicht wird, oder aber bestimmte fehlerhafte Gene exprimiert werden, wenn bestimmte seelische Parameter hinzukommen, dann wären prädiktive Aussagen über den Ausbruch einer Erkrankung nicht mehr so einfach zu tätigen. Da die Psychoneuroimmunologie

---

[246] Als Auswahl: U. Kropiunigg/A. Stacher, Ganzheitsmedizin und Psychoneuroimmunologie. Vierter Wiener Dialog, Wien 1997; K.-H. Schulz /J. Kugler/M. Schedlowski (Hrsg.), Psychoneuroimmunologie. Ein interdisziplinäres Forschungsfeld, Bern u.a. 1997; R. Ader, D.L. Felten, N. Cohen (Hrsg.), Psychoneuroimmunology, San Diego u.a. ³1995; I. Berczi/J. Szelenyi, Advances in Psychoneuroimmunology, New York-London 1994; P. Henningsen, Psychoneuroimmunologische Forschung in der Psychosomatik, in: Psychotherapie, Psychosomatik, medizinische Psychologie 43 (1993), 348-355; L. Hodel/ P.J. Grob, Psyche und Immunität. Eine ausgewählte Literaturstudie der Psychoneuroimmunologie bei gesunden Personen, Schweizer Medizinische Wochenschrift 123 (1993), 2323-2341; W.P. Kaschka/H.N. Aschauer (Hrsg.), Psychoimmunologie, Stuttgart-New York 1990. Vgl. in diesen Werken auch die Ausführungen zu den physiologischen Mechanismen.
[247] Huether/Doering/Rüger/Rüther/Schüßler, Psychische Belastungen und neuronale Plastizität, 127.

bereits die Zusammenhänge zwischen seelischen Gegebenheiten und der Schwächung des Immunsystems nachgewiesen hat, käme auch der weiteren Untersuchung der Zusammenhänge zwischen seelisch-geistigen Parametern und den An- und Abschaltmechanismen von Genen sowie jenen zwischen seelisch-geistigen Befindlichkeiten und der Expression einzelner Gene eine große Bedeutung zu.

Es ist daher genau zu prüfen, inwieweit die Erkenntnisse über die Zusammenhänge zwischen genetischer Disposition und dem Ausbruch von Krankheiten ausreichen, um sichere Aussagen zu tätigen. Es sind all die Interaktionen der Gene untereinander und der Gene z.B. mit der mitochondrialen DNA zu berücksichtigen, dann die vielen An- und Abschaltmechanismen von Genen, ferner die Bedingungen im Cytoplasma und all die Interaktionen der Zellen untereinander sowie des gesamten Organismus mit der Umwelt und schließlich die Beziehung der genetischen Ebene und des Immunsystems mit der Innenwelt der Patienten, um hier größere Klarheit über die Zusammenhänge zwischen genetischer Disposition und dem sicheren Ausbruch einer Erkrankung zu bekommen. Eine ganzheitliche Anthropologie könnte die naturwissenschaftliche Forschung anregen, vermehrt in diese Richtung zu forschen. Bereits jetzt scheint zunehmend klar zu werden, dass das naturwissenschaftliche Paradigma mit seinen sicheren Zukunftsprognosen keine Alleingültigkeit besitzt und dass eine vollständige Determination durch die Gene nicht gegeben ist.

Wenn dies so ist, dann ist die prädiktive Medizin differenzierter zu beurteilen. Dann muss nicht jede prädiktive Diagnostik automatisch zu einer Abtreibung führen. Dann könnten differenziertere Aussagen über Wahrscheinlichkeit, Zeitraum und Ausprägung eines Krankheitsausbruchs gemacht werden. Wenn Eltern sich entschlössen, ein Kind mit einem diagnostizierten Schaden oder „Spätschaden" zur Welt zu bringen, könnte – abgesehen von möglichen Therapien – die gestellte Diagnose zu einer frühzeitigen Auseinandersetzung mit der Krankheit und einem bewussteren und vertieften Leben führen.

Man könnte den Eltern die genetische Veranlagung mitteilen und ihnen gleichzeitig klarmachen, dass die Veranlagung noch nicht in jedem Fall zum Ausbruch der Erkrankung führen muss. Die Eltern und das heranwachsende Kind könnten sich mit ihrem Leben darauf einstellen und dazu beitragen, dass die genetische Disposition nicht zu einem manifesten Krankheitsbild führt. Um diese Zusammenhänge aber dezidiert darlegen zu können, bedarf es einer intensiven Beratung der Betroffenen. Wenn nur Wahrscheinlichkeiten über das Auftreten von genetisch diagnostizierten Krankheiten aufgestellt werden könnten, könnte eine prädiktive Diagnose durchaus positiv genutzt werden.

Andererseits stellt sich – abgesehen von den noch zu behandelnden ethischen Fragen – anthropologisch die Frage, ob es eigentlich nützlich für Eltern und Kind ist zu wissen, dass das Kind mit Sicherheit oder mit hoher Wahrscheinlichkeit krank wird? Wenn es mit Sicherheit krank wird, kann man – sollte man Abtreibung ablehnen – sowieso nichts daran ändern. Wenn die

Wahrscheinlichkeit einer Erkrankung besteht, ist die Frage, ob das Wissen hilfreich ist, oder ob eine solche Hypothek nicht die Entwicklung eines Menschen gerade auch in jenen Grundentscheidungen erschwert, die – nach der These der Studie – so wichtig für die Gesundheit sind, nämlich das Finden der inneren Mitte und eine vertrauensvolle Lebensbewältigung. Hier könnte sich eine vertrauende Lebensbejahung in ängstliche Selbstbewahrung verkehren. Wie oft werden gerade jene Kinder krank, deren Eltern sich besonders um sie sorgen und sie vor jeder Krankheit schützen wollen. Also auch hier ist abzuwägen, welchen Nutzen eine Diagnose hat und welchen Schaden sie möglicherweise anrichtet. Dazu ist beispielsweise eine qualitätvolle Beratung zu empfehlen.

Den möglichen Chancen dieser Diagnostik, sich angesichts einer frühzeitig gestellten Diagnose auf ein bewussteres Leben einstellen zu können, stehen also die Nachteile eines ständigen „Wissens" um die Wahrscheinlichkeit eines Krankheitsausbruches gegenüber. Die Chancen, dass der „genetisch Kranke" an seinem Krankwerden oder Gesundbleiben durch eine entsprechende Lebensführung mitwirken kann, könnten umschlagen in eine größere Lebensangst. Das Wissen um die genetische Veranlagung könnte zu einem ständigen Damoklesschwert werden und den Menschen verzweifeln lassen. Die daraus resultierende ständige innere Unruhe könnte möglicherweise zum Manifestwerden der Krankheit beitragen.

Natürlich hat die prädiktive Diagnostik auch eine andere negative Seite. Sie kann dazu benutzt werden, ein genetisch vorgeschädigtes Leben gar nicht erst zur Ausreifung kommen zu lassen. Die Diagnose eines genetischen Mangels beim Embryo kann Eltern für eine Abtreibung votieren lassen. Dies kann entweder Folge einer „freien" Entscheidung der Eltern sein oder aber eine solche Entscheidung kann durch äußeren Druck auf die Eltern „erzwungen" werden. Eine den Eltern nahegelegte Abtreibung kann damit begründet werden, dass man dem Embryo, bei dem Spätschäden zu erwarten sind, ein Leben mit einer späteren Erkrankung ersparen solle, dass die durch behinderte Menschen entstehenden Kosten für Krankenkassen und Staat zu hoch sind oder dass der Anblick eines Behinderten die Umgebung stört.

Es könnte den Eltern nahegelegt werden, dass sie sich im Zuge der Verantwortung für das Kind, für die soziale Gemeinschaft, für Krankenkassen und Staat zu einem solchen Schritt entscheiden sollten. Jeder lebende Behinderte könnte als Anfrage (Anklage) an die Eltern verstanden werden, verantwortungslos gehandelt und ein behindertes Kind zur Welt gebracht zu haben. Sie hätten, so könnte der Vorwurf lauten, aus mangelnder Verantwortung für das Kind, aus mangelnder Rücksichtnahme auf die Gesellschaft, auf die Solidargemeinschaft oder den Staat oder aus rein egoistischen Gründen das Kind zur Welt gebracht.

Zum einen ist eine solche Entwicklung, wie leicht zu sehen ist, deshalb verhängnisvoll, weil dadurch die Autonomie der Eltern untergraben und deren Entscheidungsfreiheit durch den Blick auf andere Interessen unterminiert wird. Zum zweiten geschieht hier eine Selektion von gesundem und behindertem Leben, wenn eine Präimplantationsdiagnostik zur Selektion gesunden Erbgutes verwendet wird oder wenn eine Pränataldiagnostik mit dem primären Ziel einer Abtreibung vorgenommen wird. James Watson, der Entdecker der Doppelhelixstruktur der DNA plädiert für eine solche Selektion, da der Mensch die Verantwortung für die folgende Generation übernehmen müsse und ihr kein behindertes Leben zumuten dürfe.[248]

Vor jeder Diagnostik ist also zu überlegen, welche Ziele man mit der Diagnostik verfolgt. Bevor später noch genauer auf die Problematik der Präimplantationsdiagnostik eingegangen wird, ist schon hier darauf hinzuweisen, dass es nicht zu den Zielen medizinischer Diagnostik oder medizinischen Handelns gehört, eine solche Selektion vorzunehmen. Es ist klarzustellen, dass eine solche Selektion mit der Würde menschlichen Lebens nicht vereinbar ist. Behindertes Leben hat nicht weniger Würde als gesundes und es ist abzulehnen – bei allem Verständnis für die große Lebensbelastung durch ein behindertes Kind –, das eine Leben gegen das andere zu verrechnen. Außerdem muss klar sein: Es wird auch jenseits von angeborenen genetischen Schäden weiterhin Behinderungen geben, sei es durch später auftretende genetische Schäden, sei es durch Sauerstoffmangel bei der Geburt, sei es durch Unfälle oder Erkrankungen wie multipler Sklerose, amyotropher Lateralsklerose oder andere Krankheiten.

2. Therapie

Aus dem bisher Ausgeführten folgt für die *Therapie*, dass auch hier der rein naturwissenschaftliche Zugang mit medikamentöser, operativer oder radiologischer Therapie nicht ausreicht. Auch für die Therapie ist ein mehrdimensionaler Ansatz unabdingbar. Denn beispielsweise ist ein Krebskranker nicht schon dadurch gesund, dass ihm ein Tumor entfernt wird. Nach der oben entfalteten Anthropologie ist eine solche Erkrankung nicht nur ein naturwissenschaftliches Phänomen, sondern kann darüber hinaus Ausdruck seelischer Konflikte und – was noch wichtiger ist – Ausdruck einer sehr viel tiefer liegenden inneren Unstimmigkeit, eines Verlustes an innerer Mitte, Identität, Wahrhaftigkeit, „Berufung" und Lebensorientierung sein. Daher ist bei Krebserkrankungen immer auch eine „Schulung" zur Lebensführung und zu Lebensstiländerungen anzubieten, wie in Zukunft an einer Heilung mitgewirkt werden kann oder wie mit der Krankheit umzugehen ist. Man sollte auch Hilfen für eine berufliche Neuintegration anstreben.

Phänomenologisch ist auffällig, dass gerade die Krebszelle ihre Orientierung im Gesamtverbund des Organismus sowie ihre Form und Gestalt verlo-

---

[248] Vgl. dazu: J.D. Watson, Die Ethik des Genoms. Warum wir Gott nicht mehr die Zukunft des Menschen überlassen dürfen, in: FAZ, 26. September 2000, Nr. 224, 55.

ren hat. Als Leberzelle sollte sie z.b. den Körper entgiften helfen, schert aber aus dem Verband der Zellen aus und kann so ihre Funktion nicht mehr wahrnehmen. Zwar sind dafür naturwissenschaftlich Gründe anzugeben (genetische Veränderungen), aber im Kontext des oben Ausgeführten gilt es weiter zu fragen, ob sich nicht gerade in Krebszellen, die ihre innere Orientierung, Form und Gestalt verloren haben, ein tieferes Defizit ausdrückt.[249] Es ist die Frage, ob man mit einer Zusammenschau der oben erwähnten vier aristotelischen Ursachen nicht genauer an ein Phänomen wie jenes der Krebserkrankungen herankommt als nur mit jener der naturwissenschaftliche Medizin, nämlich der causa efficiens.

Es ginge darum, anlässlich einer Krebserkrankung zu schauen, ob nicht gerade der Formverlust der Zelle und der Verlust ihrer Zielausrichtung mit der causa formalis und der causa finalis in Zusammenhang gebracht werden könnte. Das würde bedeuten, dass neben äußeren Ursachen (causa efficiens) und seelischen Parametern, die in dem Sinn auch äußerlich bleiben, als sie durch *Einflüsse von außen* (Eltern, Umwelt) das Innere des Menschen beeinflussen, vor allem in der innersten Geistseele des Menschen, die als Form- und Einheitsprinzip angesprochen wurde, eine Ursache einer Krebserkrankung liegen könnte. Diese Geistseele trägt eine finale Ausrichtung (causa finalis), ein Wozu, in sich und dieses Wozu hat die Krebszelle gerade verloren. Es könnte gefragt werden, ob diese äußere Erscheinung – neben anderen Einflüssen – auch Ausdruck eines tieferen Verlustes an „Wozu" des eigenen Lebens sein könnte. Und dieser Verlust könnte sich – verbunden mit anderen Ursachen – auf der genetischen Ebene, aber auch auf jener des Immunsystems manifestieren. Bei den meisten psychosomatischen Überlegungen bleibt dieser Aspekt, dass auch aus dem Innersten des Menschen selbst – im Sinne einer causa formalis – Einflüsse auf die Materie ausgehen können, außer Acht.[250]

Es könnte also vorsichtig gefragt werden, ob eine Analyse der Phänomene (Vorbeileben der Krebszelle an ihrem eigentlichen Funktionszustand) nicht Hinweise darauf geben könnte, dass die materielle Ebene ein Ausdrucksgeschehen eines tieferen Defizits im Sinne eines Vorbeilebens des Menschen am eigenen Leben bzw. Ausdruck einer innersten Unstimmigkeit oder eines fragwürdigen „Wozu" sein kann.[251] Empirische Untersuchungen deuten in die hier angesprochene Richtung, dass Menschen durch Lebensumkehr und ein neues „Wozu" zu ihrer Heilung beitragen können. Im Blick auf Krebserkrankungen und deren spontane Heilungen wurden deren Hintergründe untersucht und die Ergebnisse folgendermaßen zusammengefasst:

---

[249] Diese Zusammenhänge können hier nur angedeutet werden. Näheres dazu bei Beck, Seele und Krankheit; ders., Krankheit als Symbol, in: Perfusion 6 (1993) 234-239.
[250] Vgl. dazu eine dreidimensionale Analyse von Krebserkrankungen: M. Beck, Der Krebs und die Seele. Gen-Geist-Gehirn-Gott, Paderborn u.a. ²2010.
[251] Vgl. dazu die Untersuchungen von M.E. Heim/R. Schwarz, Spontanremissionen in der Psychoonkologie. Theoretische Modelle und klinische Befunde, Stuttgart NewYork 1998.

„1. Die mit einer Tumorerkrankung verbundenen Lebensbedrohung zwingt zu einer Beschäftigung mit Tod und Sterben und wirft Fragen nach dem Wozu des Lebens auf.

2. Folge dieser Auseinandersetzung ist das Infragestellen bisher gelebter Verhaltens- und Erlebensmuster.

3. Es kommt zu einer vorläufigen Neudefinition der Frage des Wozu.

Die Neudefinition beinhaltet die Veränderungen früherer Erlebens- und Verhaltensmuster. Subjektiv zufriedenstellen werden vorgenommene Veränderungen dann erlebt, wenn sie in eine Übereinstimmung mit der sozialen Umwelt gebracht werden können."[252]

Allerdings muss bei einer solchen Interpretation immer daran gedacht werden, dass Krankheit insgesamt auch ein „Gemeinschaftsgeschehen" ist, so dass es nicht nur um innere „Defizite" des Einzelnen geht, sondern auch um jene des Umfeldes. Könnte der Mensch diese Zusammenhänge genauer erkennen, wäre er durch innere Umkehr oder Änderung der Lebensumstände in der Lage, an seiner Genesung mitzuwirken. Durch vertiefte Einsicht in die tieferen Dimensionen seiner Krankheit könnte der Patient mit einer neuen Lebenspraxis zu einer tiefgreifenden Heilung beitragen.

All diese Ausführungen sollen darauf hinweisen, dass Krankheiten von vielen Parametern abhängen und auch Gesundheit nichts Statisches, sondern ein immer wieder neu zu „erringender" Zustand ist. Das Problem von Gesundheit und Krankheit ist letztlich eine Frage eines funktionierenden physiologischen Gleichgewichts z.B. zwischen aggressiven und protektiven Faktoren wie beispielsweise zwischen der aggressiven Magensäure und der die Magenwände schützenden Schleimschicht oder zwischen Viren, Bakterien oder Pilzen und dem diese Erreger abwehrenden Immunsystem. Dieses Gleichgewicht hängt wiederum vom inneren seelischen Gleichgewicht des Einzelnen ab. Wenn ein Parameter in diesem System überhandnimmt (Zunahme der Konzentration an Bakterien oder Viren in der Außenwelt, vermehrte Magensäure) oder aber das abwehrende System relativ zu schwach wird (z.B. durch seelische Unstimmigkeiten), dann bricht eine Erkrankung aus.

Diese Gleichgewichtsphänomene reichen offensichtlich hinunter bis zur genetischen Ebene mit ihren An- und Abschaltmechanismen. Je mehr die Medizin diese Ebene analysiert, desto genauer erkennt sie, dass es auf genetischer Ebene kaum einen vollständig gesunden Menschen gibt. Bei fast jedem Menschen existieren fehlerhafte Gene. Diese werden aber entweder nicht exprimiert und von Suppressorgenen unterdrückt oder aber repariert. Auch hier stellt sich die Frage, warum im Falle einer Erkrankung bestimmte Suppressorgene, die ein Tumorwachstum unterdrücken sollen, nicht aktiviert werden oder andere fehlerhafte Gene, die eigentlich abgeschaltet werden sollten, nicht unterdrückt werden. Zu diesen Interaktionen müssen offensichtlich zusätzliche

---

[252] Ebd., 157.

Parameter hinzukommen, die mit der Umwelt und der inneren Verfassung des Menschen zu tun haben. Auch hier geht es um Gleichgewichtssysteme, die die Aktivierung oder Unterdrückung von Genen beeinflussen.[253] Eine Therapie sollte demzufolge neben naturwissenschaftlichem Eingreifen auch die inneren Unstimmigkeiten zu ergründen suchen und – wenn möglich – beseitigen.

Ein wesentliches Ziel der Medizin sollte es also sein, diese Interaktionsebene der Gene und die Komplexität von Krankheiten genauer zu analysieren, denn die Analyse der Gene allein sagt noch relativ wenig über Krankheitsentstehung und -verlauf aus. Auf diese Zusammenhänge und den noch bestehenden Forschungsbedarf weist auch die Deutsche Forschungsgemeinschaft ausdrücklich hin: „Jedes Gen unterliegt einer Kontrolle seiner Aktivität. Viele Gene sind je nach ihrer Aufgabe nur in bestimmten Geweben und zu bestimmten Zeiten aktiv. Gerade im Hinblick auf die Steuerung der Aktivität besteht großer Forschungsbedarf."[254] Erst wenn die genetischen Verschaltungsmechanismen und die sie beeinflussenden Faktoren genauer bekannt sind, kann präziseres über die Krankheitsentstehungen und -verläufe gesagt werden.

Es sollte aus dem Gesagten klar geworden sein, dass hier die These vertreten wird, dass nicht nur naturwissenschaftliche und psychologische Parameter über Krankheit oder Gesundheit entscheiden, sondern auch die Ausrichtung des Menschen auf das Sein und die Wahrheit. Der Mensch kann und soll seine innere Stimmigkeit finden. Diese stellt sich dann ein, wenn er mit dem Sein und das heißt näherhin mit seinem persönlichen Sein, seinem Wesen und seiner Wahrhaftigkeit übereinstimmt oder – theologisch formuliert –, wenn er dem innersten Anruf seines Gewissens bzw. – christlich gesprochen – dem Willen Gottes folgt. Dieser Wille zeigt sich im Gewissen und im Finden der je eigenen Berufung. Die Erfüllung des je neuen Gewissensanrufes und die damit gegebene Kongruenz zwischen göttlichem und menschlichem Willen erweist sich wiederum als innerer Friede, Freude, Glück und innerer Stimmigkeit.[255]

Das Finden der inneren Stimmigkeit bringt wiederum – ganz physiologisch – ein gestärktes Immunsystem mit sich und bietet eine gute Voraussetzung für die Gesundheit (wenngleich noch keine hinreichende). Durch diese Stimmigkeit und innere Ausgeglichenheit wird wahrscheinlich nicht nur das Immunsystem gestärkt, sondern auch das „Kommunikationsgeschehen" zwischen den Genen (An- und Abschaltmechanismen von Genen) beeinflusst.

---

[253] Vgl. zur Komplexität der Entstehung von Krebserkrankungen nochmals A. Nordheim/B. Lübscher, Prinzipien der Tumorbiologie, 1-29.

[254] Deutsche Forschungsgemeinschaft, Humangenomforschung, 6.

[255] Vgl. u.a. zur Frage des inneren Friedens und der sogenannten Unterscheidung der Geister: M. Schneider, Unterscheidung der Geister. Die ignatianischen Exerzitien in der Deutung von E. Przywara, K. Rahner und G. Fessard, Innsbruck-Wien ²1987; auch G. Greshake, Gottes Willen tun. Gehorsam und geistliche Unterscheidung, Freiburg-Basel-Wien ²1987; ders., Wie ist Gottes Ruf erkennbar, in: ders. (Hrsg.): Ruf Gottes – Antwort des Menschen: zur Berufung des Christen in Kirche und Welt, Würzburg 1991, 97-125.

Das auszubauende Fach der Psycho-neuro-genetik sollte hier mehr Klarheit schaffen.

Wenn dem so ist, sollte der Mensch sich bemühen, diese Stimmigkeit, die durch die Lebensherausforderungen immer wieder gestört wird, je neu zu erringen. Der Mensch sollte auf jeden neuen „Anruf" einer neuen Situation antworten und das eventuell verlorengegangene äußere und innere Gleichgewicht wiederherstellen. Dadurch wird auch das sensible Gleichgewicht auf physiologischer Ebene zwischen Angreifern und Verteidigern – um bei diesem Bild zu bleiben – besser aufrechterhalten.

Durch den ständigen Prozess der Erhaltung von Stimmigkeit und deren Verlust hin zu innerer Unstimmigkeit, von Einheit und Zerrissenheit, von Suchen und Finden, entwickelt sich eine Dynamik, die im positiven Fall immer wieder in Richtung der Stimmigkeit ausgeglichen werden kann. Im negativen Fall bleibt der Mensch hinter seinen eigenen Möglichkeiten zurück und verharrt in einer ständigen inneren Zerrissenheit. Fällt der Mensch aus der immer wieder neu zu erringenden Mitte über einen längeren Zeitraum heraus, kann die damit verbundene innere Unstimmigkeit sekundär zu seelischen Konflikten oder aber zur direkten Einflussnahme auf die materielle Ebene der Gene oder der Genverschaltungen mit all den dazugehörigen Mechanismen von Aktivierung und Inaktivierung führen.

Eine Therapie sollte also auf einer ersten Ebene durch medikamentöse Intervention, durch Operation oder Schmerzbekämpfung, auf einer zweiten Ebene durch Hinterfragen seelischer Hintergründe und auf einer dritten Ebene durch Mitarbeit des Patienten im Sinne von Erkenntnis, Selbsterkenntnis, Wahrheitsfindung und Lebensumkehr erfolgen. Die dritte Ebene ist deshalb wichtig, weil auch die psychotherapeutischen Verfahren, die das Innere des Menschen bearbeiten sollen, oft nicht den tiefsten Kern des Menschen erreichen. Sie beziehen sich zwar auf das Innere des Menschen, bleiben aber möglicherweise auf der psychologischen Ebene stehen.

Erst die dritte geistige Ebene, die nicht von außen nach innen zum Menschen hinführt, sondern von innen nach außen aus der inneren Mitte heraus aufsteigt und in der oben angeführten aristotelischen Terminologie vor allem mit der causa formalis, causa materialis und causa finalis im Zusammenhang steht, erreicht den Menschen in seinem Wesen. Dies gilt sowohl für die Entstehung von Krankheiten als auch für deren Therapie. Die rein naturwissenschaftlichen Therapien bleiben letztlich ohne Erfolg, wenn nicht im Innersten des Menschen eine Umkehr stattfindet, die die Selbstheilungskräfte des Menschen anregt. So wie Krankheiten aus der inneren Mitte des Menschen heraus entstehen können, können sie auch aus eben dieser Mitte (mit-)geheilt werden. Wenn diese mehrdimensionale Sicht zutrifft, könnte der Betroffene lernen, über eine „normale" Therapie hinaus (Operation, Cytostatika etc.) seine Erkrankung in den Gesamtkontext seines Lebens einzuordnen, deren „Botschaft" immer tiefer zu „verstehen" und durch Lebensveränderung an seiner Heilung mitzuwirken.

Es gilt also zu erkennen, dass die naturwissenschaftliche Medizin nur einen Teil des Menschen erfasst. Wolfgang Jacob stellt daher fest: „Ist das *Ganze dieses Menschen* – hier vornehmlich des kranken Menschen – in der heutigen Medizin zu denken erlaubt? Und – vice versa – ist die moderne Medizin als ‚Medizin der Teile' fähig und bereit, das ‚Ganze' des kranken Menschen, der da krank ist, ins Auge zu fassen?"[256] Ohne dieses Ganze im Auge zu behalten, kann der Einzelne gar nicht genügend an seinem Genesungsprozess oder der Verhinderung von Krankheiten mitwirken, da er um die Gesamtzusammenhänge nicht hinreichend Bescheid weiß.

Wenn bis hierher ansatzweise das Bild einer ganzheitlichen Anthropologie entworfen wurde, um Krankheiten umfassender zu verstehen und daraus Möglichkeiten für Prophylaxe und Therapie zu entfalten, dann gilt es nun vor dem hier entfalteten anthropologischen Hintergrund, die Entwicklungen der modernen Medizin zu beurteilen. Es geht darum zu analysieren, ob die modernen Errungenschaften der Medizin wie In-vitro-Fertilisation, Genomanalyse, Präimplantationsdiagnose, genetische Verbesserung (Enhancement), Klonen, Schönheitsoperationen oder Lifestyle-Medizin den ganzen Menschen erfassen und ob sie noch im Rahmen der bisherigen Ziele der Medizin liegen, mittels Diagnose, Prophylaxe und Therapie dem menschlichen Wohl zu dienen.

Zur besseren Beurteilung dieser Fragen sollen jene Prinzipien ärztlichen Handelns hinzugenommen werden, die sich im Laufe der Medizingeschichte als allgemeine Grundprinzipien ärztlichen Tuns herauskristallisiert haben. Derartige Grundprinzipien tauchen zum Teil bereits im hippokratischen Eid auf und sind von Beauchamp/Childress zu den vier Grundprinzipien der (positiven) Fürsorge, der (negativen) Schadensvermeidung, der Autonomie des Patienten und der Gerechtigkeit zusammengefasst worden.[257]

Während insbesondere die Autonomie ein Prinzip neuerer Zeit ist, gab es jenes der Fürsorge und Schadensvermeidung bereits in der Antike.[258] Diese vier Grundprinzipien scheinen heutzutage in der Medizin allgemein anerkannt und im Dienst am Wohl des Patienten konsensfähig zu sein. Sie sollen Anhaltspunkte dafür liefern, zu beurteilen, ob die Errungenschaften moderner Medizin noch dem Wohl des Patienten dienen oder ihm beginnen zu schaden.[259]

Denn was bedeutet beispielsweise das Prinzip der Autonomie und der Selbstbestimmung des Patienten angesichts moderner Euthanasiedebatten? Dürfen die Autonomie und das Recht auf Selbstbestimmung soweit gehen, dass der Patient die beste Therapie für sich darin sieht, seinem Leben frühzei-

---

[256] W. Jacob, Der Teil und Ganze – Aporien in den Denkbewegungen der medizinischen Moderne, in: E Seidler (Hrsg.), Medizinische Anthropologie, 121.
[257] Vgl. T.L. Beauchamp/J.F.Childress, Principles of Biomedical Ethics, New York/Oxford ⁴1994; auch u.a. H.T. Engelhardt, Die Prinzipien der Bioethik, in : H.-M. Sass, Medizin und Ethik, 96-117.
[258] Vgl. z.B. H. Brody, The Healer's Power, New Heaven 1992, 48.
[259] Vgl. dazu E. Amelung, Ethisches Denken in der Medizin. Ein Lehrbuch, Berlin u.a., 77ff.

tig ein Ende zu setzen? Darf er dafür die Hilfe von Ärzten in Anspruch nehmen?[260] Darf der Patient im Rahmen seiner Patientenautonomie den Arzt dazu anhalten, ihm bei der frühzeitigen Lebensbeendigung und beim assistierten Suizid mitzuwirken?

Im Kontext der hier vorgestellten Anthropologie und vor dem Hintergrund dieser Prinzipien von Autonomie, Schadensvermeidung, Fürsorge und Gerechtigkeit sollen die aktuellen Entwicklungen der Medizin diskutiert werden. Die oben genannten Stichworte wie „Krankheiten therapieren", „Leben retten und verlängern", „Gesundheit fördern und erhalten", „Schmerz und Leiden bekämpfen", sind dabei wieder aufzugreifen.[261]

---

[260] In den Niederlanden ist z.B. ein Gesetzentwurf eingebracht worden, nach dem z.B. dem Sterbewunsch Jugendlicher zwischen 16 und 17 Jahren auch ohne Einwilligung der Eltern entsprochen werden kann und nach dem Kinder zwischen 12 und 16 Jahren in der Regel auf die Zustimmung der Eltern angewiesen sind, bei denen der Arzt aber in genau definierten Ausnahmefällen auch gegen den Willen der Eltern Sterbehilfe leisten kann: vgl. dazu Deutsches Ärzteblatt, 21. Januar 2000, C-81.

[261] Vgl. dazu die ersten Andeutungen in Kap. A III/2.

III. Fragliche Erweiterung der Ziele der Medizin

Eine der wesentlichsten Weichenstellungen moderner Medizin stellt die seit über zwanzig Jahren praktizierte In-vitro-Fertilisation dar. Diese war einerseits dazu gedacht, kinderlosen Eltern zu einem Kind zu verhelfen, andererseits war ihre eigentliche Zielsetzung bereits damals eine andere. R.G. Edwards, einer der beiden „Väter" des ersten Retortenbabys ging es – wie er selbst sagt – von Anfang an darum, embryonale Stammzellen zu gewinnen, chromosomale Erkrankungen zu erforschen, genetische Diagnostik zu betreiben (auch schon vor der Implantation eines Embryos) und Methoden zur verbesserten Kontrazeption zu entwickeln.[262]

Das heißt, schon damals war angebahnt und angezielt, was heute praktiziert wird. Einerseits sollte die In-vitro-Fertilisation eine „therapeutische" Möglichkeit bieten, Eltern, die auf natürlichem Wege keine Kinder bekommen können, auf „künstlichem Wege" zu einem Kind zu verhelfen. Anderseits war offensichtlich von Anfang an geplant, diese nun in-vitro herstellbaren Embryonen zu anderen Zwecken zu verwenden. Man wollte mit ihnen forschen, die Mechanismen der Fortpflanzung verstehen lernen, Diagnostik betreiben und bereits damals embryonale Stammzellen gewinnen. Was nach Therapie aussah, hatte schon vollkommen andere Ziele im Hintergrund.

Damit war eine ganz neue Entwicklung in der Medizin eingeleitet. Zum einen veränderten sich die *therapeutischen* Ziele der Medizin dahingehend, dass jetzt nicht mehr die einzelnen „Kranken"[263] behandelt werden, sondern dass deren Zeugungs- oder Empfängnisunfähigkeit durch eine technische Methode außerhalb ihrer selbst substituiert wird. Rein naturwissenschaftlich gesehen gehört eine solche Substitutionstherapie durchaus zu den Zielen der Medizin, denn derartige Substitutionen werden vielfach in der Medizin vorgenommen, wenn unzureichend vorhandene Hormone, Elektrolyte und vieles mehr ersetzt wird. Es stellt sich aber die Frage, ob die Substitutionsleistung einer In-vitro-Fertilisation z.B. mit jener des Ersetzens fehlender Elektrolyte oder anderer physiologischer Stoffe vergleichbar ist.[264] Seit Einführung dieser Methode werden jedenfalls menschliche Embryonen außerhalb des mütterlichen Organismus hergestellt – inzwischen sind seitdem weltweit über 20 Millionen Kinder mittel IVF geboren – und sind dadurch dem Schutz des mütterlichen Leibes entzogen. Sie sind dem menschlichen Zugriff ausgeliefert. Man kann von nun an mit ihnen forschen, sie genetisch manipulieren, sie einfrieren und je nach Bedarf wieder auftauen.

Ebenfalls zu den neueren Entwicklungen der Medizin gehört die Entschlüsselung des menschlichen Genoms mit der Möglichkeit einer frühzeitigen gene-

---
[262] Vgl. Kap A II.
[263] Ist Infertilität eine Krankheit?
[264] Siehe nächstes Kapitel.

tischen Diagnose. Man kann mit einem Tropfen Blut der Mutter inzwischen das ganze Genom ihres Embryos, mit dem sie schwanger ist, analysieren, man kann dies auch mittels Präimplantationsdiagnostik außerhalb des Mutterleibes tun und andere Forschungen gehen dahin, dass jeder Mensch sein Genom veröffentlichen sollte. Damit sind einerseits neue therapeutische Möglichkeiten ins Blickfeld geraten, andererseits werden hier die *diagnostischen* Ziele bisheriger Medizin überschritten, indem mit Hilfe der prädiktive Diagnostik nicht mehr – wie bisher – bereits manifest gewordene Krankheiten diagnostiziert werden, sondern vorausschauend möglicherweise ausbrechende Erkrankungen. Konnte man bisher bereits im Mutterleib mit Hilfe der Pränataldiagnostik bestimmte schon manifeste Krankheiten diagnostizieren, kann man jetzt aufgrund des genetischen Wissens auch solche Krankheiten diagnostizieren, die erst in späten Lebensjahren auftreten werden. Diese Diagnostik kann darüber hinaus nicht nur im Mutterleib als Pränataldiagnostik vorgenommen werden, sondern auch nach einer In-vitro-Fertilisation bereits bei Embryonen außerhalb des Mutterleibes vor der Implantation. Man kann Embryonen in vitro herstellen, sie dann mittels Präimplantationsdiagnostik auf ihren genetischen Status hin untersuchen und sie je nach genetischer Gesundheit oder Krankheit implantieren oder verwerfen.

Schließlich kann man mit Hilfe der hergestellten Embryonen embryonale Stammzellen gewinnen und daraus Organgewebe oder ganz Organe züchten. „Tissue-Engineering" ist das Stichwort. Embryonen werden so zum Rohstoff medizinischer Forschung und Therapie. Schließlich stehen auch das Klonen von Menschen sowie die Herstellung von Mensch-Tier-Wesen auf dem Programm moderner Forschung. Auch die Organtransplantation bekommt eine neue Dimension, wenn durch die Verwendung embryonaler Stammzellen Organgewebe oder ganze Organe gezüchtet werden können, die die Verwendung von Spenderorganen überflüssig machen. Das ist allerdings bisher nicht gelungen.

Zudem zeichnet sich am Ende des menschlichen Lebens die Möglichkeit ab, mittels genetischer Veränderungen das Altern des Menschen hinauszuschieben. Gleichzeit entwickelt sich umgekehrt eine Tendenz zur Lebensverkürzung durch aktive Sterbehilfe und Euthanasie, die in Holland und Belgien bereits ihre ersten Euthanasiegesetze gefunden haben.[265] Die *therapeutischen* Ziele der Medizin sind bereits im Rahmen der In-vitro-Fertilisation überschritten worden und sollen jetzt dahingehend erweitert werden, auch das Töten menschlichen Lebens zu medizinischen Zielen zu erheben.

Die *diagnostischen* Ziele sind erweitert worden hin zu einer frühen prädiktiven Diagnostik, die etwas aussagt über später ausbrechende Krankheiten und die Frage der „*Prophylaxe*" von Krankheiten hat sich dahingehend ausgebrei-

---

[265] Vgl. dazu: FAZ, 29. November 2000, Nr. 278/48D, 1: „Das niederländische Parlament hat am Dienstag mit großer Mehrheit Sterbehilfe und ärztlich unterstützten Selbstmord legalisiert": ebd.

tet, dass beginnendes menschliches Leben frühzeitig untersucht wird, um es dann entweder sterben zu lassen, zu töten oder anderweitig zu verwerten. Therapien für genetische Defekte gibt es kaum. „Prophylaxe" heißt nicht mehr, eine bestimmte Lebensweise einzuüben oder Maß zu halten, um Krankheiten vorzubeugen, sondern setzt viel früher ein, indem beginnendes Leben frühzeitig auf Schäden oder genetische Veranlagungen untersucht und dann aussortiert oder aber durch genetisches Enhancement von Anfang an optimiert wird.

Angesichts dieser Entwicklungen stellt sich die Frage, wie man all diese Neuerungen beurteilen soll und ob die Medizin ihre drei großen Pfeiler von Diagnose, Prophylaxe und Therapie noch zum Wohl des Menschen einsetzt. Steht die Medizin am Rande eines tiefgreifenden Fortschrittes, weil sie z.B. mittels Stammzelltherapie unheilbare Krankheiten meint heilen zu können oder mit Hilfe der Präimplantationsdiagnostik rechtzeitig krankes Leben eliminieren kann, oder beginnt sie einen großen Rückschritt einzuleiten, da sie das „Menschsein an sich" aus dem Auge verliert.

Um dieser Frage etwas näher zu kommen, muss bedacht werden, dass der vermeintliche Fortschritt der Medizin darin besteht, einfach auf der Basis des alten naturwissenschaftlichen Paradigmas weiter zu machen wie bisher, nur jetzt mit neuen Möglichkeiten z.B. der Stammzelltherapie und der Verarbeitung von Embryonen zu Arzneimitteln. Ob dieser Fortschritt auf Dauer aber ein Fortschritt sein wird, das ist die Frage. Möglicherweise geht es mit dem alten Paradigma gar nicht mehr nach vorne, sondern in die entgegengesetzte Richtung. Insofern sollte angesichts der aktuellen ethischen Debatten nicht nur ein Ja oder Nein zu bestimmten Technologien geäußert werden, sondern in einer Grundsatzreflexion über das Menschenbild der Medizin reflektiert und über die grundsätzlich möglichen Therapieerfolge *von außen* (heute mit Stammzellen) nachgedacht werden. Die ethische Debatte greift zu kurz, wenn sie zu bestimmten Entwicklungen einfach nur Nein sagt. Sie muss auf das dahinter liegende Grundproblem der Anthropologie verweisen. Die gegenwärtige Diskussion verpasst ihre Chance, wenn sie die Medizin und die Patienten nicht dazu anhält, vertieft über das naturwissenschaftliche Welt- und Menschenbild nachzudenken.

Um zu verdeutlichen, worum es geht, soll die innere Klammer der hier vorliegenden Studie noch einmal verdeutlicht werden: Bei den bisherigen Ausführungen zu einer dreidimensionalen Anthropologie ging es darum, die These zu vertreten, dass die Grundprobleme der Medizin insbesondere das Verständnis der „großen Krankheiten" wie Krebs, Multiple Sklerose, Chorea Huntington, Parkinson, Alzheimer, möglicherweise mit Hilfe des naturwissenschaftlichen Menschenbildes allein nicht mehr zu lösen sind. Insofern könnte das naturwissenschaftliche Paradigma an ein gewisses Ende gelangt sein (was nicht heißt, dass nicht weiter naturwissenschaftlich geforscht werden muss). Auch die psychosomatische Medizin greift zu kurz – so war die These – da sie mit ihren Auffassungen von Seele oder seelischen Phänomenen nicht das innerste Wesen des Menschen erfasst. Es bedarf einer dritten existentiell-geistigen

Ebene zum Erfassen des Menschen und zum tieferen Verständnis von Krankheiten.

Wenn im Folgenden aktuelle ethische Fragestellungen diskutiert werden, dann scheinen diese Themen mit den vorhergehenden nichts zu tun zu haben. Bei genauerer Betrachtung zeigt sich aber, dass sie doch unmittelbar zusammengehören. Denn die Medizin steht an einem zentralen Wendepunkt. Da sich bei der Therapie vieler Krankheiten eine gewisse Ratlosigkeit breit macht (es wurde zitiert, dass man bei Krebserkrankungen letztlich nicht recht weiter gekommen ist), die Medizin aber als zentralen Auftrag hat, den Menschen zu helfen, muss sie nach neuen Therapien Ausschau halten. Dies ist ihre Aufgabe, wenn sie das Leid der Menschen bekämpfen will. Allein die Frage, wo und wie sie diese Therapeutika sucht, ist entscheidend. Sie beginnt gerade heute, Wege einzuschlagen, die ethisch möglicherweise nicht mehr vertretbar sind. Es gilt also nach Alternativen zu suchen.

Man kann natürlich die Themen auch unabhängig voneinander diskutieren und sagen, dass die These mit dem ganzheitlichen Menschenbild zwar einleuchtet, dass man aber trotzdem eine Therapie für Parkinsonkranke mittels Stammzellen fördern will. Oder man kann umgekehrt argumentieren und sagen, man lehnt Stammzelltherapie grundsätzlich ab, kann aber auch mit dem ganzheitlichen Menschenbild nichts anfangen. Man kann aber auch behaupten – und das ist die gegenwärtige Haltung – es gäbe nur einen naturwissenschaftlichen Zugang zu den Krankheiten und auch die adäquate Therapie müsse naturwissenschaftlich vorgenommen werden und das sei zzt. eben die in Aussicht gestellte Stammzelltherapie.

Die beiden Themenbereiche auseinanderzureißen, hieße aber – ähnlich wie beim Problem der Leib-Seele-Einheit – zwei zusammengehörende Pole, die in sich verschieden sind aber doch zusammengehören, auseinanderzureißen. Diese Sichtweise der Identität von Identität und Differenz (Hegel), also der Einheit von Einheit und Verschiedenheit oder einfacher gesagt der Einheit in Verschiedenheit kann zwar niemandem aufgezwungen werden, aber man kann versuchen, sie anzudemonstrieren.

1. „Therapie"

a.) In-vitro-Fertilisation

Die In-vitro-Fertilisation, die eigentlich dafür gedacht war, kinderlosen Ehepaaren ein Kind zu ermöglichen, stellt – das wurde schon gesagt – insofern eine Veränderung der traditionellen Ziele der Medizin von Diagnose, Prophylaxe und Therapie dar, als nicht mehr die „Kranken" behandelt werden, sondern deren Zeugungs- oder Empfängnisunfähigkeit durch die Hilfe der In-vitro-

Fertilisation substituiert wird. Eine solche Substitutionstherapie gehört zu den Zielen der Medizin und sie wird vielfach vorgenommen, wenn z.B. fehlende Hormone, Elektrolyte oder andere Stoffe ersetzt werden. Es stellt sich aber die Frage, ob die Substitutionsleistung einer In-vitro-Fertilisation mit jener des Ersetzens fehlender Elektrolyte oder anderer physiologischer Stoffe vergleichbar ist.

Denn offensichtlich gibt es einen grundsätzlichen Unterschied zwischen dem Ausfall einer Hormonproduktion, die beim Patienten selbst substituiert wird und dem Verlust einer Zeugungs- oder Empfängnisfähigkeit, deren Ausfall „außerhalb" des Patienten durch das künstliche Verfahren der In-vitro-Fertilisation ersetzt wird. Bei eine normalen Substitution nimmt der Patient ein Medikament und so werden fehlende Stoffe ersetzt. Hier bei der In-vitro- Fertilisation gibt jeder der Partner etwas ab (Samen und Eizelle) und der *Arzt* wird zum „Hersteller" neuen Lebens, indem *er* Samen und Eizelle außerhalb des mütterlichen Organismus zusammenführt (zu Beginn der IVF waren es Tiermediziner, die die IVF durchführten, da sie bereits mehr Erfahrung mit der künstlichen Besamung von Tieren hatten). Bei der normalen Zeugung geht es um ein Beziehungsgeschehen zwischen Mann und Frau, hier ist letztlich ein Dritter der „Erzeuger" neuen Lebens. Ob man daher die In-vitro-Fertilisation ablehnen sollte, weil dieses Beziehungsgeschehen hierbei nicht *direkt* gegeben ist und ein Dritter als „Assistent" bei Herstellung neuen Lebens zugegen ist, soll hier nicht diskutiert werden.

Anderseits ist zu fragen, ob Infertilität eine Krankheit ist, die unbedingt behandelt werden muss. Wenn es keine Krankheit ist, steht offensichtlich die Bewältigung des Leidens an der Sterilität im Vordergrund.[266] Sollte sie als Krankheit anerkannt werden, müssten Krankenkassen die nicht unerheblichen Kosten für eine Behandlung übernehmen, andernfalls müssten die Betroffenen selbst die Kosten tragen. In Deutschland werden bis zu vier Versuche einer In-vitro-Fertilisation durch Krankenkassen finanziert, wenn sie innerhalb einer Ehe stattfinden.[267] In Österreich werden derzeit bis zu drei Versuche von einem Fond bezahlt, früher lehnten Österreich und die Schweiz eine Bezahlung aus grundsätzlichen Erwägungen ab.[268] Selbst wenn Zeugungs- und Empfängnisunfähigkeit und damit Kinderlosigkeit nicht als Krankheit eingestuft wird, gehört eine Hilfeleistung auf diesem Gebiet im Sinne einer Leidensverminderung der kinderlosen Eltern durchaus zu möglichen Zielen der Medizin. Es sollte Ziel ärztlichen Handelns sein, Patienten in Not (auch seelischer) zu hel-

---

[266] Vgl. dazu u.a.. S. Reiter-Theil/W. Kahlke, Fortpflanzungsmedizin, in: W. Kahlke/S. Reiter-Theil (Hrsg.), Ethik in der Medizin, Stuttgart 1995, 34-45, hier 38.
[267] Vgl. dazu § 27a, Deutsches Sozialgesetzbuch V.
[268] In Österreich und der Schweiz werden „die Leistungspflicht des Versicherungsträgers für Maßnahmen der Reproduktionsmedizin schon grundsätzlicher Überlegungen wegen abgelehnt": E. Bernat, Das Recht der Fortpflanzungsmedizin 1995: Ein Dreiländervergleich (Deutschland, Österreich, Schweiz), in: Fischl (Hrsg.), Kinderwunsch, 261.

fen, und Kinderlosigkeit kann in diesem Sinne als große Not erfahren werden.[269]

Allerdings ist hierbei mehreres zu bedenken: Zunächst sollte vor zu großen Erwartungen gewarnt und eine Fixierung auf die technischen Möglichkeiten der Medizin vermieden werden. Denn trotz aller Fortschritte führt die In-vitro-Fertilisation – je nach Statistik und unterschiedlicher Methode – nur in etwa 20-25% der Fälle zum Erfolg.[270] Außerdem ist der Aufwand der Eizell-Gewinnung mittels vorangegangener Hormonstimulation und Eientnahme mittels Kurzzeitnarkose oder Lokalanästhesie sehr hoch. Weiterhin ist die Frau nicht beliebig oft hormonell zu stimulieren, da dies doch eine hohe psychische und physische Belastung darstellt. Insofern ist die Zahl der Versuche nacheinander und insgesamt aus gesundheitlichen Gründen begrenzt.

Neues Leid kann also einerseits durch die Prozedur der In-vitro-Fertilisation selbst, aber auch – bei Misslingen – durch enttäuschte Erwartungen entstehen. Jede neue Enttäuschung führt zu einer neuen Belastung der Betroffenen und der Beziehung beider. Wenn trotz aller Bemühungen der Kinderwunsch unerfüllt bleibt und der Mensch auf den je neuen Versuch fixiert ist, kann dies zu einer weiteren Krise zwischen den Eheleuten führen, wenn diese nicht ohnehin schon durch die Kinderlosigkeit gegeben ist. Daher müssen diese Patienten vor, während und nach einer solchen Behandlung – zumal wenn sie scheitert – psychologisch betreut werden. Aus diesem Grund bemerkt Barbara Maier: „Patients *after* unsuccessful IVF are a majority which should be taken care of. Psychological support after unsuccessful proceders should be available to them."[271] Hier gilt die alte ethische Regel: Das Leid, das durch die

---

[269] Allerdings sind Fragen anzumelden, wenn man weiß, dass zur Entwicklung dieser Methode Embryonen in der Forschung verbraucht wurden und viele „Fehlversuche" notwendig waren.

[270] Die Zahlen über die Erfolgsraten der In-vitro-Fertilisation in den letzten Jahren liegen z.T. erheblich auseinander. Vgl. dazu die divergierenden Zahlen, die je nach Methode der künstlichen Befruchtung (GIFT, ICSI) bis zu 30% Erfolgsrate pro Punktion aufwiesen: vgl. D. Krebs, In-vitro-Fertilisation, in: Lexikon der Bioethik (hrsg. v. W. Korff/ L. Beck/P. Mikat), Bd. 2, Gütersloh 1998, 293f. Es ist bei der Interpretation der Statistiken aber genau zu prüfen, ob es sich um die Erfolgsraten der Befruchtung innerhalb *eines* Zyklus oder mehrerer Zyklen (z.T. bis zu zwölf) handelt. Die Erfolgsrate *pro Zyklus* liegt wohl eher um die 10%. Auch ist zu hinterfragen, ob es sich bei den positiven Ergebnissen um einen Befruchtungserfolg innerhalb eines oder mehrerer Zyklen handelt oder ob die tatsächlichen Geburten (die „Baby-take-home-Rate) erfasst werden. Das Erfassen der erfolglosen Versuche ist deshalb wichtig, weil daran die Belastung für die Frau und die ganze Familie abgelesen werden kann. Vgl. dazu z.B. U. Wiesing, Success rates in IVF, in: E. Hildt/D. Mieth, In Vitro Fertilisation in the 1990s. Towards a medical, social and ethical evaluation, Aldershot u.a. 1998, 163-169, bes. 166. Weitere Zahlen z.B. bei B. A. Lieberman, Success of in vitro fertilisation, in: Hildt/Mieth (Hrsg.), In Vitro Fertilisation in the 1990s, 159-162. Die Erfolgsrate bei der Intracytoplasmatischen Spermieninjektion (ICSI) liegt wohl höher, bei etwa 30%: vgl. dazu: B. Maier, The effects of IVF on the women involved, in: Hildt/Mieth, In Vitro Fertilisation in the 1990s, 187-194, 190.

[271] B. Maier, The effects of IVF on the women involved, in: Hildt/Mieth, In Vitro Fertilisation in the 1990s, 187-194, hier 192.

neue Methode möglichweise zustande kommt, darf nicht größer sein als das Leid ohne die neue Methode.

Neben der Inanspruchnahme technischer Möglichkeiten medizinischer Hilfeleistung sollte es ein Ziel der Behandlung sein, gemeinsam mit den Patienten nach möglichen Ursachen der Kinderlosigkeit zu forschen. Diese Suche sollte wiederum über die psychologische Betrachtungsebene und die Suche nach Umwelteinflüssen hinausgehen und bis zu existentiellen Seins- und Sinnfragen des Lebens hinabreichen. Denn häufig liegen die Probleme der kinderlosen „Eltern" auf dieser Ebene. Urban Wiesing stellt zu Recht die Frage, ob ein Erfolg bei einer In-vitro-Fertilisation in jedem Fall auch ein Erfolg für den oder die Patienten ist („a medical success should be helpfull for the patient"[272]), da die Grundproblematik der Beteiligten meist sehr viel tiefer liegt. „Is ‚success' of reproductive medicine always a ‚success' for the patient, is it helpful for the patient? The answer is: No, in a double sense"[273]

Dieser doppelte Sinn meint, dass erstes eine erfolgreiche In-vitro-Fertilisation noch kein Garant für ein lebendiges und gesundes Baby ist und zweitens, dass mit der Geburt eines Kindes noch lange nicht alle Probleme gelöst sind, die hinter der Kinderlosigkeit liegen können. Daher betont Wiesing: „A baby is not in every case helpful for the patient, because childlessness is a more complex suffering than only the lack of child."[274] Auf der psychologisch-psychosomatischen Ebene hat auch Christina Hölzle Einwände gegen die In-vitro-Fertilisation erhoben. Diese lauten vor allem, dass der Kinderwunsch – eine Studie von Stauber unterscheidet „überstarken", „starken" und „gesunden" Kinderwunsch[275] – oft zur Kompensation eigener Defizite oder unaufgearbeiteter Konflikte genutzt wird.[276]

Damit besteht die Gefahr, dass Kinder zur Lösung der Probleme der Eltern missbraucht und damit verzweckt werden, was allerdings bei normaler Zeugung auch möglich ist. Auch ist nicht immer gesagt, dass ein unbedingt gewünschtes Kind die Erwartungen der Eltern erfüllt. Im Gegenteil: Es kann passieren, dass Eltern gerade mit diesen „Wunschkindern" nicht zurechtkommen, da sie diese entweder mit ihren Wünschen überfrachten (die von den Kindern gar nicht erfüllt werden können) oder aber es stellt sich im Laufe der Elternschaft heraus, dass die eigentlichen Wünsche hinter dem Kinderwunsch, wie z.B. eine bessere gesellschaftliche Stellung durch das Kind gar nicht befriedigt werden können. Es gibt sogar Hinweise darauf, dass Studien darüber

---

[272] Wiesing, Success rates in IVF, in: Hildt/Mieth, In Vitro Fertilisation in the 1990s, 167.
[273] Ebd. 166f.
[274] Ebd. 167. Vgl. dazu auch C. Hölzle/U. Wiesing, In-vitro-Fertilisation – ein umstrittenes Experiment. Fakten – Leiden – Diagnosen – Ethik, Berlin u.a. 1991, bes. Kap. 3.
[275] Vgl. M. Stauber, Zur Psychosomatik der modernen Reproduktionsmedizin, Praxis in Psychotherapie und Psychosomatik 31 (1986) 285-297.
[276] Vgl. dazu z.B. C. Hölzle, Psychologische Aspekte der Sterilitätsbehandlung, in: J.S. Ach/M. Bedenbecker-Busch/M. Kayß (Hrsg.), Grenzen des Lebens, Grenzen der Medizin. Ist moralisch erlaubt, was medizinisch machbar ist? Münster 1997, 65-89.

existieren, dass in-vitro-fertilisierte Kinder zur Adoption freigegeben werden, da Eltern nicht mit ihnen zurechtkommen. Solche Studien werden aber offensichtlich nicht veröffentlicht, da sie die In-vitro-Fertilisation in ihrem Wert in Frage stellen und eine ganze „Industrie" zum Widerspruch herausfordern würden. Immerhin ist mit der IVF viel Geld zu verdienen. Dennoch soll nicht verschwiegen werden, dass es auch glückliche Eltern und glückliche Kinder in diesem Kontext gibt.

Sicher ist es im Einzelfall schwierig, die genauen Hintergründe der Kinderlosigkeit und die Motive des unbedingten Kinderwunsches der Eltern herauszufinden. Dennoch kann es von Nutzen sein, diese Hintergründe zu erforschen, da tiefere Erkenntnis entweder zur Akzeptanz der Kinderlosigkeit führen kann oder sich durch vertiefte Einsichten bei den Eltern bestimmte Vorstellungen, Lebenshaltungen, Verkrampfungen und Fixierungen auf ein Kind lösen können. Gerade dadurch kann sich wiederum der Kinderwunsch noch erfüllen. Es ist bekannt, dass beispielsweise nach einer Adoption eines fremden Kindes häufig noch eigene Kindern geboren werden, da offensichtlich die Fixierung, endlich ein Kind zu bekommen, nachlässt und durch eine gewisse Entspannung doch noch eine Schwangerschaft möglich wird. Auch nach In-vitro-Fertilisationen und erfolgreicher Geburt sind oft noch eigene, natürlich gezeugte Kinder geboren worden, da auch hier der Druck, unbedingt ein Kind haben zu müssen, nach dem ersten in-vitro Kind nachlässt und so auch eine normale Zeugung möglich wird.

Die Fixierung auf ein Kind beinhaltet nicht nur die Gefahr einer „inneren Verkrampfung", sondern auch jene, alle Hoffnung allein auf die technischen Möglichkeiten der Medizin zu setzen.[277] Statt angesichts der Situation die Chance einer tiefergehenden Auseinandersetzung zu nutzen und die Zusammenhänge der Kinderlosigkeit auf einer existentielleren Ebene zu suchen und durch Erkenntnis und Lebensumkehr möglicherweise von der Kinderlosigkeit „geheilt" zu werden, wird alle Erwartung in die Möglichkeiten der Medizin gesetzt. Die IVF soll deshalb nicht zu sehr kritisiert, aber in ihrem Wert und ihrer Erfolgschance relativiert werden.

Sollte trotz Erkenntnis und Lebensumkehr (was ja meist ein längerer Prozess ist) der Kinderwunsch unerfüllt bleiben und weder natürliche Zeugung noch eine IVF zum ersehnten Kind führen, müsste die Kinderlosigkeit – möglicherweise „unverstanden" – akzeptiert werden. Daher ist mit der In-vitro-Fertilisation auch eine eingehende Beratung und Begleitung zu gewährleisten, die zunächst die Möglichkeiten, Risiken und Erfolgschancen dieser Technik bespricht, dann aber auch hilft, den „Misserfolg" einer In-vitro-Fertilisation zu verarbeiten.

---

[277] B. Maier erhielt bei Interviews von kinderlosen Eltern u.a. folgende Antwort eines Patienten: „Once, I had eccepted remaining childless ... then I have learned about IVF – and all the troubles started again. Yet my whole life is oriented around this unfulfilles desire for a child and the increasing hope that this desire will be met through IVF-procedures": Maier, The effects of IVF on the women involved, 191.

Wegen der Komplexität der möglichen Risiken und Gefahren für Mutter und Kind, aber auch der seelischen Probleme vor und nach einer möglicherweise erfolglosen In-vitro-Fertilisation sieht das „Österreichische Fortpflanzungsmedizingesetz" und das „Schweizer Bundesgesetz über die medizinisch unterstützte Fortpflanzung" eine eingehende Beratung der betroffenen Paare vor.[278] So heißt es im österreichischen Gesetz: „Der Arzt hat vor der Durchführung einer medizinisch unterstützten Fortpflanzung die Ehegatten oder Lebensgefährten über die Methode sowie über die möglichen Folgen und Gefahren der Behandlung für die Frau und das gewünschte Kind eingehend aufzuklären und zu beraten." (§ 7 Abs. 1 FmedG). Diese Beratung soll durch eine psychologische Betreuung ergänzt werden: „Der Arzt hat eine psychologische Beratung oder eine psychotherapeutische Betreuung der Ehegatten oder Lebensgefährten zu veranlassen, sofern diese eine solche nicht ablehnen" (§ 7 Abs. 2 FmedG). Auch das Schweizer Gesetz sieht eine eingehende Beratung vor. Und zwar zunächst über

> „a.) die verschiedenen Ursachen der Unfruchtbarkeit; b.) das medizinische Verfahren sowie dessen Erfolgsaussichten und Gefahren; c.) das Risiko einer allfälligen Mehrlingsschwangerschaft; d.) mögliche psychische und physische Belastungen; und e.) die rechtlichen und finanziellen Aspekte" (Art. 6, Nr. 1 FMedG).

Dabei ist im Beratungsgespräch auch „auf andere Möglichkeiten der Lebensgestaltung und der Erfüllung des Kinderwunsches hinzuweisen" (Art. 6, Nr. 2 FMedG). Zwischen dem Beratungsgespräch und der Behandlung muss „eine angemessene Bedenkfrist liegen, die in der Regel vier Wochen dauert" (Art. 6, Nr. 3 FMedG). Insgesamt ist „vor, während und nach der Behandlung eine psychologische Begleitung anzubieten" (Art. 6, Nr. 4 FMedG). In Deutschland fehlt bislang im Gesetz eine genauere Festlegung für derartige Begleitmaßnahmen.

Abgesehen von Fragen nach den Hintergründen einer Infertilität stellen sich über die Behandlung von kinderlosen Ehepaaren mit der In-vitro-Fertilisation weiterreichende Probleme. Ursprünglich war sie gedacht – abgesehen von den oben schon genannten Gründen – um Eltern ein Kind zu ermöglichen. Die künstliche Zeugung von Kindern blieb damit im Sozialverband der Familie. Eine ganz andere Problematik tut sich auf – oft diskutiert –, wenn Kinder außerhalb von Familien „hergestellt" werden und wenn Frauen unter Verwendung von Samenbanken Kinder bekommen oder wenn hergestellte Zygoten ge- und verkauft werden können.

Insofern ist mit der Entwicklung der In-vitro-Fertilisation nicht nur der Embryo dem Schutzraum des mütterlichen Organismus entzogen und damit allen Manipulationen und Forschungsmöglichkeiten preisgegeben, sondern durch die Möglichkeit des Kinderzeugens außerhalb des Familienverbandes ist auch eine „Therapie" geschaffen worden, die es Müttern möglich macht, mit-

---

[278] Diese Beratung sollte ihrerseits einer Qualitätssicherung unterliegen.

tels Samenspende Kinder zu bekommen, ohne dass diese Kinder je einen Vater zu Gesicht bekommen.

Diese Samenspende eines dritten ist in Österreich unter bestimmten Auflagen erlaubt (§ 11 FmedG, siehe unten neues FmedG aus 2015), auch das Schweizer Gesetz sieht eine solche Samenspende als möglich an (Art. 18ff. FMedG), allerdings dürfen die Samenzellen eines Spenders „für die Erzeugung von höchstens acht Kindern" verwendet werden. (Art. 22, 2 FMedG). In Deutschland ist sie nicht verboten (es sei denn, man befruchte eine Eizelle zu anderen Zwecken als zur Implantation (vgl. § 1 ESchG), aber so geregelt, dass der behandelnde Arzt eventuell unterhaltspflichtig für das erzeugte Kind wird, so dass diese Methode de facto wohl kaum durchgeführt wird.

In diesem Bereich hat es in den letzten Jahren wohl die größten Veränderungen gegeben. Österreich hat seit Anfang 2015 ein neues Fortpflanzungsmedizingesetz. Darin wird die Fremdsamenspende auch in Zuge einer IVF erlaubt, bisher war dies nur mittels Insemination, also des direkten Einbringens des Samens in die Gebärmutter der Frau erlaubt. Weiterhin ist die Eizellspende erlaubt, die bisher verboten war. Die Eindringtiefe in den Organismus der Frau ist wesentlich tiefer als bei der Samenspende des Mannes und außerdem muss man, um mehrere Eizellen zu gewinnen, die Frau mit Hormonen stimulieren und das ist nicht ungefährlich und hat schon zu Todesfällen geführt. Aus diesen Gründen war die Eizellspende bisher verboten, ist jetzt aber auf verschiedene Klagen hin (auf Gleichberechtigung oder Nicht-Diskriminierung) zugelassen worden.

Weiterhin ist die Samenspende und die IVF für lesbische Paare erlaubt worden. Zwei Frauen können sich also mit Hilfe eines Samenspenders zu einem Kind verhelfen lassen. Die Frau, die das Kind austrägt, ist dann die Mutter des Kindes und die Partnerin, die nicht der Vater sein kann, ist dann „Eltern zwei". Es werden daher wohl die Gesetzestexte geändert werden müssen – in Frankreich zum Teil schon geschehen –, dass man nicht mehr von Vater und Mutter spricht, sondern von „Eltern eins" und „Eltern zwei". Kinder wachsen dann also mit zwei Müttern auf, aber ohne Vater. Sie haben aber durch den Samenspender einen genetischen Vater und sie haben auch das Recht, diesen kennen zu lernen. Bisher war das bei „normaler" Samenspende erst ab dem 14. Lebensjahr möglich (ab dann sind Kinder einsichts- und urteilsfähig), jetzt muss es den Kindern schon früher gewährt werden, weil sie sicher schon früher auf die Idee kommen, dass es irgendwo auch einen Vater geben muss.

So ist es also möglich, dass ein Mann seinen Samen spendet, eine Frau ihre Eizelle und ein dritte Frau (z.B. eine aus einer lesbischen Beziehung) das Kind austrägt. Das Kind hat dann zwei genetische Eltern, die in der Familie gar nicht vorkommen (den Vater als Samenspender und die Mutter als Eizellspender) und wachsen dann mit zwei Frauen auf. Sie werden sehr bald ihre genetischen Eltern suchen und hier kann es zu großen Konflikten kommen. Bei bestimmten Erkrankungen haben die Mitochondrien der Eizelle einen genetischen Schaden. Daher hat man schon begonnen, diese Mitochondrien zu ersetzen und so den Schaden zu korrigieren. Dann bekommen Kinder ein Mischgenom vom Vater, von der Mutter und der Mitochondrienspenderin. Die Kombinationsmöglichkeiten nehmen ständig zu.

Eine IVF für zwei Männer bleibt weiterhin verboten, da man hierzu eine Leihmutter braucht, die das Kind austrägt. In vielen Ländern ist diese Leihmutterschaft aber erlaubt. Und viertens ist es nach dem neuen FmedG in Österreich unter bestimmten Bedingungen erlaubt, den Embryo in vitro auf bestimmte genetische Defekte zu untersuchen, wenn entweder die Eltern eine Veranlagung für eine derartige Erkrankung haben oder schon schwer erkrankte Kinder entstanden sind oder nach drei Fehlversuchen bei der IVF oder wenn schwere (Hirn-)schädigungen zu erwarten sind. Diese Untersuchung nennt man Präimplantationsdiagnose (PID). Auch hier kam es dazu, weil Eltern in Italien geklagt haben (Italien hat ein ähnliches Gesetz wie Österreich), dass sie aufgrund elterlicher genetischer Veranlagung schon ein schwer behindertes Kind bekommen haben, dann ein zweites gezeugt haben, das wieder schwer behindert war und dieses ließen sie abtreiben. Daraufhin klagten sei darauf, dass es in solchen Sonderfällen erlaubt sein müsse, eine IVF mit anschließender PID durchzuführen. Denn es bestünde ein Wertungswiderspruch, dass man zwar eine Schwangerschaft auf Probe durch normale Zeugung mit anschließender Abtreibung durchführen könne, aber keine Diagnose im Reagenzglas, um eine Schwangerschaft mit Abtreibung zu verhindern. Sie bekamen Recht, das Gesetz musste geändert werden und von Brüssel aus wäre es dann wohl auch in den nächsten zwei Jahren auf Österreich zugekommen. Deshalb hat man dieses Problem im neuen österreichischen Gesetz gleich mit behandelt. In Deutschland bleibt die PID weiterhin grundsätzlich verboten, aber doch in gewissen Ausnahmefällen ist sie nicht rechtswidrig.

Weiterhin gibt es die Möglichkeit (in Österreich und Deutschland verboten), sogenannte Rettungsgeschwister herzustellen. Das heißt konkret: Ein Kind hat z.B. Leukämie und die Ärzte sagen den Eltern, sie könnten dem Kind nur helfen, wenn sie ein neues Kind zeugen würden, von dem man dann Nabelschnurblut, Stammzellen, Knochenmark oder sogar Organe entnehmen. Da aber nicht jeder Mensch wegen der Gewebeunverträglichkeiten als ein solcher Spender infrage kommt, muss man viele Embryonen herstellen und dann den gewebemäßig besten herausfiltern und der Mutter implantieren.

Diese Methode kommt sehr nahe an eine Totalverzweckung des Menschen heran und widerspricht damit der Menschenwürde. Denn dieses Geschwisterkind ist nicht nur nicht gefragt worden, ob es leben will (das sind wir alle nicht), sondern es ist auch nicht gefragt worden, ob es auf diese Weise hergestellt werden will und schon gar nicht, ob es zu diesem Zweck der Knochenmark„spende" oder gar Organ„spende" hergestellt werden will. Es kann sein, dass das Leben des Geschwisterkindes nach der Transplantation gut gelingt, das eigene aber scheitert. Außerdem gibt und viele weitere psychische und ethische Probleme z.B. der geschwisterlichen Abhängigkeiten und Konkurrenzverhalten. Es könnte der Tag kommen, wo Kinder ihre Eltern verklagen, dass sie sie zu diesem Zweck hergestellt haben.

In all diesen Fällen tauchen viele ethische und psychologische Probleme auf, die in dieser Zusammenschau nur aufgelistet werden können. Es geht um die In-vitro-Fertilisation an sich und ihre Folgen für Eltern und Kinder. Es geht um die Gefahren der Hormonstimulation für die Frau, die epigenetischen Veränderungen und Antibiotikabehandlung bei den Embryonen in der Petrischale und die Möglichkeit, ein geschädigtes Spermium in die Eizelle einzubringen. Daraus folgend geht es um die seelische und körperliche Gesundheit der Kinder. Es geht um das Problem des sogenannten Fetocids, dass bei einer In-vitro-Fertilisation oft mehr als ein Embryo eingepflanzt wird und außerdem die IVF Embryonen zusätzlich zur Zwillingbildung neigen und man so eine Mehrlingsschwangerschaft bekommt. Und Mehrlingsschwangerschaften sind immer Risikoschwangerschaften, sodass dann von den zwei oder drei heranwachsenden Embryonen/Föten (ab dem dritten Monat so genannt) ein oder zwei nach dem dritten Monat mittels Fetocid (direkte Infusion einer Kaliumchloridlösung ins Herz und damit Herzstillstand) wieder getötet werden. Die beiden getöteten Embryonen/Föten bleiben dann die folgenden fünf bis sechs Monate neben dem einen zu gebärenden im Mutterleib. Man tut dies, weil Mehrlingsschwangerschaften immer Risikoschwangerschaften sind und außerdem IVF Kinder zur Frühgeburt neigen. Ob dieses Eingreifen nicht doch erhebliche Auswirkungen auf den überlebenden Fötus hat, ist zu hinterfragen. Aus Zwillingsforschungen weiß man, dass der Tod eines Zwillings im Mutterleib sehr wohl Auswirkungen auf das Leben des anderen hat. Und hier wird ein viel massiverer Eingriff mit stark wirksamen Medikamenten vorgenommen, die manchmal auch noch einmal nachgespritzt werden müssen, wenn das Herz wieder anfängt zu schlagen. Die seelischen Folgen werden für den verbleiben Fötus und das spätere Kind – soweit bisher zu sehen – nicht erforscht. Es darf nicht Ziel der Medizin sein, die Wünsche der Eltern zu befriedigen, ohne auf das Wohl der Kinder zu achten. Von daher hat z.B. das „Schweizer Bundesgesetz über die medizinisch unterstütze Fortpflanzung" einen extra Paragraphen mit dem Titel „Kindeswohl" (Art. 6 FMedG) eingeführt, in dem festgelegt ist, dass Fortpflanzungsverfahren nur angewendet werden dürfen, „wenn das Kindeswohl gewährleistet ist" (Art. 6, Nr. 1 FMedG) und das heißt, dass diese Verfahren nur bei Ehepaaren angewendet werden dürfen (Art. 6, Nr. 3 FMedG) und zwar nur bei Paaren, zu denen ein Kindesverhältnis begründet werden kann und die aufgrund ihres Alters die Möglichkeit haben, für ihre Kinder bis zur Mündigkeit Pflege und Erziehung zu gewährleisten (Art. 6, Nr. 2 a, b FMedG).

Auch das österreichische Fortpflanzungsmedizingesetz sah bisher vor, dass eine medizinisch unterstützte Fortpflanzung „nur in einer Ehe oder eheähnlichen Lebensgemeinschaft zulässig" ist (§ 2 Abs. 1 FmedG) und dies ist jetzt 2015 erweitert worden auf gleichgeschlechtliche lesbische Paare, da diese auf Gleichberechtigung geklagt hatten. In Deutschland werden In-vitro-Fertilisationen nur dann durch Krankenkassen (wie oben bemerkt: bis zu vier „Versuche") finanziert, wenn sie *innerhalb einer Ehe* stattfinden. Ansonsten steht in Deutschland eine genauere gesetzliche Regelung der In-vitro-Fertilisation mit der Regelung von Detailproblemen wie z.B. die Frage nach einer Beratung oder Überlegungen zum Kindeswohl noch aus.

Abgesehen von den Möglichkeiten der In-vitro-Fertilisation, dass Menschen außerhalb des menschlichen Leibes hergestellt werden können und damit der freien Verfügung durch andere ausgeliefert sind, soll hier zunächst eine kurze Einschätzung der In-vitro-Fertilisation erfolgen, die zur Erfüllung eines Kinderwunsches verwendet wird. Die anderen Probleme, die sich mit dieser neuen Möglichkeit ergeben, dass man mit den verfügbaren Embryonen forschen kann, dass sie eingefroren werden, dass ihre Gene manipuliert werden, dass sie zur Gewinnung embryonaler Stammzellen hergestellt und im Rahmen der Präimplantationsdiagnostik anhand ihres genetischen Status ausgesondert werden könne, soll im Folgenden eingegangen werden.

Bei der Verwendung der In-vitro-Fertilisation zur Erreichung einer Schwangerschaft ist zu bedenken, dass es zunächst um das Wohl der Kinder gehen sollte. Es ist im Laufe der Zeit zu erforschen, ob Embryonen, die in einer Petrischale hergestellt werden, dieselben psychologischen Grundvoraussetzungen und Prägungen haben, wie jene, die natürlich gezeugt wurden und von Anfang an im organismischen Verbund mit der Mutter mit allen Kautelen der Geborgenheit und Beziehung zur Mutter aufwachsen?[279]

So stellt sich die grundsätzliche Frage, ob bei in-vitro hergestellten Kindern häufiger Krankheiten auftreten, als bei normal gezeugten Kindern. Hier divergieren die Angaben[280] und es gibt große Streitigkeit dazu (u.a. wegen des großen Marktes). Es gibt die Meinung, es gäbe keine signifikant höheren Schädigungsraten[281], es gibt aber auch die gegenteilige Auffassung.[282] Inzwischen scheint (im Jahr 2015) doch klar zu sein, dass vor allem bei der sogenannten ICSI Methode (intracytoplasmatische Spermieninjektion) spätere Schäden z.B. an Herz und Niere oder anderswo nicht ausgeschlossen werden können. „Es kann jedoch nicht ausgeschlossen werden, dass die ICSI das Risiko für große Fehlbildungen gegenüber der natürlichen Zeugung erhöht. Dies gilt jedoch in

---

[279] Gefragt werden müsste einmal nach den unterschiedlichen Empfindungen von „Retortenbabies" und „normal zur Welt gekommenen". Gibt es Unterschiede? Fragen Kinder nach ihrer Genese, wie sie zustande gekommen sind, haben sie unterschiedliche „Empfindungen" im Nachhinein?

[280] Vgl. C. Breuer, Person von Anfang an? Der Mensch aus der Retorte und die Frage nach dem Beginn menschlichen Lebens, Paderborn 1995, 172-175.

[281] Vgl. D. Krebs, In-vitro-Fertilisation, in: Lexikon der Bioethik (hrsg. v. W. Korff/L. Beck/P. Mikat) Bd. 2, Gütersloh 1998, 294; M. Plachot, Chromosome analysis of spontaneus abortions after IVF. A European survey, in: Human Reproduction 3 (1988), 125-127.

[282] Vgl. z.B. J.-P. Relier, Ich frage mich: Was soll das?" Interview mit einem französischen Kinderarzt über Risiken bei der Retortenzeugung, in: Der Spiegel, 8/1990, 241-244; R.R. Angell u.a., Chromosome abnormalities in human embryos after In vitro Fertilisation, in: Nature 303 (1983), 336-338.

gleichem Maße auch für die IVF. Die Auswertung der Metaanalysen zu dieser Frage ergaben eine relative Risikoerhöhung um circa 30 %."[283]

Bei dieser Methode wird ein Spermium direkt mit der Spritze in die Eizelle injiziert. Die Qualität dieses Spermiums kann zwar auf Morphologie (also Aussehen und Gestalt), Beweglichkeit und Zahl der Spermien im Ejakulat hin getestet werden, nicht aber auf die genetische Ausstattung, da Spermien bei diesem Test zerstört würden. So kann es passieren, dass ein genetisch geschädigtes Spermium in die Eizelle injiziert wird und so die höhere Schädigungsrate zu erklären ist. Außerdem wird bei dieser Methode die Eizellhülle durchstochen und verletzt. Obendrein sind Paare, die IVF in Anspruch nehmen oft schon älter. Aus dem Zusammentreffen dieser verschiedenen Faktoren ist wohl zu erklären, warum gerade diese ICSI Kinder höher Schädigungsraten aufweisen als normal gezeugte.

Die Studien, die zeigen, dass es doch größere epigenetische Unterschiede zwischen normal gezeugten und in-vitro hergestellten Embryonen gibt (und daher die Möglichkeit späterer Schäden bei IVF Kindern), deuten darauf hin dass sie eben nicht in der physiologischen Umgebung des Eileiters heranwachsen, sondern in der Petrischale. Immerhin müssen die Embryonen etwa fünf bis sechs Tage (länger ist bisher nicht möglich) in Petrischalen gehalten werden, um möglichst nahe an den Tag der physiologischen Implantation in die Gebärmutter heranzukommen (etwa achter bis zehnter Tag). Dazu müssen die Embryonen in der Petrischale jeden Tag in eine neue Nährlösung umgebettet werden, die wiederum mit Antibiotika durchsetzt ist, um die Embryonen, die ja noch kein Immunsystem besitzen, vor Infektionen zu schützen. Ob diese Zusätze das spätere Immunsystem beeinflussen, womöglich zu Antibiotikaresistenzen führen oder die Bildung des Immunsystems beeinflussen, ist bisher wohl nicht untersucht worden. Sehr wohl aber zeigt sich, dass die Nährlösungen, die weder eindeutig deklariert noch standardisiert sind, erhebliche epigenetische Veränderungen im Sinne von „ungewöhnlichen Gefäßschäden" und Bluthochdruck hervorrufen können.[284] Arzneimittel mit diesen Nebenwirkungen (zynisch gesagt: hier geht es ja „nur" um heranwachsende Kinder) würden niemals eine Zulassung bekommen. Aber Nährlösungen, die epigenetische Schäden hervorrufen können, sind offenbar zugelassen.

So geht es bei den ethischen Fragen der In-vitro-Fertilisation zum einen um die IVF selbst mit der Hormonstimulation für die Frau und deren Gefahren (es gab schon Todesfälle). Es geht um die epigenetischen Veränderungen beim Embryo in den antibiotikahaltigen Lösungen der Petrischale, die zu späteren Schäden beim Kind führen können. Es geht um Mehrlingsschwangerschaften, die immer ein Risiko darstellen. Entweder werden Frauen hormonell stimu-

---

[283] Deutsches Ärzteblatt Jg. 105, Heft 1-2, 7. Januar 2008, Vgl. Auch: New England Journal of medicine, 5. Mai 2012.
[284] M. Lenzen-Schulte, Künstliche Befruchtung. Fehlerhafte Programmierung in der Retorte, FAZ 29.10.2015.

liert, es reifen mehrere Eizellen heran und durch normalen Verkehr entstehen dann Mehrlinge. Oder aber es werden mehrere Embryonen eingepflanzt (zusätzlich kann sich ein Embryo noch zum Zwilling teilen) und die überzähligen Embryonen werden dann mittels Fetocid wieder getötet mit allen seelischen Folgen für das überlebende Kind. Auch kann es seelische Folgen haben, wenn Kinder mit zwei Frauen oder zwei Männern aufwachsen. Bei Männern stellt sich noch das Problem der Leihmutterschaft. Diese Frauen tragen für Geld ein fremdes Kind aus mit allen Risiken einer Schwangerschaft, einer Mehrlingsschwangerschaft oder auch der Geburt eines behinderten Kindes, das dann von den Bestellern nicht mehr abgenommen wird. Auch über psychische Auffälligkeiten ist bisher wenig bekannt. Aber auch hier mehren sich die Anzeichen, dass vielleicht Magersucht und autistisches Verhalten bei IVF Kindern vermehr vorkommt. Es müsste insgesamt besser untersucht werden, ob die Eltern mit ihren IVF Kindern gut zurechtkommen oder ob sich ein Wunschkind dann vielleicht gar nicht so wunschgemäß verhält. Wird es womöglich mit Vorstellungen der Eltern überhäuft wird, die es gar nicht erfüllen kann. Es stellt sich die Frage, welche Details in Studien untersucht werden, welche Antworten gefunden werden und welche Parameter zu diesen Einschätzungen herangezogen werden. Gerade bei Studien über das Wohlergehen von Kindern bei gleichgeschlechtlichen Paaren gibt es hier viel Nachholbedarf. Gerade wegen bestimmter „Undurchsichtigkeiten" auf diesem Gebiet, muss die Frage nach den seelischen und biographischen Folgen immer wieder im Auge behalten werden, da z.B. Probleme in der Lebensmitte oder im Alter noch gar nicht bekannt sein können, weil das erste Kind, das 1978 auf diese Weise gezeugt wurde, heute erst 37 Jahre alt ist. Insgesamt darf also bei der Frage der In-vitro-Fertilisation das Wohl des Kindes nicht aus dem Auge verloren werden.

Für die Eltern liegt die Problematik dieser Therapie zum einen in der nach wie vor relativ niedrigen Erfolgsquote sowie der hohen seelischen und körperlichen Belastung für die Betroffenen. Bei der Fremdverwendungsmöglichkeit von Samen und Eizellen besteht die Gefahr der möglichen Auflösung von Familienverbänden, wenn die Zeugung von Kindern von der zwischenmenschlichen Beziehung zweier Partner abgekoppelt wird und die Kinder andere genetische als soziale Eltern haben. Außerdem besteht die Möglichkeit, dass durch die Verfügbarkeit des Embryos auch genetische Manipulationen vorgenommen werden, die den Embryo bereits in vitro in eine bestimmte Richtung manipulieren.

Diskutiert wird gerade das sogenannte Genom-Editing, das zum Beispiel erkrankte Gene durch gesunde ersetzen will und zwar schon einem sehr frühen Stadium der Embryonalentwicklung, sodass davon auch die Keimzellen betroffen sind und damit alle weiteren Generationen. Sollte der Austausch von geschädigten Genen durch gesunde gelingen (was bisher nicht der Fall war) wäre das zum Beispiel für die Präimplantationsdiagnostik wichtig, da sie dann wirklich eine Diagnose wäre, auf die eine Therapie folgt. Da aber bei diesem Genom-Editing die Keimbahn und damit alle weiteren Generationen betroffen sind und man Auswirkungen der genetischen Manipulation nicht kennt (bisher veränderte sich das ganze Genom, wenn man an einer Stelle gentherapeutisch durch Austauschen von Genen eingriff.

Da man also die Auswirkungen nicht kennt und folgende Generationen davon betroffen sind, wird man lange Zeit davon Abstand nehmen. Keimbahninterventionen sind in den „zivilisierten" Ländern nahezu weltweit verboten. Die Methode wird aber diskutiert und erforscht. Es lohnt sich daher auch ethisch darüber nachzudenken, was das bedeutet, wenn die Methode fehlerfrei funktionieren sollte. Dann wäre zum Beispiel eine Präimplantationsdiagnose nicht mehr nur eine Methode zur Selektion von kranken Embryonen, sondern eine echte Chance für eine Therapie. Danach sieht es aber zur Zeit noch nicht aus.

Ferner besteht ein nicht unerhebliches Problem bei der Frage der Verwendung der bei der Befruchtung übrig gebliebenen Embryonen. Die genauen Zahlen sind nicht bekannt, da es nicht überall valide Register gibt, aber es sind weltweit sicher einige Millionen. In vielen Ländern liegen tausende in den Kühlschränken. Gerade das Einfrieren von Embryonen hat seine eigene ethische Problematik, die im folgenden Kapitel zu bedenken ist. Hier aber sei noch auf einen andere Frage hingewiesen: Wenn es darum geht, möglicherweise Sinn und Bedeutung in einer Krankheit zu finden (hier also der Unfähigkeit, Kinder zu bekommen), dann könnte möglicherweise die Annahme der Unfruchtbarkeit zum Finden der eigentlichen „Berufung" führen. Diese könnte z.B. in einer besonderen Aufgabe liegen, die mit Kindern nicht zu leisten wäre. Insofern bleibt die Frage, ob die In-vitro-Fertilisation – ganz unabhängig von der Frage, ob man sie befürwortet oder nicht – überhaupt die rechte Entscheidung ist oder ob man nicht gerade angesichts von Kinderlosigkeit zu einer tieferen geistig-existentiellen Erkenntnis kommen kann. Immerhin bietet gerade die Kinderlosigkeit, die oft eine große Not darstellt, die Chance, tiefer über deren möglichen Sinn nachzudenken.

b.) Überzählige Embryonen – Menschenwürde oder Lebensschutz

Ein nach wie vor aktuelles und wesentliches Problem stellt das schon oft diskutierte Problem der bei der In-vitro-Fertilisation eventuell anfallenden überzähligen Embryonen dar. Es geht darum, dass mehrere Embryonen hergestellt werden, damit die Wahrscheinlichkeit eines Erfolges, dass ein implantierter Embryo zur Reife gelangt, möglichst groß ist. In Deutschland dürfen nur so viele Embryonen hergestellt werden, wie auch tatsächlich implantiert werden. Im deutschen Embryonenschutzgesetz sind es maximal drei, in Österreich so viele, „wie nach dem Stand der medizinischen Wissenschaft und Erfahrung innerhalb eines Zyklus für eine aussichtsreiche und zumutbare medizinisch unterstützte Fortpflanzung notwendig ist" (§ 10 FmedG). Die drei hergestellten Embryonen müssen nach der Herstellung auch implantiert werden. Im deutschen Embryonenschutzgesetz heißt es: „(1) Mit Freiheitsstrafe bis zu drei

Jahren oder mit Geldstrafe wird bestraft, wer es unternimmt, innerhalb eines Zyklus mehr als drei Embryonen auf eine Frau zu übertragen, es unternimmt durch intratubaren Gametentransfer innerhalb eines Zyklus mehr als drei Eizellen zu befruchten, es unternimmt, mehr Eizellen einer Frau zu befruchten, als ihr innerhalb eines Zyklus übertragen werden sollen" (§ 1, Abs. 1, 3-5 ESchG). Und später: „Ebenso wird bestraft, wer zu einem anderen Zweck als der Herbeiführung einer Schwangerschaft bewirkt, dass sich ein menschlicher Embryo weiterentwickelt" (§ 2, Abs. 2 ESchG).

Es dürften also in Deutschland gar keine überzähligen Embryonen vorhanden sein. Was allerdings mit Embryonen geschieht, die nicht implantiert werden können, weil die Frau z.B. zwischenzeitlich erkrankt oder ihre Einwilligung zur Implantation zurückzieht, ist gesetzlich in Deutschland nur unzureichend geregelt. Im § 9 „Arztvorbehalt" heißt es unter Nr. 3, dass nur ein Arzt „die Konservierung eines menschlichen Embryos sowie einer menschlichen Eizelle, in die bereits eine menschliche Samenzelle eingedrungen oder künstlich eingebracht worden ist" (§ 9, Nr. 3 ESchG), vornehmen darf. Das heißt, in Ausnahmefällen ist die Kryokonservierung doch möglich, darf aber nur von einem Arzt vorgenommen werden. Nach neuesten Erklärungen des Vorsitzenden der deutschen Reproduktionsmediziner Michael Thaele waren es 2001 in Deutschland nur etwa 15 überzählige Embryonen.[285] Die Reproduktionsmediziner weigern sich, diese Embryonen zu Forschungszwecken freizugeben, da sie diese dafür nicht hergestellt haben. Sie votieren dafür, die Embryonen zur Adoption freizugeben.

Die Bestimmungen im österreichischen Fortpflanzungsmedizingesetz lauten ähnlich, es gibt allerdings bei der Herstellung von Embryonen keine zahlenmäßige Begrenzung (s.o.) und der Fall einer notwendig werdenden Aufbewahrung eines bereits hergestellten Embryos war bisher so geregelt, dass der Embryo maximal ein Jahr aufbewahrt werden durften, dies ist jetzt auf zehn Jahre verlängert worden. Der alte Text lautete: „Samen und Eizellen, die für eine medizinisch unterstützte Fortpflanzung verwendet werden sollen, sowie entwicklungsfähige Zellen dürfen höchstens ein Jahr aufbewahrt werden. Die Aufbewahrung hat dem jeweiligen Stand der Wissenschaft und Technik zu entsprechen" (§ 17, Abs. 1 FmedG, dies ist derzeit auf zehn Jahre verlängert worden).

Da nach § 1 Abs. 3 als „entwicklungsfähige Zellen" „befruchtete Eizellen und daraus entwickelte Zellen anzusehen sind" (§ 1, Abs.3 FmedG), heißt dies im Klartext – da befruchtete Eizellen als Embryonen anzusprechen sind –, dass Embryonen so lange aufbewahrt werden dürfen. Allerdings nur, um sie für die medizinisch unterstützte Fortpflanzung zu verwenden, also nicht zu Forschungs- oder anderen Zwecken. „Entwicklungsfähige Zellen dürfen nicht für andere Zwecke als für medizinisch unterstützte Fortpflanzungen verwendet

---

[285] Vgl. dazu das Gespräch von Ch. Schwägerl mit dem Vorsitzenden des Bundesverbandes Reproduktionsmedizinischer Zentren Michael Thaele, in: FAZ 30. Mai 2001, Nr. 124, 51.

werden" (§ 9, Abs.1 FmedG). Das bedeutet, dass Embryonen nur dazu hergestellt werden dürfen, damit am Ende ein Kind heraus kommt (baby take home Rate) und nicht für die Forschung. Das wäre eine Totalverzweckung, da man einen menschlichen Embryo herstellen und ihn nicht um seiner selbst willen achten würde, sondern nach fünf Tagen wieder töten und z.B. zur Stammzellforschung und damit zur Medikamentenherstellung gewinnen würde. Das widerspräche der Würde des Menschen. Österreich hat zwar keinen eigenen Paragraphen zur Würde des Menschen wie das Deutsche Grundgesetz („Die Würde des Menschen ist unantastbar" Art, 1 GG), handelt aber annähernd so, als gäbe es einen solchen Paragraphen. Die PID ist in Deutschland grundsätzlich verboten und nur unter bestimmten Bedingungen ist ihre Durchführung nicht rechtswidrig, wenn die Eltern eine Veranlagung für eine schwere Erbkrankheit haben. In Österreich ist dieses grundsätzliche Verbot so nicht ausgesprochen, sondern die PID ist unter bestimmten Bedingungen erlaubt.

Im Schweizer Fortpflanzungsmedizingesetz (FMedG)[286] ist die Aufbewahrung von Embryonen verboten: „Das Konservieren von Embryonen ist verboten" (Art. 17, Abs. 3 FMedG). Lediglich erlaubt ist die Aufbewahrung von Keimzellen (Samen und Eizelle) und imprägnierten Eizellen (befruchtete Eizelle vor der Kernverschmelzung) bis zu fünf Jahren (vgl. dazu Art. 15 und 16 FMedG). Nach Ablauf dieser Frist oder bei Widerruf der Einwilligung der Spender sind diese Keimzellen sofort zu vernichten (Art. 15, Abs. 4 FMedG). Es dürfen nur so viele imprägnierte Eizellen zu Embryonen entwickelt werden (höchstens drei), wie zur Herbeiführung einer Schwangerschaft innerhalb eines Zyklus erforderlich sind (Art. 17, Abs. 1 FMedG, Stand 2001).

An dieser Stelle tauchen grundsätzliche Probleme auf. Offenbar gibt es in den Kühlschränken der Länder überzählige Embryonen. Diese liegen entweder aufgrund der Gesetzeslage nur in sehr geringer Zahl vor (Deutschland) oder dürfen – wie in Österreich – bis zu zehn Jahren aufbewahrt (danach werden sie vernichtet) und dann auch nur zur Implantation verwendet werden. Nach dem deutschen Embryonenschutzgesetz und dem österreichischen Fortpflanzungsmedizingesetz dürfen diese Embryonen weder zu Forschungszwecken noch zur Gewinnung embryonaler Stammzellen verwendet werden. Da nun aber z.B. in Frankreich etliche tausend solcher Embryonen lagern und in vielen Labors der Welt bereits mit embryonalen Stammzellen geforscht und bestimmte Stammzelllinien bereits in Australien, Israel und Amerika hergestellt worden sind, wollen auch Deutschland und Österreich nicht hinter dieser Entwicklung zurückbleiben. Dabei spielen nicht zuletzt merkantile und marktwirtschaftliche Überlegungen wie z.B. Standortsicherungen wissenschaftlicher Institute und Arbeitsplatzsicherung eine Rolle.

So ist die Einfuhr von menschlichen embryonalen Stammzellen in Österreich nicht verboten (und damit erlaubt) und in Deutschland ist dazu ein eige-

---

[286] Bundesgesetz vom 18. Dezember 1998 über die medizinisch unterstützte Fortpflanzung (Fortpflanzungsmedizingesetz, FMedG).

nes Gesetz zum Import von embryonalen Stammzellen aus dem Ausland erlassen worden. Man argumentiert so, dass bis zu einem bestimmten Stichtag (der schon einmal in einem neuen Gesetz geändert wurde) das Unrecht der Herstellung und Vernichtung von Embryonen im Ausland bereits geschehen sei, man aber doch von den wissenschaftlichen Erkenntnissen der schon getöteten Embryonen profitieren wolle. Aus dem Ausland dürfen wiederum nur solche Stammzelllinien importiert werden, die von Embryonen stammen, die primär für die Herbeiführung einer Schwangerschaft und nicht extra für die Forschung produziert wurden. Man sieht daran, wie kompliziert auch die rechtliche Regelung ist.

In den USA ist sowohl das reproduktive als auch das „therapeutische" Klonen möglich, auch wenn Forscher dies ohne staatliche Unterstützung tun müssen. James A. Thomson von der Universität Wisconsin hat 1998 im Magazin ‚Science' erstmals über die Erzeugung menschlicher Stammzelllinien aus „überzähligen" Embryonen berichtet.[287] Derartige Stammzellen teilen sich beliebig unter Wahrung ihrer Pluripotenz. Sie können jahrelang in Kultur gehalten werden und werden deshalb auch als „unsterblich" bezeichnet. Das Forschungsvorhaben von Thomson war ohne staatliche Mittel der USA ausgekommen und wurde durch die kalifornische Biotech-Firma „Geron" finanziert. Die Embryonen hatte das Team um Thomson von Fruchtbarkeitskliniken aus den USA und Israel – mit dem Einverständnis der Eltern – erhalten. Weil diese Embryonen getötet werden mussten, hat sich Thomson gemäß Kommentator E. Marshall an der Grenze der Legalität bewegt.[288]

Es stellte sich in Deutschland die Frage, ob man diese Stammzellen aus dem Ausland importieren soll, wenn man sie im eigenen Land nicht herstellen darf. Inzwischen ist der Import embryonaler Stammzellen gesetzlich geregelt. Selbst wenn man gegen eine Herstellung ist, drängt sich die Frage auf, ob man Embryonen, die sowieso in den Kühlschränken der Welt lagern und keine Chance mehr haben, in eine Gebärmutter eingepflanzt zu werden, eher vernichtet oder ob man sie nicht lieber nutzbringend zur Gewinnung embryonaler Stammzellen einsetzen soll. Der intuitiv erste Eindruck ist wohl, dass diese Embryonen besser einem guten Zweck dienen sollten, als getötet zu werden.

Hier aber stellt sich erneut die Frage, welchen Status man dem Embryo zuerkennt. Wenn ihm Menschenwürde zukommt, dann ist er in jedem Fall gegen eine Totalverzweckung zu schützen. So sieht es auch der deutsche Gesetzgeber. Würde man ihn zur Herstellung von Stammzellen benutzen, führte man ihn vollständig einem anderen Zweck zu, als ihn um seiner selbst willen leben zu lassen. Würde man ihn töten, müsste man sich überlegen, unter welchen

---

[287] Vgl. dazu J.A. Thomson/J. Itskovitz-Eldor/S.S. Shapiro et al.: Embryonic stem cell lines derived from human blastocysts. Science 1998; 282:1145-1147; Siehe dazu auch: E. Marshall/A. Versatile, Cell Line Raises Scientific Hopes, Legal Questions: Science 282 (1998) 1014-1015; J.Gearhart, New Potential for Human Embryonic Stem Cells: Science 282 (1998) 1061-1062.
[288] Diese Hinweise finden sich in http://cloning.ch.

Bedingungen das Tötungsverbot aufgehoben werden könnte. Die Frage ist auch, ob nicht auch eine Tötung eine Verzweckung ist. Ein überflüssiger Embryo wird nicht mehr gebraucht und vernichtet. Soll man nun in einen Streit darüber eintreten, ob sowohl Verzwecken als auch Töten verboten ist, weil auch Töten eine Art Verzweckung sein kann? Oder ist Töten in jedem Fall besser als Verzwecken, weil das Verzwecken die Menschenwürde in jedem Fall verletzt, das Töten aber unter bestimmten Bedingungen erlaubt sein kann? Eine andere Formulierung ist hier, dass man den Embryo nach einiger Zeit der Aufbewahrung sterben lässt. Sterben lassen ist unter dem Aspekt der Menschenwürde weniger würdeverletzend als eine Totalverzweckung im Sinne der Herstellung von Stammzellen und Medikamenten.

Nach der Kantischen Unterscheidung zwischen dem Wert, der einer Sache zukommt und der verrechenbar ist mit anderen Gütern, und der Würde, die dem Menschen zukommt und die gerade nicht gegen andere Güter verrechenbar ist, ist es verboten, den Menschen aufgrund seiner Würde mit irgendeinem Wert (hier Herstellung oder Verwendung embryonaler Stammzellen zu therapeutischen Zwecken) zu verrechnen. Der Mensch darf nicht nur als Objekt verwendet und somit verzweckt werden. Gerade der Art 1 des deutschen Grundgesetzes, in dem die Würde des Menschen als unantastbar beschrieben ist, zielt auf dieses Verbot. Es hat im Hintergrund den Geistcharakter des Menschen auf den hin der Embryo unterwegs ist. Nun sagen manche, dass eben mancher Embryo aufgrund seiner Schädigung gerade aktuell nicht dorthin unterwegs ist, weil er vorher stirbt. Und hier stellt sich die Frage, ob ein Mensch oder ein menschlicher Embryo aufgrund einer todbringenden Schädigung seine Würde verliert, bloß weil er nie zum Vollzug seines Geistes kommt. Dann hätten auch schwer geschädigt Neugeborene, die keinen Geistvollzug haben, keine Würde. So sieht es Peter Singer, wie schon oben beschrieben worden ist. Diese Wesen sind seiner Meinung nach zwar Menschen, aber keine Personen. Wenn aber die Menschenwürde von Anfang an gegeben sein sollte, dann stellt eine Verzweckung einen Eingriff in die Fundamentalnorm der Menschenwürde dar, die nach der deutschen verfassungsrechtlichen Ordnung absolut geschützt ist. Es sei denn, man könnte nachweisen, dass der Embryo noch kein Mensch ist.

Das deutsche Bundesverfassungsgericht hat sich bisher noch nicht explizit zum Status des extracorporalen Embryos in seinen frühesten Stadien seit der Verschmelzung von Samen und Eizelle bzw. deren Kernverschmelzung geäußert. Die Kernverschmelzung wird im deutschen Embryonenschutzgesetz als Lebensbeginn angesetzt, um etwa 15 Stunden Zeit zu gewinnen, die von der Imprägnation des Spermiums in die Eizelle bis zur sogenannten Kernverschmelzung vergehen. Da Embryonen nicht eingefroren werden sollen, hat man den Lebensbeginn eben nicht mit der Verschmelzung von Samen und Eizelle angesetzt, sondern 15 Stunden später mit der Verschmelzung der beiden Vorkerne von Samen und Eizelle (haben beide nur 23 Chromosomen). In diesem Vorkernstadium sind sie nach dem Gesetz per definitionem noch kein

Embryo. Physiologisch gesehen ist die Festlegung rein willkürlich. Das neue Leben beginnt mit dem Eindringen des Spermiums in die Eizelle, die sich danach verschließt, damit kein weiteres Spermium eindringen kann, da das mit dem Leben nicht vereinbar wäre. Physiologisch ist heute auch gezeigt worden, dass es die Kernverschmelzung gar nicht gibt, sondern dass sich die DNA von Samen und Eizelle jeweils verdoppelt und dann gleich die erste Zellteilung eingeleitet wird. Das Gesetz geht also von falschen naturwissenschaftlichen Gegebenheiten aus, um dann semantisch daraus zu bestimmen, was ein Embryo ist. So wird Wirklichkeit verzerrt.

Die Frage nach dem Status des extracorporalen Embryos ist also noch nicht vollständig ausjudiziert. Sie war bisher noch nicht angefragt. Deshalb kann man für die Diskussion um den Status des extracorporalen Embryos nur indirekt auf das zurückgreifen, was in der Rechtsprechung zum Schwangerschaftsabbruch gesagt worden ist, wenngleich die Problematik nicht mit jener der überzähligen Embryonen vergleichbar ist.[289] Dort heißt es, dass auch das sich entwickelnde Leben an dem Schutz teilnimmt, den Art. 1 Abs. 1 GG gewährt: „Wo menschliches Leben existiert, kommt ihm Menschenwürde zu ... Diese Würde des Menschseins liegt auch für das ungeborene Leben im Dasein um seiner selbst willen."[290]

Das Bundesverfassungsgericht sprach 1993 davon, dass „Erkenntnisse der medizinischen Anthropologie nahe legen", dass menschliches Leben bereits mit der Verschmelzung von Samenzelle und Eizelle beginne.[291] Dies hat der Gesetzgeber aber im Embryonenschutzgesetz gerade nicht so festgelegt, sondern die 15 Stunden später angeblich stattfindende Kernverschmelzung (als Embryo gilt „die befruchtete, entwicklungsfähige menschliche Eizelle vom Zeitpunkt der Kernverschmelzung an"; § 8 Abs. 1 EschG) und argumentiert dort auch implizit mit der Würde des Menschen, indem es eine Verzweckung zu anderen Zwecken als zum Lebenserhalt verbietet (§ 1und § 2 EschG).

Diese Würde ist juristisch zu unterscheiden vom Recht auf Leben („Jeder hat das Recht auf Leben und körperliche Unversehrtheit": Art 2, Abs. 2, S. 1 GG). Das Lebensrecht ist aber vom deutschen Grundgesetz nicht vorbehaltlos gewährleistet, es gibt einen Eingriff in das Lebensrecht unter bestimmten Voraussetzungen: „In diese Rechte darf nur aufgrund eines Gesetzes eingegriffen werden" (Art. 2 Abs. 2, S.3 GG). Lebensrecht und Menschenwürde sind also voneinander zu unterscheiden.[292] Es kann einen Unterschied im Schutzniveau

---

[289] Vor allem folgende Unterschiede seien hervorgehoben: Zunächst bezog sich das BVerfG nur auf den Embryo nach Einnistung, da nur dieser dem Anwendungsbereich von § 218 StGB unterfiel. Die Beurteilung der vorausgehenden Phase kann, sie muss aber nicht unbedingt gleich ausfallen. Äußerungen des beteiligten Richters Ernst-Wolfgang Böckenfördes sprechen dafür, dass man auch für einen früheren Zeitpunkt zu ähnlichen Anschauungen gelangt wäre, wenn dies zur Debatte gestanden hätte.
[290] BverfGE 88 203 (252)= BVerfG NJW 1753.
[291] BVerfGE 88, 202 (252).
[292] Vgl. dazu ein bisher unveröffentlichtes Manuskript von Th. Duve: Präimplantationsdiagnostik und Klonen, Lebensrecht und Menschenwürde – Grundbegriffe zur Debatte um die Zulässig-

bedeuten, ob als Grund des Schutzes das Recht auf Leben oder die Menschenwürde angesehen werden: Die Menschenwürde ist nach dem deutschen Grundgesetz „unantastbar" und daher einer Abwägung entzogen.[293] Die Grundrechte auf Leben und körperliche Unversehrtheit hingegen können grundsätzlich eingeschränkt werden (z.B. für die Polizei oder das Militär, das im Notfall töten), wenn auch den Eingriffen „nahezu unüberwindliche" Schranken entgegengesetzt sind.[294]

Aus ethischer Sicht ist im Blick auf juristische Fragen zu sagen, dass die Ethik nicht mit dem positiven Recht argumentieren, aber auf das Recht verweisen, es bestätigen oder kritisieren kann. Es geht um den Unterschied zwischen Legitimität und Legalität. Die Ethik fragt, was wir tun sollen, was legitim ist, das Recht fragt, was legal ist. Das ist nicht dasselbe. Nicht alles, was legal ist, ist auch legitim. Z.B. ist die Todesstrafe in vielen Ländern erlaubt, also legal, aber die Ethik muss fragen, ob es legitim ist einen Menschen zu töten. Auch waren die Schüsse an der innerdeutschen Grenze legal, aber es ist nicht legitim, Menschen zu erschießen, bloß weil sie ihr Land verlassen wollen. Insofern kann einerseits die Ethik auf die in den Gesetzen enthaltene Anthropologie reflektieren, aber vor allem sollten die Gesetzgeber ethischen und anthropologischen Überlegungen folgen, nicht umgekehrt: erst die Anthropologie und die Ethik, dann das Gesetz. Auch in den Grundgesetzartikeln steckt natürlich eine bestimmte Anthropologie. Der Satz aus Art. 1 des deutschen Grundgesetzes: „Die Würde des Menschen ist *unantastbar*" kann einerseits als (ontologische) Feststellung interpretiert werden und meint dann, dass diese Würde im letzten nicht angetastet werden *kann*. Vor allem aber ist der Passus als Handlungsanweisung an das jeweilige Gegenüber zu verstehen, die Würde eines Menschen anzuerkennen und nicht anzutasten. Die Würde *darf* nicht angetastet werden. Sie nimmt das Gegenüber in die Pflicht, die Würde des anderen zu achten. Die Würde ist eine Gegebenheit, die als solche besteht und anzuerkennen ist. Auch das Grundgesetz und alle Gesetzestexte mit ähnlichen Formulierungen respektieren diese Würde des Menschen.

Das Faktum der Menschenwürde hat normative Kraft. Es spricht sich im Gewissen aus, indem es fordert, dem Anderen gerecht zu werden. Alle Grund-

---

keit biomedizinischer Verfahren. Dann vor allem: P. Lerche, Verfassungsrechtliche Aspekte der Gentechnologie, in: R. Lukes/R. Scholz, Rechtsfragen der Gentechnologie, Köln u.a. 1986, 88ff. (104ff.); G. Hermes, Das Grundrecht auf Schutz von Leben und Gesundheit, Heidelberg 1987, 141; U. Steiner, Der Schutz des Lebens durch das Grundgesetz, Berlin 1992, 13; H. Hofmann, Die versprochene Menschenwürde, Archiv des öffentlichen Recht 118 (1993), 353ff; H. Dreier, Menschenwürdegarantie und Schwangerschaftsabbruch, Die öffentliche Verwaltung 1995, 1036, 1037.

[293] Erstmals in BVerfGE 6, 32 (41) (Elfes); BVerfGE 75, 369 (380); P. Lerche, Grundrechtlicher Schutzbereich, Grundrechtsprägung und Grundrechtseingriff, in: Handbuch des Staatsrechts der Bundesrepublik Deutschland (hrsg. v. J. Isensee/P. Kirchhof) Bd. V, Heidelberg 1992, § 121 Rd. 19.

[294] U. Fink, Der Schutz des menschlichen Lebens im Grundgesetz – zugleich ein Beitrag zum Verhältnis des Lebensrechts zur Menschenwürdegarantie, in: Jura 2001, 210ff, hier 211.

rechte sind als der Versuch zu verstehen, einen Rechtsraum zu schaffen, der der Würde eines jeden Menschen *entspricht*. So ist die erste praktische Folgerung aus der Einsicht in die Würde des Menschen das Tötungsverbot. Die Mindestvoraussetzung dafür, jemanden als ein menschliches Wesen mit Würde zu behandeln, ist die Anerkenntnis seiner Existenz. Eine eigenmächtige Beendigung seines Lebens heißt zugleich die Verweigerung der Anerkenntnis seiner Würde. Denn Würde heißt: Der Mensch steht unter der Obhut des Unbedingten. Töten heißt: Der andere steht unter der Obhut meiner Bedingungen.

Ausnahmen von der Gewähr des Lebensrechtes wird es natürlich geben, aber diese Ausnahmen sind nur vertretbar, wenn damit eine reale Gefahr für das Leben eines anderen abgewandt werden kann, die bewusst oder unbewusst vom zu Tötenden ausgeht. Eine solche Gefahr geht aber vom Embryo nicht aus. Daher sollte man ihn nicht töten, aber man darf ihn vor allem wegen seiner Selbstzwecklichkeit nicht verzwecken. Auch in Ausnahmesituationen wie bei den extracorporalen Embryonen darf man sich nicht der Illusion hingeben, man könne jemanden töten und zugleich seiner Würde gerecht werden. Aus der Tatsache, dass eingefrorene Embryonen auf der ganzen Welt vorhanden sind, folgt zunächst nichts für die Ethik – ein Schluss vom Sein aufs Sollen, der sich verbietet. Wenn dem Embryo Würde zukommt, dann darf er weder verzweckt noch getötet werden. So bleibt als Alternative nur die Adoption der Embryonen. Wenn sich niemand zur Adoption findet, werden sie früher oder später sterben. Möglicherweise ist das auch juristisch noch eher zu vertreten als die Verzweckung. Auch hier sieht man, dass das ethische Problem sehr viel früher beginnt, nämlich dort, wo man gar nicht erst Embryonen für den Kühlschrank produzieren darf.

Da die Frage der Verzweckung oder der Tötung embryonalen Lebens bei all den Problemen der Gewinnung embryonaler Stammzellen, des Forschens mit menschlichen Embryonen oder der Präimplantationsdiagnostik wieder auftaucht, soll es hier bei dieser ersten Erwähnung bleiben. Es wird in den einzelnen Problemfeldern immer wieder zur Sprache kommen und Leitlinie zur Beantwortung der anstehenden Fragen sein. An dieser Stelle soll eine längere Passage eingefügt werden, die die Sicht eines Juristen widerspiegelt, Christian Starck, Professor für öffentliches Recht an der Universität Göttingen:

„Angestrebt wird freilich nur, daß ‚überzählige' Embryonen zu Forschungszwecken verbraucht werden dürfen. Als überzählig werden solche Embryonen bezeichnet, die zur künstlichen Befruchtung erzeugt worden sind, aber aus Gründen, die in der Sphäre der Frau liegen, von der die Eizelle stammt, nicht mehr zu dem vorgesehenen Zweck eingesetzt werden können. Hier bliebe zunächst einmal zu prüfen, ob solch ein Embryo in die Gebärmutter einer anderen Frau übertragen werden kann, die auf natürlichem Wege eine erwünschte Schwangerschaft nicht erreichen kann. Dieses Vorgehen verstieße wohl nicht gegen das Embryonenschutzgesetz. Zwar sieht das Gesetz eine Strafe für den Fall vor, daß eine Eizelle zu einem anderen Zweck künstlich befruchtet wird, als eine Schwangerschaft der Frau herbeizuführen, von der die Eizelle stammt. Da aber solch ein anderer Zweck ursprünglich nicht bestand, kann die geschilderte Notlösung nicht gegen das Embryonenschutzgesetz verstoßen, gibt sie doch dem Embryo die Chance der Entwicklung.

Ferner ist wissenschaftlich nicht geklärt, ob adulte oder fetale Stammzellen gleichermaßen therapeutisch wirksam sind wie embryonale Stammzellen. Bestimmte adulte und fetale Stammzellen sind noch undifferenziert und können sich selbst vermehren und stärker differenzierte Zellen hervorbringen. Therapie mit körpereigenen Stammzellen hat zudem den Vorteil, daß diese keine Immunreaktion auslösen.

Diese Umstände und die Problematik der Überzähligkeit von Embryonen verlangen zunächst Klarheit über den moralischen und rechtlichen Status des Embryos. Da eine Änderung des Embryonenschutzgesetzes angestrebt wird, ist zunächst das den Gesetzgeber bindende Verfassungsrecht zu befragen, wie es vom Bundesverfassungsgericht und der herrschenden Meinung ausgelegt wird. Dabei spielt auch die philosophische Tradition der Aufklärung eine Rolle, die in das Grundgesetz vielfältig eingeflossen ist. Angesichts der Internationalität der medizinischen Forschung und der Therapiemethoden ist ferner das internationale Recht von Interesse.

Nach dem ersten Artikel des Grundgesetzes ist die Würde des Menschen unantastbar. Damit wird am Anfang der Verfassung mit besonderem Pathos eine Grundnorm für die gesamte Rechtsordnung zum Ausdruck gebracht. Die Normativität des Menschenwürdesatzes ergibt sich unmißverständlich aus dem folgenden Satz des Artikels 1, der alle staatliche Gewalt verpflichtet, die Würde des Menschen ‚zu achten und zu schützen'.

Das Bundesverfassungsgericht hat in seinen beiden Abtreibungsurteilen 1975 und 1993 entschieden, daß auch das ungeborene menschliche Leben unter dem Schutz der Menschenwürdegarantie steht. Die Würde des Menschseins liegt auch für das ungeborene Leben im Dasein um seiner selbst willen. Da für das Werden und das spätere Entfalten der Person das Leben existentielle Grundlage ist, umfaßt die Würdegarantie den Lebensschutz, der in Artikel 2 Absatz 2 des Grundgesetzes gesondert gewährleistet ist, ohne daß dadurch der Würdeschutz in irgendeiner Weise abgeschwächt wird. In den Abtreibungsurteilen ging es um den Schutz des im weiblichen Körper befindlichen Embryos, für den vor der Einnistung eine große Lebensunsicherheit besteht und dessen Existenz vor der Einnistung nur schwer nachzuweisen ist. Wegen dieser Umstände und weil die Abtreibungsgesetzgebung zu überprüfen war, erklärt sich die zurückhaltende Feststellung des Bundesverfassungsgerichts, daß das ungeborene Leben zumindest von der Nidation an den Schutz der Menschenwürdegarantie genießt.

Bei der Befruchtung in vitro stellt sich die Frage anders, weil die genannten Schwierigkeiten entfallen. Die Existenz eines menschlichen Individuums, auf die das Bundesverfassungsgericht in den Abtreibungsurteilen abstellt, ist bereits mit der Befruchtung der Eizelle, das heißt mit dem Abschluß der Verschmelzung der Kerne der Eizelle und der Samenzelle – auf natürlichem Wege oder in vitro – determiniert. Damit beginnt ein kontinuierlicher Entwicklungsprozeß, der ohne entscheidende qualitative Zäsuren zur Ausdifferenzierung des Organismus und zu seiner Geburt führen kann. Diesen natürlichen Vorgängen entsprechend, hat das Embryonenschutzgesetz in zutreffendem Verständnis der Menschenwürdegarantie ein strenges Konnexitätsverhältnis zwischen In-vitro-Fertilisation und

Einpflanzung des so erzeugten Embryos in die Gebärmutter normiert. Deshalb kann man nicht mit der „Unbehaustheit" des Embryos in vitro argumentieren, um seine Entwicklungsfähigkeit in Frage zu stellen und ihn der Forschung anheimzugeben. So geht aber tendenziell Wolfrum vor. Die In-vitro-Fertilisation ist nur als therapeutische Maßnahme gerechtfertigt. Sie soll körperliche Defekte, beispielsweise eine Eileiterfehlfunktion, überwinden.

Die natürliche Finalität der befruchteten menschlichen Eizelle ist eine Vorgegebenheit des Rechts, die sich einer beliebigen Bewertung entzieht. Deshalb steht der Embryo unter dem Schutz der Menschenwürdegarantie. Das ist kein naturalistischer Fehlschluß vom Sein auf ein Sollen. Wer davon spricht, muß sich darüber klar sein, daß jede Grenzziehung für den Beginn des Würdeschutzes nach dem jeweiligen Entwicklungsstand – Einnistung, Beginn Hirnentwicklung, Lebensfähigkeit, Geburt, Beginn des Selbstbewußtseins, Fähigkeit zum geistigseelischen Werterlebnis und so weiter – Selektion bedeutet. Die Selektionsentscheidungen würden die fertigen Menschen über die menschlichen Keimlinge, die Erwachsenen über die Kinder, die Gesunden über die Geisteskranken, das heißt stets die Starken über die Schwachen, treffen.

Für die Bestimmung, wem der Menschenwürdeschutz zusteht, kann nur die weitestmögliche Definition des Menschen erlaubt sein. Die in dieser Frage notwendige Selbstbescheidung des Menschen verlangt, als Träger der Menschenwürde alle Lebewesen anzusehen, die von menschlichen Gameten stammen, in welchem Entwicklungsstand sie sich auch befinden. Mit einem prinzipiell gleichen Würdeschutz sind Differenzierungen vereinbar, die auf dem jeweiligen Entwicklungsstand des menschlichen Lebens beruhen. Hier sind verschiedenartige Wertungen möglich, soweit sie nicht das Leben, die existentielle Grundlage der Menschenwürde, in Frage stellen.

Die Menschenwürde ist immer dann verletzt, wenn der Träger der Menschenwürde vom Staat oder von anderen Menschen zum bloßen Objekt (Ding) gemacht und ausschließlich für Zwecke anderer genutzt wird, zum Beispiel für den Nahzweck der freien Forschung und für den Fernzweck, Krankheiten später heilen zu können. Diese Objektformel, die das Bundesverfassungsgericht in seinen Entscheidungen zur Menschenwürde verwendet, entstammt der philosophischen Tradition der Aufklärung, die in vielfältiger Weise als geistige Grundlage des Grundgesetzes angesehen werden kann. Bei Kant finden wir sowohl das Verbot der Verdinglichung des Menschen als auch die Erstreckung dieses Verbots auf den Embryo. Die bekannte Stelle aus der Grundlegung zur Metaphysik der Sitten (1795) lautet: ‚Handle so, daß du die Menschheit, sowohl in deiner Person als in der Person eines jeden anderen, jederzeit zugleich als Zweck, niemals bloß als Mittel brauchst.' Was die ‚Person eines jeden anderen' anbelangt, heißt es in der zwei Jahre später erschienenen Metaphysik der Sitten (Rechtslehre, Erster Teil, Paragraph 28) im Hinblick auf das Elternrecht, daß das Erzeugte eine Person ist', die im selben Satz als ein mit Freiheit begabtes Wesen bezeichnet wird.

Dieses moralische Wissen, das die große Mehrheit unserer Bevölkerung hat, ist in der Würdegarantie des Grundgesetzes verfassungsrechtlich verfestigt. Wir haben es hier mit einem Fundament unserer Rechtsordnung zu tun, auf das Bundespräsident Johannes Rau in seiner ‚Berliner Rede' vom 18. Mai 2001 eindrucksvoll hingewiesen hat. Dieses Fundament unserer Rechtsordnung sollte nicht durch Spezialisten und Interessenten in Kommissionen und Beiräten zerredet werden, sondern muß Grundlage der Beratungen und späteren Gesetzgebung sein.

In den internationalen Verträgen über Menschenrechte, die aus den fünfziger und sechziger Jahren stammen, sind das ungeborene menschliche Leben und somit extrakorporal erzeugte Embryonen nicht ausdrücklich geschützt. Angesichts der philosophischen Tradition, auf der auch die Europäische Konvention zum Schutze der Menschenrechte und Grundfreiheiten vom 4. November 1950 beruht, ist anzunehmen, daß der dort in Artikel 2 verankerte Lebensschutz auch für Embryonen gilt. Diese Annahme wird bestätigt durch das Übereinkommen des Europarats über Menschenrechte und Biomedizin vom 4. April 1997, das nach der Ratifikation durch fünf Staaten 1998 in Kraft getreten ist, das freilich Deutschland, weil der Schutz nicht ausreichend sei, noch nicht unterzeichnet hat. Artikel 18 des Übereinkommens verbietet ausdrücklich die Erzeugung menschlicher Embryonen zu Forschungszwecken und verlangt ferner von der Rechtsordnung der Unterzeichnerstaaten einen angemessenen Schutz des Embryos, sofern die Forschung an Embryonen in vitro zugelassen ist. Angemessener Schutz soll eine Schädigung und selbstverständlich den Verbrauch von Embryonen verhindern."[295]

c.) Forschung mit Embryonen

Überzählige Embryonen können als erstes für die medizinische Forschung verwendet werden. Sie würden dann nicht extra für diese Forschung hergestellt, sondern man griffe auf den sowieso vorhandenen „Bestand" zurück. Eine erste Frage also ist, ob es einen Unterschied macht, wenn Embryonen extra zu Forschungszwecken herstellt oder vorhandene dazu verwendet werden. Das Ziel der medizinischen Forschung liegt darin, embryonale Entwicklungsabläufe besser zu verstehen, die Gewinnung embryonaler Stammzellen zu optimieren, genetische Defekte frühzeitig erkennen und möglicherweise therapieren zu können und vieles mehr. Auch hier sei das Genom-Editing erwähnt, mit dem man genetische Reparaturen sogar bis in die Keimbahn hinein vornehmen will. Damit wären alle weiteren Generationen betroffen. Bisher haben genetische Therapien kaum funktioniert, da das ganze Genom durcheinander gerät, wenn man ein geschädigtes Gen herausschneidet und durch ein gesundes ersetzt. Dies scheint sich mit der neuen Methode geändert zu haben (sogenanntes CRISPR-Cas9 System). Allerdings sind Keimbahninterventionen wegen der unkalkulierbaren Risiken nahezu weltweit verboten.

Das weltweite Ausmaß der Embryonenforschung ist schwierig abzuschätzen.[296] Es gelingt kaum, die publizierten Artikel zu überblicken. Der Umfang wird wohl weit unterschätzt. Es gibt einzelne Publikationen, die auf 138, 362

---

[295] Ch. Stark, Hört auf, unser Grundgesetz zerreden zu wollen. Auch im Reagenzglas gilt die Menschenwürdegarantie: Die „Unbehaustheit" des Embryos ist kein Argument für seine Vernichtung, in: FAZ, 30.05.2001, Nr. 124, 55.
[296] Vgl. dazu auch http://cloning.ch.

und sogar 762 verbrauchten und getöteten Embryonen basieren (Stand 2001). Derzeit (2015) sind es sicher wesentlich mehr.

Oft wird nicht erwähnt, ob Ethikkommissionen das entsprechende Projekt bewilligt haben. Vor allem in den USA, Großbritannien und Australien scheinen die Projekte großzügig behandelt zu werden. Es wurden speziell für die Forschung Embryonen hergestellt und in den USA bereits 1997 Männer und Frauen zwecks Spende von Samen- bzw. Eizellen ausgesucht. Insgesamt sind dort wohl über 160 reife Eizellen befruchtet worden, was zu 50 Embryonen im Blastozyststadium führte (heute sicher viel mehr). Daraus konnten drei Stammzelllinien hergestellt werden. Die Spenderinnen und Spender erhielten Entschädigungen, die Männer 50$ und die Frauen 1500 bis 2000$. Es stand fest, dass dabei die Erzielung einer Schwangerschaft nicht intendiert war.[297]

Die Herstellung dieser menschlichen embryonalen Stammzellen ist nur aus menschlichen Embryonen möglich. Was ansonsten von den Versuchen an Tieren durchzuführen ist und was unbedingt am Menschen durchgeführt werden muss, können nur die Forscher selbst beantworten. Offensichtlich kann man vieles nur am Menschen selbst erforschen, da dessen Embryonalentwicklung anders abläuft als jene von Tieren. Indirekt müssen Forscher damit zugeben, dass der Mensch von Anfang an einen spezifisch menschlichen Entwicklungsprozess durchmacht. „Es gibt gerade bei Prozessen der Embryonalentwicklung erhebliche Unterschiede zwischen einzelnen Lebewesen, das heißt auch zwischen Maus und Mensch."[298] Das sagt noch nichts über den besonderen Status des menschlichen Embryos aus, aber als Hinweis auf die Unterschiedlichkeit zwischen menschlicher und tierischer Embryonalentwicklung kann man diese Bemerkung aufgreifen.

Selbst wenn die Ziele dieser Forschung positiv zu bewerten sind, stellt sich die Frage, ob die Mittel der Embryonenforschung ethisch zu vertreten sind. Die Beantwortung dieser Frage hängt davon ab, ob man der Meinung ist, dass dem embryonalen Leben von Anbeginn der Status der Menschenwürde zukommt, oder ob man der Meinung ist, in den ersten Tagen seines Lebens käme dem Embryo keine bzw. nur eine gestufte Schutzwürdigkeit zu. Wenn ihm Würde zukommt, dann unterliegt er der Selbstzwecklichkeitsformel Kants und darf weder zu Forschungszwecken hergestellt noch darf an schon vorhandenen

---

[297] Vgl. dazu D. Josefson, Embryos Created for Stem Cell Research: BMJ 323, 21. Juli (2001) 127; S.E. Lanzendorf/C.A. Boyd/D.L. Wright/S. Muasher/S. Oehninger/G.D. Hodgen, Use of Human Gametes Obtained from Anonymous Donors for the Production of Human Embryonic Stem Cell Lines, in: Fertil Steril 76 (2001) 132-137; S.E. Lanzendorf/C.A. Boyd/D.L. Wright, S.J. Muasher/S.C. Oehninger/G.D. Hodgen, The Use of Gametes Obtained from Anonymous Donors for the Production of Human Embryonic Stem Cell (ESC) Lines, in: Fertil Steril 74 suppl (2000) O-045, 16-17.

[298] So der Neuropathologe Otmar Wiestler, neben Oliver Brüstle einer der beiden Protagonisten für die Nutzung embryonaler Stammzellen in Deutschland, in dem Artikel: Die Heilungsversprechen sind utopisch. Was drängt deutsche Forscher so sehr zur Eile? Warum reichen Tierversuche nicht aus? Warum menschliche Embryonen?/Ein Gespräch mit Oliver Brüstle und Otmar Wiestler, in: FAZ, Mittwoch 13. Juni 2001, Nr. 135, 59.

Embryonen geforscht werden. Sie werden zu einem anderen Zweck als zu ihrer eigenen Forterhaltung hergestellt. Da dieser Würdeschutz absolut ist, kann er mit keinem anderen Rechtsgut verrechnet werden. Ganz aktuell hat der europäische Menschenrechtsgerichtshof entschieden, dass die freie Verwendung von Embryonen für die Forschung strafbar ist und mit Gefängnis bis zu sechs Jahren bestraft wird.

Wenn Embryonen Menschenwürde zukäme, würden sie auch den Prinzipien der Fürsorge, des Nicht-Schadens, des Nutzens und der Gerechtigkeit unterliegen. Das heißt, man dürfte bestimmte Manipulationen und Forschungen nur dann durchführen, wenn sie dem Embryo nutzen und nicht schaden. Die ethischen Anforderungen müssten sogar noch strenger sein als bei Erwachsenen, da bei Embryonen keine Einwilligung zur Forschung eingeholt werden kann und sie in gewissem Sinn unter die Kategorie „nichteinwilligungsfähiger Personen" fallen würden. Wenn bei der Forschung Embryonen „verbraucht" (und diese somit getötet) werden, wird gerade nicht im Interesse der Embryonen gehandelt. Es wird ihnen Schaden zugefügt. Sie werden verzweckt und ihr Leben wird vernichtet.

Behandelt man Embryonen im Kontext von Menschen- oder Personwürde, stellt sich auch die Frage, wer das Recht hat, darüber zu entscheiden, ob mit diesen nicht einwilligungsfähigen menschlichen Personen geforscht wird oder nicht, wem sie „gehören", ob sie zu Forschungszwecken manipuliert und getötet werden können. Über Leben und Tod dieser Embryonen entscheiden in jedem Fall andere Menschen, die sich zwar per Konsens auf die eine oder andere Lösung geeinigt haben, aber in jedem Fall über menschliche Wesen entscheiden, die an dieser Entscheidung keinen Anteil haben.

Wenn man dem Embryo nicht von Anfang an Würde zuschreibt (sei diese nun als Menschen- oder Personwürde deklariert) und ihm auch nicht das Recht auf Leben und Unversehrtheit zubilligt, stellen sich die Fragen nach Leben oder Tod, nach Verzweckung oder Schaden, nach Erlaubtheit der Forschung an Embryonen nicht. Aus utilitaristischer Sicht stünde das größte Wohl für die größte Zahl der Patienten im Mittelpunkt und es wäre zu fordern, dass möglichst viele Menschen von den Forschungsergebnissen der Embryonenforschung profitieren. Dieser Nutzen für die Patienten wäre weit höher zu bewerten, als das Recht eines Embryos auf Leben und Unversehrtheit, oder sein Schutz vor Verzweckung im Sinne der Menschenwürde (allerdings sind dann schon die Begriffe von „Recht" und „Würde" widersinnig, denn der Embryo hätte von beidem nicht mehr als eine Pflanze). Die Forschung mit Embryonen zu verbieten, käme aus dieser Perspektive geradezu „unterlassener Hilfeleistung" gleich, wenn daraus bestimmte Therapeutika zu erwarten wären, die Krankheiten heilen könnten.

Das deutsche Embryonenschutzgesetz stellt den Embryo implizit – ohne ausdrücklich darauf zu rekurrieren – unter den Schutz der Menschenwürde, wenn es ihn vor einer Verzweckung schützt. „Ebenso wird bestraft, wer zu einem anderen Zweck als der Herbeiführung einer Schwangerschaft bewirkt, dass sich ein menschlicher Embryo weiterentwickelt" (§ 2, Abs. 2 ESchG).

> „Als Embryo im Sinne dieses Gesetzes gilt bereits die befruchtete, entwicklungsfähige menschliche Eizelle vom Zeitpunkt der Kernverschmelzung an, ferner jede einem Embryo entnommene totipotente Zelle, die sich bei Vorliegen der dafür erforderlichen weiteren Voraussetzungen zu teilen und zu einem Individuum zu entwickeln vermag" (§ 8, Nr. 1, ESchG)

(Über das Problem der Kernverschmelzung wurde schon berichtet.)

Auch das Schweizer Fortpflanzungsmedizingesetz definiert als Embryo „die Frucht von der Kernverschmelzung bis zum Abschluß der Organentwicklung" (Kap. 1, Art. 2 i FMedG) und das österreichische Fortpflanzungsmedizingesetz spricht von „entwicklungsfähigen Zellen" und definiert diese als „befruchtete Eizellen und daraus entwickelte Zellen" (§ 1, Abs. 3, FmedG). Neben dem Forschen ist auch das Handeln mit Embryonen (Verkauf an kinderlose Eltern) in Deutschland, Österreich und der Schweiz verboten. So heißt es im deutschen Embryonenschutzgesetz:

> „(1) Wer einen extrakorporal erzeugten oder einer Frau vor Abschluß seiner Einnistung in der Gebärmutter entnommenen menschlichen Embryo veräußert oder zu einem nicht seiner Erhaltung dienenden Zweck abgibt, erwirbt oder verwendet, wird mit Freiheitsstrafe bis zu drei Jahren oder mit Geldstrafe bestraft." (§ 2, Abs. 2, ESchG).

Ähnlich heißt es im § 9 des österreichischen Fortpflanzungsmedizingesetzes:

> „(1) Entwicklungsfähige Zellen dürfen nicht für andere Zwecke als für medizinisch unterstützte Fortpflanzungen verwendet werden. Sie dürfen nur insoweit untersucht und behandelt werden, als dies nach dem Stand der medizinischen Wissenschaft und Erfahrung zur Herbeiführung einer Schwangerschaft erforderlich ist. Gleiches gilt für Samen oder Eizellen, die für medizinisch unterstützte Fortpflanzungen verwendet werden sollen (§ 9 Abs. 1 FmedG)."

Und im Schweizer Gesetz heißt es: „Wer durch Imprägnation einen Embryo in der Absicht erzeugt, diesen zu einem anderen Zweck als der Herbeiführung einer Schwangerschaft zu verwenden oder verwenden zu lassen, wird mit Gefängnis bestraft." (Kap. 4, Art 29, Nr. 1, FMedG). Ebenso wird bestraft „wer eine imprägnierte Eizelle in der Absicht konserviert, diese zu einem anderen Zweck als der Herbeiführung einer Schwangerschaft zu verwenden oder verwenden zu lassen." (Art 29, Nr. 2 FMedG). Auch der Handel mit Embryonen wird bestraft „Wer menschliches Keimgut oder Erzeugnisse aus Embryonen oder Föten entgeltlich veräußert oder erwirbt, wird mit Gefängnis oder mit Buße bestraft" (Art. 32, Nr. 1 FMedG). Während die verbrauchende Embryonenforschung an überzähligen Embryonen beispielsweise in England und Schweden erlaubt ist, spricht aus den drei deutschsprachigen Gesetzestexten implizit die Auffassung, dass menschlichen Embryonen Würde zukommt und dass sie daher nicht zu fremden Zwecken gebraucht werden dürfen.

Auch die Biomedizin-Konvention des Europarates[299] hat ihre Auffassung zu Fragen der Forschung mit Embryonen kundgetan. Daraus kann man auch auf die Haltung gegenüber der Verwendung embryonaler Stammzellen schließen, da zu deren Etablierung zunächst Forschung betrieben werden muss. Im § 18 dieser Konvention wird etwas vage formuliert, dass die jeweilige Rechtsordnung dem Embryo einen *angemessenen Schutz* gewährleisten muss. „Soweit das Recht Forschung an Embryonen in vitro zuläßt, gewährleistet es einen angemessenen Schutz des Embryos" (Art. 18, Abs. 1). Außerdem legt sie fest: „Die Erzeugung menschlicher Embryonen für Forschungszwecke ist verboten" (Art. 18, Abs. 2). Die jeweiligen Landesgesetzgebungen müssen für sich genauer definieren, was „angemessener Schutz" konkret bedeutet.[300]

Wie neuere Entwicklungen zeigen, ist eine einheitliche Haltung in diesen Fragen in Europa schwer zu finden. War Holland Vorreiter mit einem Euthanasiegesetz, wird jetzt auch in Frankreich der nächste Dammbruch seinen Lauf nehmen, indem das Forschen mit Embryonen und deren Herstellung durch Klonen erlaubt werden soll.[301] Das heißt, alle grundlegenden Überlegungen zum Status des Embryos, die hier vorgetragen werden, sind in einer Reihe von Ländern längst von der Realität außer Kraft gesetzt worden. Wenn möglicher therapeutischer Nutzen, kommerzielle Interessen, oder Arbeitsplatzsicherung in Aussicht stehen, werden grundlegende Überlegungen schnell beiseitegeschoben.

Dennoch sollte man nicht schweigen und die Dinge ihren Lauf nehmen lassen. Denn sollten in Zukunft im Rahmen der Embryonenforschung und der Embryonenmanipulation Probleme auftauchen, die möglicherweise jenen der BSE- und Maul- und Klauenseuche-Problematik entsprechen, wäre es wichtig, auf philosophische Überlegungen zurückgreifen zu können, die aus ontologisch-ethischen Überlegungen heraus von der Forschung und Verzweckung

---

[299] Vollständig heißt der Titel: „Übereinkommen zum Schutz der Menschenrechte und der Menschenwürde im Hinblick auf die Anwendung von Biologie und Medizin: Menschenrechtsübereinkommen zur Biomedizin des Europarates" (Beschlossen am 19. November 1996); Zit. nach: Jahrbuch für Wissenschaft und Ethik (hrsg. v. L. Honnefelder/C. Steffen), Berlin-New York 1997, 285-304.

[300] L. Honnefelder kommentiert zu diesem Passus vom „angemessenen Schutz": „Dieser Satz – und das ist seine Schwäche – ist auslegungsfähig. Nach deutschem Verständnis verbietet ein ‚angemessener Schutz' sogenannte ‚verbrauchende Forschung' am Embryo. Großbritannien wird diesen angemessenen Schutz möglicherweise durch die Bindung an legitimierende höherrangige Zwecke und entsprechende Genehmigungsverfahren gewährleistet sehen. In jedem Fall aber ist durch diesen Satz der Embryo als ein *Rechtsgut* deklariert, dem von Beginn an Schutzwürdigkeit zukommt. Dies zwingt den nationalen Gesetzgeber dazu, die Beweislast dafür zu übernehmen, daß die eigene Lösung dem Prinzip des angemessenen Schutzes entspricht. Zugleich bindet sich dadurch der Europarat auch selbst, im vorgesehenen Protokoll zum Embryonenschutz diesem Prinzip zu entsprechen:" L. Honnefelder, in: L. Honnefelder/C. Steffen (Hrsg.), Jahrbuch für Wissenschaft und Ethik, Berlin-New York 1997, 312-313.

[301] Vgl. dazu FAZ, 30. November 2000, Nr. 279/48D, 1: „Frankreich will Klonen erlauben"; J. Hanimann, Türhüter, sei wachsam! Vor dem Gesetz: Frankreich will Embryonenforschung erlauben: ebd. 51.

von Embryonen abgeraten haben. Es mag gute Argumente gegen die Menschenwürde des Embryos geben, aber es gibt stärkere für diese Würde. Daher erscheint es das ethisch Verantwortbare zu sein, von dieser Würde beim Embryo auszugehen und sich ihm gegenüber entsprechend zu verhalten.

d.) Embryonale Stammzellen – „Therapeutisches Klonen"

Im Zusammenhang mit der Frage nach der Forschung mit menschlichen Embryonen steht vor allem jene nach der Gewinnung embryonaler Stammzellen. Von diesen Zellen verspricht man sich ganz neue Möglichkeiten der Therapie bei bisher unheilbaren Krankheiten wie Morbus Parkinson, Alzheimer, Multiple Sklerose, Krebs, Diabetes, Herzerkrankungen. Das aus Stammzellen herzustellende Organgewebe kann möglicherweise bei diesen Krankheiten untergegangenes Gewebe ersetzen. Möglicherweise könnten eines Tages auch ganze Organe hergestellt werden und damit Organtransplantationen von Fremdspendern mit allen Problemen der Organabstoßung und der Notwendigkeit der Immunsuppression überflüssig werden.[302] Derzeit hat sich die Euphorie einer Therapiemöglichkeit mit embryonalen Stammzellen wegen der Krebsgefahr (s.o.) etwas gelegt. Es bleiben Grundlagenforschung und Toxizitätsprüfungen („Giftigkeitsprüfungen") für Arzneimittel anstelle von Tierversuchen. Allerdings ist ein gesamter Organismus eines Tieres (Maus, Ratte) zur Testung von Arzneimitteln in vielen Fällen besser geeignet als Zellkulturen aus embryonalen Stammzellen (von den ethischen Fragen ganz zu schweigen).

Krankheiten zu heilen ist in jedem Fall ein Ziel der Medizin. Allein der Weg dorthin ist im Kontext der Forschung mit embryonalen Stammzellen umstritten und es gibt bisher auch keine signifikanten Erfolge.. Gerade bei der in Augenschein genommenen Stammzelltherapie zweifelt niemand an der Gültigkeit der Ziele medizinischen Handelns. Aber die *Mittel*, die zur Erreichung dieses Zieles eingesetzt werden, erscheinen ethisch nicht vertretbar. Zur Gewinnung von embryonalen Stammzellen werden Embryonen hergestellt oder überzählige Embryonen verwendet und dann zur Medikamentenherstellung vernichtet. Die zur Züchtung von Organgewebe benötigten embryonalen Stammzellen können auf verschiedene Weisen gewonnen werden: Eine erste Art der Gewinnung ist jene aus Embryonen, die durch In-vitro-Fertilisation hergestellten wurden. In einer Stellungnahme der Deutschen Forschungsgemeinschaft heißt es dazu:

> „Nach der Vereinigung der Vorkerne durchläuft die befruchtete Eizelle eine Reihe von Zellteilungen, bis nach etwa 4 Tagen das Blastozystenstadium erreicht ist. Aus der inneren Zellmasse (dem Embryoblasten) der Blastozyste können embryonale Stammzellen isoliert werden. Die Entnahme dieser Zellen kann in-

---

[302] Allerdings wird diese Perspektive von einigen Forschern als Utopie hingestellt. Vgl. dazu das Interview mit Oliver Brüstle und Otmar Wiestler, FAZ, Mittwoch 13. Juni 2001, Nr. 135, 59.

nerhalb einer Zeitspanne von etwa 3 Tagen weiteren in-vitro-Wachstums erfolgen und hat mit großer Wahrscheinlichkeit die Zerstörung der Blastozyste zur Folge."[303]

Eine zweite Methode der Gewinnung embryonaler Stammzellen ist jene des sogenannten „therapeutischen Klonens". Bei dieser Art des Klonens geht es vornehmlich um jene Methode, die mit dem Schaf Dolly gelungen ist (es gibt daneben auch das Klonen mittels Embryonensplitting, aus dem ebenfalls Stammzellen zu gewinnen sind, s.u.). Bei der „Dolly-Methode" wird einer weiblichen Eizelle deren Kern (23 Chromosomen) entnommen und mit dem Kern einer ausdifferenzierten Zelle mit 46 Chromosomen (z.B. einer Hautzelle) bestückt. Die aufgrund ihres einfachen Chromosomensatzes (23 Chromosomen) allein nicht lebensfähige Eizelle wird also mit 46 Chromosomen bestückt und kann durch den Reprogrammierungsprozess des Zellkerns, den die Eizelle bewirkt, zumindest theoretisch zu einem ganzen Menschen heranreifen, wie dies beim Schaf Dolly gelungen ist (ein Mensch wäre allerdings u.a. aufgrund epigenetischer Verschaltungsdefizite schwerstgeschädigt, wie auch Dolly geschädigt war). Diese Art des Klonens von Menschen wird in den meisten Ländern schon wegen der hohen Schädigungsrate strikt abgelehnt. Außerdem ist der Klon nahezu ein Zwilling desjenigen Elternteiles, von dem der Zellkerns stammt (99,9% genetisches Material stammt von ihm, 0,1% aus der weiblichen Eizelle), so dass auch Familienstrukturen durcheinandergeraten.

Das „neue Leben" entsteht also hier durch die Kombination eines Zellkerns mit einer entkernten Eizelle, die das umgebende Milieu liefert (bei normaler Zeugung entsteht das neue Leben durch die Kombination von Samen und Eizelle). Offensichtlich werden bei dieser Art des Klonens alle im Zuge der Ausdifferenzierung abgeschalteten Gene wieder angeschaltet („Reprogrammierung"). Dadurch gewinnen die schon ausdifferenzierten Zellen ihre ganze ursprüngliche Potenz zurück. Es entsteht eine neue totipotente Zelle,

> „die sich analog einer befruchteten Eizelle zur Blastozyste entwickeln kann. Diese Methode könnte die Möglichkeit eröffnen, aus einer Körperzelle eines Patienten und einer enukleirten Eizelle embryonale Stammzellen mit dem Erbgut des Patienten zu erhalten. Aus diesen individualspezifischen Stammzellen ließen sich gesunde Zellen und Gewebe erhalten, die bei Übertragung auf den Patienten keine immunologischen Probleme hervorrufen."[304]

Terminologisch wird beim Klonen unterschieden zwischen demjenigen Klonen, das zu einem ganzen Menschen führt (reproduktives Klonen) und dem sogenannten „therapeutischen Klonen", das zu therapeutischen Zwecken, nämlich zur Gewinnung embryonaler Stammzellen verwendet wird. Mit dem Be-

---

[303] DFG-Stellungnahme zum Problemkreis „Humane embryonale Stammzellen", in: L. Honnefelder/C.Streffer (Hrsg.), Jahrbuch für Wissenschaft und Ethik Bd.4, Berlin-New York 1999, 393-399, hier 394.
[304] Ebd. 395. Eine totipotente Zelle ist eine noch ganz undifferenzierte (oder wie hier, eine wieder undifferenziert gewordene), aus der noch ein ganzer Mensch werden kann.

griff des therapeutischen Klonens wird suggeriert, dass es sich hierbei um ein grundsätzlich anderes Verfahren handelt als beim reproduktiven Klonen. Dieses trifft aber nicht zu, denn es gibt in dem Sinne kein therapeutisches Klonen. Es gibt nur ein Klonen, das entweder zur Herstellung eines ganzen Menschen verwendet wird, oder ein Klonen, bei dem die menschliche Entwicklung um den fünften Tag herum abgebrochen wird (der Embryo wird getötet), um daraus Stammzellen zu gewinnen.

Sowohl beim reproduktiven als auch beim „therapeutischen Klonen" wird ein vollständiger Chromosomensatz in eine entkernte Eizelle verbracht und neues menschliches Leben hergestellt. Das Klonen ist in beiden Fällen dasselbe, nur die Zielrichtung ist beim reproduktiven Klonen eine andere als beim therapeutischen. Im einen Fall wird die Entwicklung des Embryos in Richtung eines ganzen Menschen gelenkt (reproduktives Klonen) und im anderen (dem therapeutischen Klonen) wird dieselbe Entwicklung zur Gewinnung der Stammzellen am fünften Tag beendet.

Der Begriff „therapeutisches Klonen" ist also nicht zutreffend oder will bewusst die Wahrheit verschleiern, da es auch hier um das Klonen eines Menschen geht, der aber nicht ausreift, sondern als Lieferant bestimmter Gewebekulturen dient. Wenn argumentiert wird, man wolle nur das therapeutische Klonen zulassen und nicht das reproduktive, dann wird damit verschwiegen, dass auch beim therapeutischen Klonen ein Embryo hergestellt wird, der etwa fünf Tage heranreift, bis man ihm aus der inneren Zellmasse die embryonalen Stammzellen entnimmt. Der Embryo stirbt dabei.

Die frühere Entnahme der Zellen bis zum Achtzellstadium wäre (unabhängig davon, ob Stammzellforschung und -herstellung erlaubt ist) in Deutschland verboten, da Zellen im Achtzellstadium noch totipotent sind (es kann ein ausgereifter Mensch daraus entstehen) und daher die Entnahme einer solchen Zelle der Verwendung eines menschlichen Embryos entspricht. „Wer künstlich bewirkt, dass ein menschlicher Embryo mit der gleichen Erbinformation wie ein anderer Embryo, ein Foetus, ein Mensch oder ein Verstorbener entsteht, wird mit Freiheitsstrafe bis zu fünf Jahren oder mit Geldstrafe bestraft"; § 6 Abs. 1 EschG. Eine totipotente Zelle gilt als Embryo und dieser darf nicht für andere Zwecke als zu seiner Erhaltung verwendet werden. Die zu verwendenden Stammzellen werden erst jenseits des Achtzellstadiums aus der Blastozyste (etwa ab dem fünften Tag) entnommen, wenn sie ihre Totipotenz verloren haben und nur noch pluripotent sind. Aber auch diese Entnahme ist die Entnahme aus einem lebenden Embryo (der dabei stirbt) und daher ethisch abzulehnen.

Auf die andere Art des Klonens, die als Embryonensplitting bezeichnet wird und die auch zur Gewinnung embryonaler Stammzellen verwendet werden kann, wird im nächsten Kapitel eingegangen. Hier soll noch die dritte Methode zur Gewinnung von Stammzellen erwähnt werden, es ist jene aus primordialen Keimzellen von frühzeitig abgegangenen oder abgetriebenen Embryonen. „Primordiale Keimzellen, die Vorläufer von Ei- bzw. Samenzellen, werden nach induziertem oder spontanem Abort aus Föten isoliert und unter Kulturbedingungen zu Stammzellen (EG-Zellen; *e*mbryonic *g*erm cells) weiterentwickelt."[305] Diese aus abgetriebenen Embryonen gewonnen Stammzellen werden neuerdings dazu verwendet, um sie Affengehirnen einzupflanzen.[306] Schließlich kann man Stammzellen auch aus Nabelschnurblut gewinnen.[307] Sie entsprechen eher schon adulten Stammzellen, da sie schon neun Monate herangereift sind.

Die Deutsche Forschungsgemeinschaft gibt als grundsätzliche Ziele der Forschung mit embryonalen Stammzellen z.B. das verbesserte „Verständnis der Zelldifferenzierungsmechanismen als Grundlage der Entwicklung", oder die „Identifizierung von bislang nicht nachweisbaren, die Regeneration spezifischer Gewebetypen bestimmenden Stammzellen im erwachsenen Menschen"[308] an, die analog zu den bereits verwendeten Stammzellen des Blutes therapeutisch eingesetzt werden können. Langfristig zielt die Forschung darauf ab, „die Arbeit mit embryonalen Stammzellen zu ersetzen und pluripotente Stammzellen aus spezialisierten Zellen zu gewinnen."[309]

Weiterhin werden als Ziele „die Erforschung von äußeren Faktoren wie Medikamenten und Umwelteinflüssen auf die Embryonalentwicklung"[310] genannt, die Entwicklung und Tests neuartiger Medikamente sowie die Entwicklung von Zelltransplantationstherapien für Erkrankungen, für die bisher keine Therapie zur Verfügung steht wie Alzheimersche Krankheit, aber auch für Erkrankungen, für die eine Verbesserung der Behandlungsmöglichkeiten erforderlich wäre wie Herz-Kreislauf-Erkrankungen, Krebs, Diabetes oder Parkinsonsche Krankheit. „Ein langfristiges Ziel besteht in der Generierung komplexer Geweberverbände oder ganzer Organe, die die derzeitigen Engpässe und immunologisch bedingten Probleme sowie die Risiken einer Krankheitsübertragung bei der Organtransplantation umgehen könnten."[311]

Um hier die ganze Problematik sehen zu können, muss kurz etwas über Organtransplantationen gesagt werden. Deren Für und Wider ist immer wieder diskutiert worden. Dabei spielen Fragen nach Organspendern und Organempfängern eine Rolle, jene nach Spenderausweisen und der Problematik, ob der potentielle Organspender zu Lebzeiten der Organentnahme zustimmen muss (Zustimmungslösung wie in Deutschland), oder ob man ihm seine Organe entnehmen kann, wenn er zu Lebzeiten der Organentnahme nicht widersprochen hat (Widerspruchslösung wie in Österreich). Auch Probleme der Lebendspen-

---

[305] Ebd. 394.
[306] Vgl. dazu Ch. Berndt, Vom Menschen zum Affen. Wissenschaftler verpflanzen Stammzellen in Tiergehirne, in: Süddeutsche Zeitung 28./29. Juli 2001, 1.
[307] Vgl. dazu Deutsches Ärzteblatt, 96, Heft 19, 14. Mai (1999), 914ff.
[308] Honnefelder/Streffer, Jahrbuch für Wissenschaft und Ethik Bd. 4, 393.
[309] Ebd.
[310] Ebd. 394.
[311] Ebd.

de, des Hirntodes und der Xenotransplantation (Organe von Tieren) sind immer wieder Gegenstand der Diskussion.³¹²

Diese Diskussion soll hier nicht um eine weitere ergänzt werden, es soll vielmehr im Rahmen anthropologischer Grundüberlegungen auf die Problematik der Organtransplantationen hingewiesen werden. Es ist deutlich zu machen, dass ein Patient nach einer Organtransplantation nicht vollständig gesund ist. Er muss, um Abstoßungsreaktionen zu verhindern, ein Leben lang Medikamente einnehmen, die das Immunsystem unterdrücken. Als Nebenwirkung dieser Immunsuppressiva können durch die Schwächung des Immunsystems andere Infektionskrankheiten oder Pilzbefall leichter eintreten. Aufgrund der täglichen Medikamenteneinnahme zur Immunsuppression ist die Lebensqualität von Patienten mit einem transplantierten Organ oft eingeschränkt. Auch können z.B. durch Cortisongabe andere Schäden beispielsweise am Knochensystem auftreten. Daher muss im Sinne eines informed consent bei der Aufklärung der Patienten darauf hingewiesen werden, dass der Patient mit vielen Einschränkungen zu rechnen hat.³¹³ Die gesamte Familie muss oft in den Prozess der postoperativen Verarbeitung und der regelmäßigen Medikamenteneinnahme einbezogen werden.

Das Ziel einer Herztransplantation ist meistens, das Leben von Patienten zu verlängern, deren Herz in so starkem Maße geschädigt ist, dass ein Weiterleben mit einem solchen Organ nicht mehr möglich ist. Bei Nierentransplantationen geht es um die Verbesserung der Lebensqualität von Patienten, die sich sonst mehrmals in der Woche einer Dialyse unterziehen müssen. Eine solche Transplantation bringt nicht nur eine verbesserte Lebensqualität mit sich, sondern ist auch aus ökonomischen Gründen günstiger als eine über Jahre andauernde Dialyse. Neben den angesprochenen Problemen der Abstoßungsreaktionen taucht das Problem der Organknappheit auf. Es werden vor allem in Deutschland mehr Organe gebraucht, als vorhanden sind. Damit stellen sich Fragen der Verteilungsgerechtigkeit und jene, ob man z.B. immer die optimale Organauswahl treffen muss (junger Patient, junger Organspender), oder ob auch ältere Organe (also nicht mehr ganz „optimale") bei jungen Menschen eingesetzt werden können.

Etwas Grundsätzliches soll hierangefügt werden: etwa 30% der Organtransplantationen ließen sich vermeiden, wenn der Mensch seinen Lebensstil (Bewegung, Ernährung, Sport, seelisches Gleichgewicht) ändern würde. Die Gefahr der modernen Medizin besteht u.a. darin, dass sich bei den Menschen ein Bewusstsein bildet, dass der Mensch auch nur eine Maschine sei, bei der man aus einem „Ersatzteillager" (z.B. Hirntoter oder Lebendspender) Organe entnimmt und diese dann beim Kranken austauscht. Übersehen wird dabei zum

---

³¹² Zum aktuellen Stand der Xenotransplantation vgl. z.B. C. Hammer, Xenotransplantation: Stand der Forschung, in: Bayerisches Ärzteblatt 6/2001, 263-266.
³¹³ Die Patienten bekommen z.B. nach Herz- und Lebertransplantationen einen Schwerbehindertenausweis mit 100%iger Behinderung.

einen, dass der Mensch sehr viel komplexer und komplizierten ist als eine Maschine und dass der Austausch von Organen durchaus seine Risiken hat (z.B. Abstoßungsreaktionen) und zweitens, dass der Mensch selbst durch Lebensstiländerungen etwas zu seinem Gesundbleiben oder Gesundwerden beitragen kann. All diese Probleme sind beim Abwägen des Für und Wider von Organtransplantationen zu bedenken. Sie könnten – das wird immer wieder gesagt – in absehbarer Zeit überflüssig werden, wenn sich die Möglichkeit realisieren ließe, Organe oder Organgewebe aus embryonalen Stammzellen zu züchten. Das scheint aber wegen der Komplexität von Organen und der Gefahr der Krebsentstehung nahezu unmöglich zu sein. Mit ihrer Hilfe könnten Organtransplantationen mit Fremdorganen überflüssig werden und damit manche Probleme auf Seiten des Empfängers (Abstoßungsreaktionen) und auf Seiten des Spenders (Hirntod, Spenderausweis, „Organknappheit") umgangen werden. Ein derartiges Ziel der Medizin ist durchaus zu begrüßen, scheint aber unrealistisch zu sein. Es geht darum, Krankheiten zu therapieren, Leiden zu lindern und die Risiken von Organtransplantationen zu minimieren. Die Zielrichtung der Stammzellgewinnung, Gewebeverbände oder ganze Organe heranzuzüchten, um sie den Kranken zu implantieren ist eine therapeutische und gehört insofern zu den Zielen der Medizin.

Die ethischen Probleme tauchen allerdings bei der Wahl der Mittel zum Erreichen des Zieles, nämlich bei der *Gewinnung* der Stammzellen auf. Zur deren Erhalt müssen Embryonen entweder durch In-vitro-Fertilisation oder durch Klonen gewonnen werden. Es stellt sich die Frage, ob Embryonen hergestellt werden dürfen, um aus ihnen Organe zu züchten? Darf man Embryonen in diesem Sinne verzwecken, da sie nicht zum eigenen Weiterleben, sondern ausschließlich zum Zwecke der Gewinnung der Stammzellen und der Organgewinnung hergestellt werden. Sie werden dadurch verzweckt und getötet. Der Embryo wird zu einem Zweck hergestellt, der ihm nicht zugutekommt. Darf man hier in eine Güterabwägung eintreten zwischen dem vermeintlichen Nutzen für Patienten (bisher nicht in Aussicht) und dem Verzwecken von Menschen in ihren frühesten Entwicklungsstadien? Rechtfertigt der vermeintliche therapeutische Nutzen ein solches Vorgehen?

Im Hintergrund dieser Fragen stehen wiederum die schon angesprochenen Probleme: Ist der Embryo von Anfang an ein Mensch oder macht er eine Entwicklungsphase durch, die ihn erst ab einem bestimmten Zeitpunkt oder einer bestimmten Phase seiner Entwicklung Mensch sein lässt? Und zweitens die Frage: Sollte er von Anfang an ein Mensch sein, kommt ihm dann von Anfang an Menschenwürde zu oder gibt es eine abgestufte Menschenwürde, einen abgestuften Lebensschutz, der erst mit der Zeit in Kraft tritt? Wie steht es mit dem Recht auf Leben und Unversehrtheit? Gilt das auch von Anfang an oder gibt es auch hier ein gestuftes Recht auf Unversehrtheit, das für die ersten Lebenstage nicht gilt?

Bereits die Rede von der Verzweckung des Embryos setzt ein bestimmtes Menschenbild voraus, das dem Embryo Menschen- oder Personwürde zuspricht. Dies aber ist keineswegs allgemeiner Konsens. Denn derjenige, der den Embryo lediglich als Zellmasse betrachtet, wird ihn verwenden, wie andere Materialien auch. Er wird ihn im Dienst an den leidenden Menschen zu therapeutischen Zwecken nutzen. Der Utilitarist, der den größtmöglichen therapeutischen Nutzen für die größtmögliche Zahl von Patienten anstrebt, wird kein Problem darin sehen, Embryonen herzustellen und zu töten, um den Kranken einen Dienst zu erweisen. Derjenige, der dem Embryo keine Person- oder Menschenwürde zuspricht, wird den Nutzen für die vielen Kranken höher einschätzen als die ethischen Bedenken, die beim Herstellen und Töten von Embryonen zur Organ- oder Gewebegewinnung anzumelden sind. Aus seiner Sicht kommt es geradezu einer moralischen Pflicht gleich, Embryonen zu therapeutischen Zwecken zu gebrauchen, um anderen Menschen zu helfen.

Ganz anders stellt sich das Problem dar, wenn man dem menschlichen Embryo von Anbeginn an Menschen- und Personwürde zuschreibt. Dann darf man ihn nicht so verwenden, wie anderes „Material". Er fällt dann unter das Verbot der Verzweckung. Trotz der wichtigen therapeutischen Ziele, die mit der Gewinnung embryonaler Stammzellen verbunden sind, darf man unter dieser Prämisse Embryonen nicht herstellen, da sie zu anderen Zwecken als zu ihrem Selbsterhalt gezüchtet werden. Das deutsche Embryonenschutzgesetz folgt dieser Einschätzung und verbietet die Herstellung von Embryonen zu anderen Zwecken als zu deren Erhaltung. „Wer einen extrakorporal erzeugten oder einer Frau vor Abschluß seiner Einnistung in der Gebärmutter entnommenen menschlichen Embryo veräußert oder zu einem nicht seiner Erhaltung dienenden Zweck abgibt, erwirbt oder verwendet, wird mit Freiheitsstrafe bis zu drei Jahren oder mit Geldstrafe bestraft" (§ 2, Abs. 1 ESchG). Und bezüglich des Klonens heißt es „Wer künstlich bewirkt, dass ein menschlicher Embryo mit der gleichen Erbinformation wie eine anderer Embryo, ein Foetus, ein Mensch oder ein Verstorbener entsteht, wird mit Freiheitsstrafe bis zu fünf Jahren oder mit Geldstrafe bestraft" (§ 6, Nr. 6, ESchG).

Auch die Deutsche Forschungsgemeinschaft hat sich bisher dieser Sichtweise angeschlossen. „Die Gewinnung von embryonalen Stammzellen (ES-Zellen) aus Blastozysten erfolgt zu anderen Zwecken als zur Erhaltung des Embryos. Sie ist demgemäß nicht mit dem Embryonenschutzgesetz vereinbar. Dies gilt selbst für den Fall, dass der Embryo durch die Entnahme einiger Zellen in seiner Entwicklung nicht geschädigt wird."[314] Die DFG schlägt allerdings neuerdings einen anderen Kurs ein und will entweder embryonale Stammzellen aus dem Ausland importieren (dazu ist inzwischen ein eigenes Gesetz zum Import von embryonalen Stammzellen erlassen worden) oder aber bei In-vitro-Fertilisationen übriggebliebene Embryonen zur Gewinnung von Stammzellen verwenden.[315]

---

[314] DFG-Stellungnahme zum Problemkreis „Humane Embryonale Stammzellen", in: Honnefelder/Streffer, Jahrbuch für Wissenschaft und Ethik, Bd.4, 393-399, hier 397.
[315] Vgl. Anm. 4.

Wie schon erwähnt, sollte es in Deutschland nur wenige tiefgefrorene Embryonen geben (z.B. wenn sie wegen einer Erkrankung der Frau nicht implantiert werden können), aber es gibt sehr viele im sogenannten Vorkernstadium vor der Kernverschmelzung (die es gar nicht gibt), die eben per definitionem noch keine Embryonen sind). Der Vorsitzende der deutschen Transplantationsmediziner Michael Thaele weigert sich, diese Embryonen zur Gewinnung von Stammzellen freizugeben. Er stellt klar, dass die Embryonen zur Herbeiführung einer Schwangerschaft hergestellt wurden und nicht zur Stammzellgewinnung. Außerdem ist wohl die geringe Zahl der vorhandenen Embryonen nicht ausreichend zur Stammzellgewinnung.

Im Schweizer Gesetz ist das ist das Herstellen von Embryonen zu anderen Zwecken als zu deren Implantation ebenfalls verboten: „Wer durch Imprägnation einen Embryo in der Absicht erzeugt, diesen zu einem anderen Zweck als der Herbeiführung einer Schwangerschaft zu verwenden oder verwenden zu lassen, wird mit Gefängnis bestraft" (Kap 4, Art 29, Nr. 1 FMedG). Auch das Klonen menschlichen Lebens ist verboten: „Wer einen Klon, eine Chimäre oder eine Hybride bildet, wird mit Gefängnis bestraft" (Kap. 4 Art. 36, Nr. 1 FMedG). Auch in Österreich ist die Verwendung von Embryonen – das Gesetz spricht von „entwicklungsfähigen Zellen" – außer zur Herbeiführung einer Schwangerschaft untersagt: „Entwicklungsfähige Zellen dürfen nicht für andere Zwecke als für medizinisch unterstütze Fortpflanzungen verwendet werden" (§ 9, Nr. 1, FMedG).

Die Beurteilung der Ablehnung solcher Methoden hängt also – wie schon bei anderen Problemen – von der zugrundeliegenden Anthropologie und der Definition des Embryonenstatus ab: Wenn er ein reiner Zellhaufen ist, kann man ihn um der guten Ziele willen ge- und verbrauchen. Man „müsste" es sogar tun, wenn man überzeugt ist, damit bestimmte Krankheiten heilen zu können. Dieses geschieht beispielsweise in Großbritannien. Da dort der Embryo bis zum 14. Tag nicht geschützt ist, kann er auch für therapeutische Zwecke und zur verbrauchenden Forschung verwendet werden.

Ist der Embryo aber ein menschliches Wesen, das im Sinne der oben beschriebenen Anthropologie von Anfang als eine innere Ganzheit mit einer typisch menschlichen Embryonalentwicklung anzusprechen ist, und aufgrund seines Geistcharakters von Anbeginn an als ein auf Weltoffenheit hin angelegtes Wesen, das ein späterer Diskurspartner ist (Habermas), zu beschreiben ist, dann muss man offensichtlich andere Kriterien der Beurteilung anwenden. Selbst wenn man in eine Güterabwägung eintreten wollte in dem Sinne, dass ein oder mehrere Embryonen geopfert werden zum Nutzen vieler, dann ginge dieses letztlich – unter der Prämisse des Personstatus – nur mit Zustimmung und dem freien Willen des Betroffenen (ein Erwachsener könnte sich z.B. für einen anderen opfern). Da diese Zustimmung aber von Embryonen nicht einzuholen ist, darf man ihn im Rahmen der ihm zukommenden Würde nicht zur Fremdnutzung verzwecken.

Die zweite angesprochene Methode der Gewinnung embryonaler Stammzellen wird unter dem Stichwort des „therapeutischen Klonens" diskutiert. In der ethischen Debatte wird die Meinung vertreten, dass das Klonen zum Herstellen eines ganzen Menschen zu verbieten sei, das therapeutische Klonen hingegen zu rechtfertigen ist. Dabei wird verschwiegen – wie schon erwähnt –, dass auch beim therapeutischen Klonen ein menschliches Wesen hergestellt wird, um es anderweitig (also nicht zur eigenen Existenz) zu verwenden. Ein „therapeutisches Klonen" gibt es nicht, sondern nur ein Klonen von menschlichem Leben, das zur Gewinnung von Stammzellen und damit letztlich zur Herstellung von Medikamenten verwendet wird.

Bei der dritten Methode der Gewinnung embryonaler Stammzellen aus abgetriebenen Föten liegt die Problematik anders, da es sich hier nicht um eigens zur Stammzellgewinnung hergestellte Embryonen handelt, sondern um abgetriebene oder gestorbene Föten. Gegen die „Verwendung" von *natürlicherweise gestorbenen* Embryonen ist bei Einwilligung und Aufklärung der Eltern im Grunde nichts einzuwenden. Bei der Frage der Verwendung von *abgetriebenen* Embryonen ist die Problematik differenzierter: Es ist zu unterscheiden, ob ein Kind ohnehin abgetrieben und später „verwendet" wird, ob die Entscheidung zur Abtreibung eventuell durch in Aussicht gestellte Verwendung des Embryos zur Gewinnung von Stammzellen (inklusive finanzieller Zuwendungen) beeinflusst ist, oder ob der Embryo gar zum Zwecke der Verwendung gezeugt wurde. Auch die Deutsche Forschungsgemeinschaft sieht hier eine Gefahr:

> „In Deutschland ist, wie dargetan, die Gewinnung humaner Stammzellen nur aus fetalem Gewebe erlaubt. Auch dies ist nicht frei von ethischen Bedenken, da die Beachtung der Rechte der betroffenen Eltern und der gebotenen Pietätspflichten noch nicht die Gefahr ausräumt, dass die medizinische Verwendung von Gewebe abgetriebener Feten als nachträgliche ethische Rechtfertigung einer Abtreibung betrachtet werden könnte."[316]

Bei der Verwendung von fetalem Gewebe aus abgetriebenen Föten stellt sich darüber hinaus die Frage, ob es im Rahmen der von der Medizin angestrebten Ziele der Therapie legitim (und legal) sein kann, aus einer Abtreibung, die eigentlich strafbar ist und nur unter bestimmten Bedingungen (in Deutschland vor allem nach Beratung und ausgestelltem Beratungsschein) keine strafrechtliche Sanktionen nach sich zieht, einen Nutzen zu ziehen. Wenn man eine Abtreibung ablehnt, müsste man auch die Verwendung des daraus entstehenden „Materials" ablehnen.

Es gibt, wie später im Kapitel über den Schwangerschaftsabbruch noch zu erwähnen ist, nach deutschem Recht im § 218 a bei Abtreibungen drei „Kategorien", nach denen von einer Strafverfolgung, die eigentlich bei einer Abtreibung nach § 218 vorzunehmen ist, Abstand genommen wird. Es ist zunächst

---

[316] DFG-Stellungnahme zum Problemkreis „Humane Embryonale Stammzellen", in: Honnefelder/Streffer, Jahrbuch für Wissenschaft und Ethik, Bd.4, 393-399, hier 398.

die Kategorie, dass unter bestimmten Bedingungen der „Tatbestand des § 218 ... nicht verwirklicht" ist (§ 218 a, Abs. 1 StGB), dann gibt es die Formulierung, dass der Schwangerschaftsabbruch „nicht rechtswidrig" ist (§ 218 a, Abs. 2 StGB) und schließlich, dass die Schwangere „nicht nach § 218 strafbar" ist, „wenn der Schwangerschaftsabbruch nach Beratung (§ 219 StGB) von einem Arzt vorgenommen worden ist und seit der Empfängnis nicht mehr als zweiundzwanzig Wochen verstrichen sind" (§ 218 a Abs. 4 StGB). Das österreichische Gesetz hat nur die Formulierung, dass die Tat „nicht strafbar" ist, „wenn der Schwangerschaftsabbruch innerhalb der ersten drei Monate nach Beginn der Schwangerschaft nach vorhergehender ärztlicher Beratung von einem Arzt vorgenommen wird" (Österreichisches Strafgesetzbuch § 97, Abs. 1 Nr. 1). Beide Gesetze enthalten den Passus, dass eine Abtreibung vorgenommen werden kann, wenn das Leben der Mutter auf dem Spiel steht. Auf das Schweizer Gesetz wird erst im Zusammenhang mit den Problemen des Schwangerschaftsabbruches eingegangen.

Sollte man die Verwendung abgetriebener Embryonen davon abhängig machen, unter welche Kategorie der Straffreiheit sie fallen und jene Embryonen oder Föten, deren Status unter der Kategorie „Straftatbestand nicht erfüllt" eher weiterverwenden als jene, bei denen die Schwangere bei einer Abtreibung rechtswidrig handelt, aber straffrei bleibt, oder sollten nur jene Embryonen verwendet werden, die zur Rettung des mütterlichen Lebens getötet wurden? Darf man hier überhaupt eine Güterabwägung vornehmen und wie soll sie vorgenommen werden? Die beiden anderen hier angesprochen Möglichkeiten der Weiterverwendung eines mit Hilfe finanzieller Zuwendungen („gekauften") abgetriebenen Embryo als auch die Verwendung eines von vornherein mit dem Ziel der Abtreibung gezeugten Embryos, sind im Grunde als absurd zu bezeichnen und selbstverständlich ethisch nicht zu rechtfertigen.

Sollten aus abgetrieben Embryonen Zellen verwendet werden, ginge es im Sinne eines informed consent darum, von den Eltern die Zustimmung darüber einzuholen, dass aus den abgetriebenen Embryonen Gewebekulturen oder ganze Organe hergestellt werden, um sie zu therapeutischen Zwecken zu verwenden. Die Auswirkungen dieser Aufklärung könnten sein, dass Eltern sich leichter zu einer Abtreibung entschließen, wenn sie wissen, dass daraus noch ein Nutzen für andere erwachsen kann. Es kann aber auch sein, dass sie sich gegen eine Weiterverwertung entscheiden, oder aber sich sogar gegen eine Abtreibung entscheiden, wenn ihnen klar wird, dass dieser Embryo „weiterverwertet" wird. Das Wissen darum, dass das „embryonale Material" anderweitig – letztlich zur Herstellung von „Medikamenten" – verwendet wird, kann unterschiedliche Wirkungen hervorbringen.

Wenn die hier beschriebenen Wege der Stammzellgewinnung wegen der ethischen Bedenken als nicht gangbar erscheinen, da man entweder die Auffassung vertritt, dass aus Abtreibungen kein zusätzlicher Nutzen gezogen werden darf oder die Herstellung von Embryonen zum Zwecke des therapeutischen Nutzens ablehnt, sollten alle Forschungsanstrengungen auf alternative

Möglichkeiten gelenkt werden. Ziel der Medizin muss es sein, die Forschung in Bereichen zu betreiben, die ethisch unbedenklich sind. Hier bietet sich in neuerer Zeit vor allem die Perspektive an, diese Stammzellen aus Nabelschnurblut zu gewinnen, oder aber adulte Stammzellen von Erwachsenen zu gewinnen.[317] Heutzutage wird intensiv an induzierten pluripotenten Stammzellen geforscht (iPS Zellen). Mit diesen Alternativen würde sich das Problem der Verwendung abgetriebener Embryonen oder der zum Zweck der Stammzellgewinnung erzeugten Embryonen erübrigen. Allerdings ist die Deutsche Forschungsgemeinschaft inzwischen der Meinung, dass man mit embryonalen Stammzellen forschen müsse, um das Funktionieren der adulten Stammzellen besser verstehen zu können.[318]

Gerade an dieser Stelle scheint es notwendig, ethische Bedenken klar zu äußern, da gegenwärtig entscheidende Weichenstellungen für die weitere Entwicklung der Medizin gestellt werden. Dazu gehören u.a. die Vergabe von Forschungsgeldern und die damit zu beeinflussende Entwicklung zukünftiger Forschungsschwerpunkte. Die Finanzierung von Forschungsvorhaben hängt entscheidend von der ethischen Grundeinstellung derjenigen ab, die über die Vergabe von Forschungsgeldern zu entscheiden haben. Neben der eigenen „Wahrheitsfindung" der Forschung, geht es auch um einen gesellschaftlichen Meinungsbildungsprozess, besonders in Politik und Wirtschaft.

Deshalb ist eine tiefgreifende und umfassende Aufklärung über die medizinischen Zusammenhänge notwendig, damit sich auch die Gesellschaft ein klares Bild davon verschaffen kann, was eigentlich mit Hilfe der Stammzellen möglich ist, was Utopie bleibt, was leere Versprechungen sind und welche Interessen jenseits medizinischen Helfenwollens eine Rolle spielen. Die philosophische und öffentliche Debatte muss die Wissenschaft „zwingen", wahrheitsgemäß Auskunft über ihre Möglichkeiten zu geben.

Es mutet eigenartig an, wenn bekannt wird, dass sich Oliver Brüstle aus Bonn „bereits seit 1998 mit einem Patent Rechte an zahlreichen Verfahren und Zelllinien zur umstrittenen Zucht von Nervengewebe aus embryonale Stammzellen sichern wollte."[319] Wenngleich zur Zeit der ersten Auflage dieses Buches über dieses Patent noch nicht entschieden war (inzwischen haben zu-

---

[317] Beide Möglichkeiten könnten sich als gangbarer Weg herausstellen. Zur Frage der adulten Stammzellen vgl. eine Information des Institutes Technik-Theologie-Naturwissenschaft der LMU-München, dass es in Stockholm offensichtlich gelungen ist, adulte Stammzellen zu reprogrammieren. Vgl. dazu: www.ttn-insitut.de.

[318] Vgl. dazu die Stellungnahme der DFG unter www.dfg.de/aktuell/das_neueste.html#stamm, auch in: FAZ, 11. Mai 2001, Nr. 109, 53.

[319] FAZ, Samstag 16. Juni 2001, Nr. 137, 1. Das Patent wurde am 18. Dezember 1998 unter der Nummer EP1040185 beim Europäischen Patentamt angemeldet. „In dem Patentantrag reklamiert Brüstle Rechte an allen Zellen und Verfahren, über die derzeit in Deutschland so heftig gestritten wird": Ch. Schwägerl, Die Geister, die sie riefen. Hintergründe der politischen Durchsetzung der Embryonennutzung – Eine Erforschung der Forscher, in: FAZ, 16. Juni 2001, 41. Das Patent ist auf der Website des Europäischen Patentamtes zu finden unter http://ep.espace-net.com.

nächst das Europäische Patentamt und dann auch der Europäische Gerichtshof der EU in Luxemburg entschieden, dass auf Erfindungen, die die Zerstörung von menschlichen Embryonen zur Grundlage haben, keine Patente erteilt werden) hat es dennoch einen eigenartigen Beigeschmack, wenn in einem Papier vom 31. Dezember 2000 derselbe Forscher eine Stellungnahme zu den Chancen und Grenzen der Stammzellforschung abgibt und darin die embryonalen Stammzellen als besonders aussichtsreich und alle andern Alternativen als besonders schlecht zur therapeutischen Verwendung darstellt. „Besonders gut kommen darin [in dem Papier] die embryonalen Stammzellen weg, besonders schlecht alle Alternativen, also Stammzellen aus ethisch unproblematischen Quellen wie dem Körper Erwachsener, dem Nabelschnurblut Neugeborener oder dem Gewebe abgetriebener Embryonen."[320] Weiterhin ist eigenartig, wenn sich ganze Passagen aus diesem Papier in „jenem Papier wieder[finden], das DFG-Präsident Ernst-Ludwig Winnacker am 3. Mai 2001 an Journalisten verteilte."[321] Wenn man weiß, dass es dabei auch um die Verteilung großer Mengen an Forschungsgeldern geht, dass die Politik von der DFG beraten wird, dass der deutsche Bundeskanzler bis zum Mai 2001 „konsequent auf die alternativen Quellen für heilbringende Stammzellen"[322] setzte und nach der Veröffentlichung der neuen DFG Empfehlung seinen Kurs plötzlich änderte, dann stellt sich die Frage, ob es hier um Wahrheitssuche, um den Menschen und seine Würde geht, oder ob merkantile und andere Interessen weit im Vordergrund stehen.

Wenn weiterhin klar wird, dass offensichtlich alternative Methoden der Stammzellgewinnung (adulte Stammzellen, Nabelschnurblut) durchaus erfolgversprechend sind und einige Zentren bereits so gute Erfolge damit haben, dass amerikanische Firmen in sie investieren[323], dann stellt sich immer dringlicher die Frage, von welche Motiven eigentlich einige Forscher geleitet sind und welche manipulativen Kräfte die Forschung in eine bestimmte Richtung vorantreiben. Die Ergebnisse dieser Forschung werden dann von Politik und Gesellschaft für „die Wahrheit" gehalten. Gerade dieser Fall zeigt, wie wenig die Medizin möglicherweise „Wahrheiten" über Krankheiten und Therapien zu Tage fördert und welchen anderen Interessen die Forschung unterliegt. Gerade heute geht es auch um wissenschaftsethische Fragen, also konkret darum, die „Wahrheitssuche" der Naturwissenschaften zu hinterfragen. Es geht um das Hinterfragen des Zustandekommens von Forschungsergebnissen, darum zu fragen, welche Forschungsergebnisse möglicherweise unterdrückt oder nicht veröffentlicht werden und welche besonders in den Vordergrund gespielt werden? Die ethische Debatte muss sich Ausweiten auf Fragen nach der „Ob-

---

[320] Ch. Schwägerl, Was die Politik verschweigt, in: FAZ, 16. Juni 2001, 43.
[321] Ebd.
[322] Ebd.
[323] Vgl. ebd.

jektivität" von Wissenschaft, sonst gerät die Wissenschaft selbst in den Verdacht der „Bestechlichkeit". Und verliert ihre Glaubwürdigkeit.

Wenn es also Alternativen zur Gewinnung embryonaler Stammzellen gibt, stellt sich die Frage, ob man sich dem wissenschaftlichen Wettlauf in der embryonalen Stammzellforschung unterwerfen muss, oder ob man – vielleicht mit etwas mehr Mühe und zeitlichen Aufwand – den möglichen Alternativen verstärkt nachgehen sollte. Man muss nicht mit den jetzt zur Verfügung stehenden Methoden des therapeutischen Klonens oder der In-vitro-Fertilisation Embryonen herstellen (oder überzählige Embryonen verwenden), um Stammzellen zu gewinnen, sondern man kann sich verstärkt um die Verwendung von Nabelschnurblut oder die Erforschung adulter Stammzellen kümmern. Deren Verwendung würde die Problematik der Gewinnung embryonaler Stammzellen überflüssig machen. Der Trend scheint eindeutig zur schnellen Lösung zu tendieren, da es europaweit (vor allem in England, Spanien und Frankreich) Bestrebungen gibt, das therapeutische Klonen zuzulassen oder es bereits zugelassen hat. Diese Weichenstellungen sind sehr weit fortgeschritten, da aus Sicht dieser Länder der zu erwartende Nutzen höher einzuschätzen ist als die ethischen Bedenken, Embryonen zu verbrauchen.[324]

Trotz dieser einzelstaatlichen Vorstöße existiert ein Zusatzprotokoll des Europarates zum Verbot des Klonens und damit auch der Möglichkeit, auf diesem Wege Stammzellen zu gewinnen.[325] Eine längere Passage aus diesem Protokoll soll zitiert werden, um zu zeigen, wo die internationale Diskussion derzeit steht.

> „Die Mitgliedstaaten des Europarates, die anderen Staaten und die Europäische Gemeinschaft, die dieses Zusatzprotokoll zu dem Übereinkommen zum Schutz der Menschenrechte und der Menschenwürde im Hinblick auf die Anwendung von Biologie und Medizin unterzeichnen – in Anbetracht wissenschaftlicher Entwicklungen auf dem Gebiet des Klonens von Säugetieren, insbesondere durch Embryoteilung und Kerntransfer; eingedenk des Fortschritts, den manche Klonierungstechniken an sich für den wissenschaftlichen Kenntnisstand und seine medizinischen Anwendungen bringen können; in der Erwägung, dass das Klonen von menschlichen Lebewesen technisch möglich werden kann, in der Erkenntnis, dass eine Embryoteilung auf natürliche Weise zustande kommen und manchmal zur Geburt genetisch identischer Zwillinge führen kann; in der Erwägung, dass jedoch die Instrumentalisierung menschlicher Lebewesen durch die bewußte Erzeugung genetisch identischer menschlicher Lebewesen gegen die

---

[324] Vgl. Th. Gerst, Unaufhaltsam. Therapeutisches Klonen, in: Deutsches Ärzteblatt, 97, Heft 15, 14.April 2000, C-737, Frankreich will das sogenannte therapeutische Klonen bald zulassen.

[325] Auch der Deutsche Ärztetag hat sich eindeutig gegen die Herstellung und Verwendung embryonaler Stammzellen ausgesprochen: „Die Würde des Menschen ist unantastbar. Das wird wohl von niemandem bestritten. Doch ab wann besitzt ein Embryo eine menschliche Würde? Darf an menschlichen Embryonen geforscht werden, oder dürfen gar embryonale Stammzellen zu Forschungszwecken hergestellt werden? Nein – ist die Antwort der 104. Deutschen Ärztetages. Er erteilt der Herstellung, dem Import und der Verwendung von embryonalen Stammzellen eine klare Absage": G. Klinkhammer, Die Unverfügbarkeit menschlichen Lebens, in: Deutsches Ärzteblatt, Jg. 98, Heft 22, C 1148-1150, hier 1148.

Menschenwürde verstößt und somit einen Mißbrauch von Biologie und Medizin darstellt; in Anbetracht der ernsten Schwierigkeiten medizinischer, psychologischer, und sozialer Art, die eine solche bewußte biomedizinische Praxis für alle Beteiligten mit sich bringen könnte; in Anbetracht des Zwecks des Übereinkommens über Menschenrechte und Biomedizin, insbesondere des Grundsatzes in Artikel 1, der den Schutz der Würde und der Identität aller menschlichen Lebewesen zum Ziel hat – sind wie folgt übereingekommen: Artikel 1: ‚Verboten ist jede Intervention, die darauf gerichtet ist, ein menschliches Lebewesen zu erzeugen, das mit einem anderen lebenden oder toten menschlichen Lebewesen genetisch identisch ist.' Im Sinne dieses Artikels bedeutet der Ausdruck ‚menschliches Lebewesen' das mit einem anderen menschlichen Lebewesen ‚genetisch identisch' ist, ein menschliches Lebewesen, das mit einem anderen menschlichen Lebewesen dasselbe Kerngenom gemeinsam hat."[326]

e.) Reproduktives Klonen

Das reproduktive Klonen kann entweder mit der bisher schon erwähnten Methode des Kerntransfers in eine entkernte Eizelle oder aber mit dem sogenannten Embryonensplitting vollzogen werden kann. Bei der ersten Methode wird – wie erwähnt – der Zellkern einer ausdifferenzierten Zelle in eine enukleirte Eizelle verbracht und ein ganzer Mensch herangezüchtet. Bei Letzterem geht es darum, dass von der Zygote bis zum Achtzellstadium noch alle Zellen das Potential haben, zu einem ganzen Menschen heranzureifen. Man kann also theoretisch bis zu diesem Stadium alle acht Zellen trennen und jeweils acht neue Menschen daraus entwickeln. In einem späteren Stadium ist dieses Vorgehen nicht mehr möglich.

Selbst wenn dieses Klonen bisher noch weithin verboten ist (in den USA ist es erlaubt), und dieses Verbot im „Zusatzprotokoll des Europarates zur Konvention über das Verbot des Klonens von menschlichen Lebewesen" ausdrücklich festgeschrieben wurde[327], soll hier über einige Konsequenzen nachgedacht werden, die ein solcher Vollzug des Klonens mit sich brächte. Denn es erscheint keineswegs sicher, dass die Gesetzeslagen einem dauernden Verbot des reproduktiven Klonens standhalten, zumal Frankreich bereits das „therapeutische Klonen" zulassen will (das reproduktive hingegen soll verboten bleiben)[328] und sich in den USA bereits Probanden für das reproduktive Klonen gefunden haben.

Es gibt also auch hier zwei Möglichkeiten des reproduktiven Klonens: jene nach der „Dolly-Methode" und jene des Embryonensplittings. Fragt man nach

---

[326] Zusatzprotokoll der Europarats zur Konvention über das Verbot des Klonens von menschlichen Lebewesen, (Vorläufige Übersetzung des Bundesministerium der Justiz (BMJ), zit. nach: A. Eser (Hrsg.), Biomedizin und Menschenrechte, Die Menschenrechtskonvention des Europarates zur Biomedizin. Dokumentation und Kommentare, Frankfurt a. M. 1999, 124.

[327] Ein Auszug des Textes wird am Ende des nächsten Kapitels über das therapeutische Klonen zitiert.

[328] Vgl. dazu FAZ vom 30.11.2000, 1.

dem Sinn eines solchen Klonens, ergibt sich für das Embryonensplitting die Möglichkeit Zwillinge oder Mehrlinge herzustellen (einfach um mehrere Kinder zu haben). Man kann sie aber auch zu therapeutischen Zwecken verwenden. Man könnte z.B. vom Anbeginn des Lebens menschliche Klone als Geschwister herstellen, damit diese sich gegebenenfalls später gegenseitig Organe spenden können. Sie hätten dann nicht das Problem der Abstoßungsreaktionen.

Betrachtet man diese Handlungen unter dem ethischen Aspekt der Ziele der Medizin, ist zu sagen, dass diese Ziele sehr fragwürdig und abzulehnen sind. Denn Menschen werden hier von Anfang an funktionalisiert und instrumentalisiert, Kinder nicht um ihrer selbst willen gezeugt oder hergestellt, sondern für einen späteren therapeutischen Nutzen. Diese Verzweckung widerspricht der Würde des Menschen.

Es gäbe aber auch andere Motive, Menschen zu klonen. Mit der Dolly-Methode könnte z.B. eine auch mit Hilfe der In-vitro-Fertilisation nicht zu überwindende Unfruchtbarkeit „therapiert" werden. Durch Klonen könnte ein Kind auch ohne männlichen Samen hergestellt werden (viele Fertilitätsstörungen haben ihren Grund in einer schlechten „Samenqualität"). Eine andere Motivation wäre, dass Menschen ihre besonderen Begabungen an nachfolgende Generationen weitergeben wollen. Um hier klarer zu erkennen, was mit den Zielen der Medizin zu vereinbaren ist und was nicht, muss genauer zugesehen werden, was beim Klonen geschieht:

Bei der Methode des Klonens sowohl nach der Methode des Embryonensplittings als auch nach der Dolly-Methode ist die Fortpflanzung nicht mehr auf Samen und Eizelle von Vater und Mutter angewiesen. Bei der Dolly-Methode – von der im Folgenden die Rede sein soll –, wird nur noch auf die Eizelle der Frau und das genetische Material entweder dieser Frau, einer anderen Frau oder eines Mannes benötigt. Diese Art der Fortpflanzung tritt in eine ganz neue Dimensionen menschlicher Reproduktion. Denn beim Klonen wird nicht mehr das genetische Material von Vater und Mutter zur Zeugung eines Kindes benötigt, sondern nur noch das genetische Material *eines* Partners und eine Eizelle zur Reprogrammierung.

Damit wird zum einen die genetische Vielfalt, die sich aus den unübersehbaren Kombinationsmöglichkeiten des genetischen Materials zweier Partner ergibt, zugunsten der Kopie *eines* Materials aufgegeben. Dies hat noch nicht abschätzbare naturwissenschaftlichen Folgen z.B. für die genetische Verschaltung (An- und Abschaltmechanismen der Gene) und die genetische Flexibilität, sich an neue Umweltsituationen anpassen zu können. Bisher weiß man nur, dass gerade menschliche Klone u.a. aufgrund der fehlerhaften epigenetischen Verschaltungen schwerst geschädigt wären.

Man weiß, dass von den dreißigtausend Genen im Lauf des Differenzierungsprozesses bestimmte Gene abgeschaltet (und andere angeschaltet) werden und sich dadurch die unterschiedlichen Zellen (Hautzellen, Darmzellen, Haarzellen etc.) ausdifferenzieren. Bestimmte Gene sind also bei diesen ausdifferenzierten Zellen nicht mehr aktiv. Aufgrund von Umwelteinflüssen und anderen inneren Beeinflussungen können diese Gene aber im Lauf des Lebens geschädigt werden. Diese Schädigungen machen sich nicht bemerkbar, solange die Gene abgeschaltet sind. Wenn sie aber im Rahmen des Klonens nach der „Dolly-Methode" wieder angeschaltet werden, treten die bisher versteckten Schäden unmittelbar in Erscheinung. Neue Krankheiten werden so entstehen.[329]

Außerdem altern die Zellen früher, wenn sich z.B. ein fünfzigjähriger Mensch klonen lässt. Er überträgt dieses Alter auch auf seine Nachkommen, was man an den kürzer werdenden Telomeren sehen kann. Das heißt, diese Nachkommen werden früher sterben. Ganz zu schweigen von den zusätzlich auftretenden Schäden, die man nicht vorhersagen kann. Offensichtlich ist das genetische Gleichgewicht nach diesem Klonen äußert instabil, wie man in Versuchen an Mäusen festgestellt hat. „Cloning by nuclear transfer (NT) is an inefficient process in which most clones die before birth and survivors often display growth abnormalities. ... The epigenetic state of the ES [embryonic stem] cell genome was found to be extremly unstable."[330]

Neben diesen naturwissenschaftlichen Problemen gibt es auch psychologisch-soziologische. Es könnte sich womöglich eine Frau mit ihrem eigenen genetischen Material ein Kind herstellen lassen. Damit gehen familiären Strukturen und beim Kind die genetische Kombination von männlichem und weiblichen Erbgut, aber auch psychologisch-soziologische Polarität von Mann und Frau verloren. Auch die Aufzucht von Kindern in gleichgeschlechtlichen Lebensgemeinschaften (männlichen wie weiblichen) würde ermöglicht (heutzutage ist auch die IVF für gleichgeschlechtliche Paare in vielen Ländern zugelassen. Hier geht es also neben der genetischen Engführung (nur *ein* genetisches Material) mit allen möglichen naturwissenschaftlichen Folgen (Erstarrung der genetischen Flexibilität, Missbildungen beim Klonen nach der Dolly-Methode) auch um die mit diesen Projekten verbundenen sozialen, psychologischen und existentiellen Probleme aufgrund der Auflösung menschlicher Beziehungen.

Eine medizinische Technik, die diese Arten der Fortpflanzung praktiziert, steht in Gefahr, nicht nur genetische Schäden in manifeste Krankheiten zu verwandeln, sondern vor allem das gelingende Heranreifen von Kindern in ihrer mehrdimensionalen Komplexität geistig-psycho-sozialer Lebewesen zu stören. Sie verliert aus den Augen, dass Kinder zum Gelingen ihres Lebens auf die Polarität von Vater und Mutter sowie zur naturwissenschaftlichen Anpas-

---

[329] R. Jaenisch und I. Wilmut, einer der „Väter" von Dolly haben daher davor gewarnt, Menschen zu klonen. Es würden eine Unzahl von Missbildungen entstehen. Beim Schaf Dolly hat es über 200 Versuche und etliche Missbildungen gegeben, bis ein gesundes Schaf herausgekommen ist. Beim Menschen wäre das nicht anders: vgl. dazu R. Jaenisch/I. Wilmut, Don't Clone Humans!, in: Science, Vol. 291 (30.3.2001), 2552.

[330] D. Humpherys et al., Epigenetic Instability in ES Cells and Cloned Mice, in: Science, Vol 293, 6. Juli 2001, 95.

sungsfähigkeit an neue Situationen auf die Vielfalt der Neukombination des genetischen Materials von Vater und Mutter angewiesen sind.

Im Blick auf das technisch Machbare wird womöglich der Blick auf die „natürliche Ausstattung" (Gene) sowie die geistig-seelische Entwicklung eines Menschen vernachlässigt. Auf Kosten der Kinder werden die Wünsche der Eltern erfüllt. Es geht um Grundfragen menschlichen Daseins, vor allem des sozialen Miteinanders zwischen Eltern und Kindern. Gerade hier stellen sich beim Klonen bereits auf der naturwissenschaftlichen, besonders aber auf der sozialen Ebene weiterreichende Probleme als bei der In-vitro-Fertilisation. Werden bei der In-vitro-Fertilisation noch Samen und Eizelle kombiniert mit der positiven Folge einer völligen Neukombination der Gene und einer größeren genetischen Vielfalt, die ihrerseits zur Bewältigung der je neuen Umweltveränderungen notwendig sind, fällt diese Neukombination beim Klonen weg. Der Embryo hat nur noch das genetische Material von Vater oder Mutter.

Zwar machen die Gene – das sei hier wiederholt – nicht den ganzen Menschen aus, aber eine genetische Vorprägung (vor allem, was das äußere Aussehen betrifft) ist in jedem Fall gegeben. Sollte das Klonen innerhalb einer Familie geschehen, würden sich möglicherweise psycho-soziale Probleme ergeben. Der Sohn oder die Tochter könnten fragen, warum er/sie nicht das genetische Material vom Vater statt von der Mutter bekommen hat. Beide könnten fragen, warum die Eltern gerade *dieses* genetische Material für sie ausgesucht haben und nicht das andere. Eine aufgrund genetischer Vorauswahl gegebene größere Ähnlichkeit zur Mutter oder zum Vater könnte innerlich abgelehnt werden, da dieser Elternteil nicht den Vorstellungen des Kindes entspricht, nicht gut genug aussieht, nicht intelligent oder sportlich genug ist.

Dies hätte, wie unschwer zu erkennen ist, erhebliche psychologischen Konsequenzen, es würden neue Generationenkonflikte entstehen. Bei einer normalen Zeugung, – selbst bei einer In-vitro-Fertilisation – ist die Weitergabe bestimmter Eigenschaften aufgrund der Genkombination auf beide Eltern verteilt, und es entstehen völlig neue Eigenschaften, die für die Einsicht des Kindes in die Einzigartigkeit seiner Person äußerst wichtig sind (womit nicht gesagt sein soll, dass die Einmaligkeit der Person von der Neuheit ihres genetischen Codes *abhängt).* Aber gerade diese Einmaligkeit und Unverwechselbarkeit sowie die individuelle Personalität gingen zumindest stückweise verloren. Außerdem könnte jetzt jemand (nämlich die Eltern) für das Aussehen, die Intelligenz sowie das Gelingen oder Misslingen des Lebens verantwortlich gemacht werden. Bisher waren Gabe und Talente zufällig verteilt, jetzt aber sind sie *gemacht* und durch bewusste Entscheidungen herbeigeführt. Auch zwischen Geschwistern kann es dadurch neue Streitigkeiten geben. Ob all diese Manipulationen dem inneren Frieden des Menschen und dem Gelingen seines Lebens dienen, steht eher zu bezweifeln.

Wird physiologisch der Beginn menschlichen Lebens – naturwissenschaftlich vernünftig – mit der Verschmelzung von Samen und Eizelle angesetzt (da von da an der vollständige neue Chromosomensatz gegeben ist), wird beim

Klonen ein vollständiger Chromosomensatz (46 Chromosomen in eine entkernte Eizelle implantiert. Nicht mehr das Zusammentreffen von Samen und Eizelle (mit jeweils 23 Chromosomen) konstituieren das neue Leben, sondern das Zusammenfügen eines vollständigen Chromosomensatzes (46 Chromosomen) mit einer Eizelle. Ob man darin evolutionsbiologisch einen Rückschritt gegenüber der Neukombination von genetischem Material sehen soll, ist hier nicht weiter zu diskutieren. In jedem Fall wird die genetische Vielfalt menschlichen Lebens als Zueinander von männlichem und weiblichem Erbgut und damit die Polarität einer Einheit aus Verschiedenheit „weggeklont". Dies insbesondere dann, wenn das genetische Material einer Frau in eine eigene weibliche Eizelle verbracht würde. Aber auch das Kombinieren des genetischen Materials eines Mannes mit einer weiblichen Eizelle ist etwas anderes als die Neukombination von Samen und Eizelle und lässt das Kind genetisch nahezu identisch sein mit dem Vater. Die Folgen sind noch nicht zu übersehen, weder naturwissenschaftlich, was das Entstehen neuer Krankheiten betrifft, noch psychologisch-existentiell, was die menschlichen Beziehungen angeht.

Kann es Sinn und Ziel der Medizin sein, diese Vielfalt neuer Möglichkeit von Eigenschaften wie Augenfarbe, Größe, Intelligenz und anderen Talenten in der nachfolgenden Generation zu verringern und diese auf ein einliniges genetisches Material zu beschränken? Allenthalben ist Vielfalt, Selbstverwirklichung und Pluralismus gefragt, im Rahmen des Klonens wird genau diese Vielfalt auf genetischer Ebene vernichtet. Um die technischen Möglichkeiten der Medizin zu nutzen oder um Eltern ihre persönlichen Wünsche zu erfüllen, werden nachfolgende Generationen um die Möglichkeiten ihrer genetischen Vielfalt gebracht. Die heutige, nicht geklonte Generation besitzt noch diese Vielfalt, die nächste hätte sie bereits verloren. Darf die Medizin mögliche körperliche Missbildungen in Kauf nehmen und darüber hinaus die existentiellgeistige und psycho-soziale Daseinsweise des Menschen aus dem Auge verlieren?

Angesichts des Kinderwunsches von Eltern, Frauen oder Männern würde das spätere Wohl der Kinder beeinträchtigt. Dieses finden sich nicht nur mit einem schon vorab „manipulierten" Erbgut vor, sondern wachsen möglicherweise ohne Vater oder Mutter auf oder bleiben ein Leben lang auf der Suche nach ihnen, müssen zwischen genetischen und sozialen Eltern unterscheiden und finden keine familiäre Geborgenheit. Spätestens hier endet – das scheint einzuleuchten – die Toleranz einem reduktionistischen Menschenbild gegenüber, das den Menschen von Anbeginn manipuliert, seine genetische Ausstattung festlegen will oder ihn zum Organersatzteillager degradiert.

Dies geschieht auch, wo Kinder mittels IVF als sogenannte Rettungsgeschwister hergestellt werden. Man stellt viele Embryonen her, testet sie auf Gewebeverträglichkeit mit dem erkrankten Geschwisterkind, dem Knochenmark, Stammzellen oder sogar ganze Organe „gespendet" werden sollen. Man implantiert der Mutter jenen Embryo, der am besten gewebeverträglich mit dem erkrankten Geschwisterkind ist, sie trägt dieses Kind aus und bei der Geburt wird ihm Nabelschnurblut, im Alter von 2 Jahren Knochenmark aus dem Beckenkamm (schmerzhaft) und später sogar ein ganzes Organ entnommen, um dies dem Geschwisterkind zu transplantieren und so möglicherweise einer Gesundung zuzuführen. Dies ist eine mehrfache Verzweckung eines Menschen. Er wird nicht gefragt, ob er leben will (das wird niemand von uns) er/sie wird nicht gefragt, ob er/sie so per IVF und zum Zweck der Lebensrettung hergestellt werden will, und er/sie wird nicht gefragt, ob ihm/ihr Nabelschnurblut, Knochenmark oder gar ein ganzes Organ entnommen werden darf. An keiner dieser Entscheidungen kann der Embryo bzw. das Kind aktiv mitwirken.

Um hier einen klaren Blick zu bekommen, ob diese Art Handlung noch zu den Zielen der Medizin zu rechnen ist, muss man auf eine ganzheitliche Anthropologie zurückgreifen, die nicht nur das naturwissenschaftlich Machbare auf seine naturwissenschaftlichen Folgen hin befragt, sondern vor allem die psychologisch-geistigen Auswirkungen berücksichtigt. Es geht hier nicht mehr nur um ethische Einzelfragen, ob man genetisch identische Menschen herstellen darf oder nicht, sondern um die Frage, was und wer der Mensch ist, was sein tiefstes Wesen und seine Bestimmung ausmacht. Es geht um die Frage, wie das Leben gelingen kann und welche Grundgegebenheiten zu diesem Gelingen des Lebens beitragen. Es geht darum, den Menschen in seiner Geistverfasstheit, seiner Sozialität, seiner Polarität von Mann und Frau auf genetischer und psychologischer Ebene (bis hin zu psychologischen weiblichen und männlichen „Seelenprinzipien"), mit seinem Recht auf Selbstbestimmung und Autonomie wahrzunehmen. Gerade Letztere wird durch das Klonen aufs Höchste gefährdet. Bei dieser Art „Fortpflanzung" steht das Wohl des ganzen Menschen auf dem Spiel.

Im Letzten bleibt die existentielle Frage, ob der Mensch sich in seiner ganzen Existenz *annehmen* kann, wenn er weiß, wem er sein *Sosein* zu verdanken hat. Es ist die Frage nach der Selbstliebe und dem gelingenden Selbstverhältnis. Dieses Selbstverhältnis, das seinerseits Auswirkungen auf das Verhältnis zum Anderen und aus theologischer Sicht auch auf das Gottesverhältnis des Menschen hat, gelingt möglicherweise nicht, wenn der junge Mensch andere Menschen für sein *Sosein* verantwortlich machen kann. Er kann darunter leiden und dadurch kein rechtes Verhältnis zu sich selbst bekommen oder sich z.B. aus aller Verantwortung stehlen, da er ja so „gemacht" worden ist und für sein Sosein nicht zur Verantwortung gezogen werden kann. Die Frage nach Selbstannahme und Selbstliebe reicht tief in das Problem der eigenen Herkunft hinein und das Problem der Herkunft ist ein Problem der eigenen Geschichte. Wenn dieses nicht geklärt ist und als elterliche Manipulation erscheint, ist der Zugang zur eigenen Vergangenheit erschwert. Dieses Problem zeigt sich auch in der Gegenwart und Zukunft, da die Vergangenheit immer irgendwie präsent ist.

Über diese anthropologischen Implikationen hinaus stellt sich letztlich auch ein theologisches Problem. Sich selbst annehmen kann der Mensch nur, wenn er vom Anderen angenommen ist. Dies gilt zu nächst auf der menschlichen Ebene für die Annahme durch die Eltern. Je mehr „Gemachtes" in der Beziehung zwischen Eltern und Kindern vorhanden ist (In-vitro-Fertilisation, Klonen), desto mehr besteht die Gefahr, dass auch die Annahme des Kindes unter bestimmten Bedingungen steht. Von bedingungsloser Annahme, die mit dem Wort Liebe umschrieben werden kann und meint, dass ich den Anderen so annehme wie er ist, ist dann möglicherweise keine Rede mehr.

Da eben diese bedingungslose Annahme (wirklich ohne Bedingungen!) durch andere Menschen (Eltern) ausbleiben kann und bestimmten Bedingungen unterworfen wird (nämlich jenen, die durch die Eltern vorgegeben sind), wird der Einzelne im letzten nur dann eine positive Beziehung zu sich selbst entwickeln können, wenn er erfährt oder erkennt, dass es einen letzten Grund dieser Welt gibt und dass er von diesem letzten Grund angenommen ist. Dies scheint wiederum nur im Horizont einer personalen Gottesbeziehung möglich zu sein.

Kann es Ziel medizinischen Handelns sein, den „neuen Menschen" genetisch so zu fixieren, dass er zumindest in seiner materiellen Anlage eine größere Determiniertheit vorgegeben bekommt, als dies von Natur aus der Fall wäre? Die Freiheit des Menschen besteht zwar auch bei diesen Menschen darin, ihre Vorfindlichkeit und Vorgegebenheit aktiv zu gestalten, aber unter der großen Hypothek einer von Menschen gemachten Vorgabe. Gerade diese würde auf verschiedenen Ebenen die Vielfalt der Gestaltungmöglichkeiten von vornherein einschränken und damit auch die Freiheit des Einzelnen beschneiden. Der Fortschritt der Medizin bestünde darin, dem Wunsch nach Selbstbestimmung und Autonomie entgegenzuwirken und dem Menschen von morgen ein Stück weit seine Freiheit zu nehmen. Statt mehr Autonomie würde sie weniger an Selbstbestimmung und Selbstverhältnis liefern. Kann das die Aufgabe der Medizin sein?

Die Antwort sollte nach all dem bisher Entfalteten klar sein. Unter dem Aspekt des Verlustes an genetischer Vielfalt, der Gerechtigkeit unter den Menschen sowie der Schutzwürdigkeit und der zu wahrenden Autonomie des Embryos sind derartige Manipulationen als Ziel der Medizin nicht zu vertreten. Sie schaden dem betroffenen Embryo und seinem späteren Leben. Die Eingriffe gefährden ein gelingendes Leben, die Suche nach Glück und Sinnerfüllung und verstellen möglicherweise den gelassenen Umgang mit Endlichkeit und Vergänglichkeit des Lebens. Ein ganzes Leben mit einem von anderen Menschen ausgewählten Erbgut zu führen, lädt dem Einzelnen zusätzliche Lasten auf. Dies sagt bereits die Alltagserfahrung, aber auch die philosophisch-theologische Einsicht in eine ganzheitliche Anthropologie, die den Menschen *vor allem* als Wesen des Geistes mit Selbstbestimmung, Autonomie und Freiheit bestimmt.

2. „Diagnostik"

a.) Präimplantationsdiagnostik

Wieder ein ganz anderes Problem taucht auf, wenn die medizinische Diagnostik darauf abzielt, mit Hilfe der Präimplantationsdiagnostik und ihrer Analyse des menschlichen Erbgutes zu entscheiden, ob ein extrakorporal erzeugter Embryo überhaupt implantiert werden soll oder nicht. Auch hier geht es um den Status des Embryos. Es stellt sich die Frage, ob es legitim ist, einen Embryo herzustellen, ihn auf seine genetische Gesundheit hin zu untersuchen und dann zu entscheiden, ob er wegen eines Gendefektes nicht implantiert und insofern vernichtet oder gar zu Forschungszwecken verbraucht werden darf.

Hintergrund der Diagnostik – und der Diskussion um sie – ist die Frage, ob erblich belastete Eltern, die Angst vor einem behinderten Kind haben oder Eltern, die bereits ein behindertes Kind haben, das Risiko, weitere behinderte Kinder zu bekommen, dadurch minimieren können, dass diese Kinder in vitro gezeugt (obwohl die Eltern auch zu einer normalen Zeugung in der Lage wären) und dann auf etwaige Schäden untersucht werden. Es soll in vitro festgestellt werden, ob der Embryo genetische Schäden besitzt. Nach dieser Diagnose wird dann entschieden, ob der Embryo in den Uterus implantiert wird oder nicht. Insofern ist die Diagnostik zwar theoretisch ergebnisoffen, praktisch jedoch wird sie – in manchen Ländern bereits praktiziert – dazu genutzt, gengeschädigte Embryonen bei Vorliegen eines Schadens nicht zu implantieren und frühzeitig zu selektieren. Aus mehreren hergestellten Embryonen werden die kranken ausgesondert und die gesunden implantiert.[331] Offensichtlich müssen für eine einzige Geburt durchschnittlich etwa 118 Eizellen befruchtet werden, wovon dann gerade noch 18 transferiert werden. Die Präimplantationsdiagnostik ist insofern eine extreme Form der Selektion, da möglichst viele Embryonen hergestellt werden, um wenigstens einige transplantierbare auslesen zu können.[332] In diesem Fall wird keine Diagnose gestellt, um eine Therapie einzuleiten, sondern die Diagnose dient ausschließlich der Selektion.

Hier stellt sich das Problem, was das primäre Ziel der Präimplantationsdiagnostik ist bzw. der In-vitro-Fertilisation, ohne die keine Präimplantationsdiagnostik durchgeführt werden kann. Ist das Ziel die Herbeiführung einer Schwangerschaft oder ist das Ziel die Selektion von genetisch gesunden und kranken Embryonen? Letzteres ist nämlich nach dem deutschen Embryonen-

---

[331] Die deutsche Bundesärztekammer hat einen „Diskussionsentwurf zu einer Richtlinie zur Präimplantationsdiagnostik" vorgelegt mit einer sehr engen Indikation zur Präimplantationsdiagnostik: Deutsches Ärzteblatt 97 (Heft 9), März 2000, C-423-426. Vom 24.-26. Mai 1999 fand dazu ein öffentliches Hearing statt: vgl. dazu: U. Riedel, Plädoyer für eine unvoreingenommene, offene Debatte, in: Deutsches Ärzteblatt 97 (Heft 10), März 2000, C-470-471.
[332] Vgl. dazu die Angaben unter http://cloning.ch.

schutzgesetz verboten, da man einen Embryo zu keinem anderen Zweck als zu seiner Implantation herstellen darf. „Mit Freiheitsstrafe bis zu drei Jahren oder mit Geldstrafe wird bestraft, wer es unternimmt, eine Eizelle zu einem anderen Zweck künstlich zu befruchten, als eine Schwangerschaft der Frau herbeizuführen, von der die Eizelle stammt." (§ 1, Abs. 1, Nr. 2 ESchG)

Ist also der Zweck nicht eine Herbeiführung einer Schwangerschaft, ist die In-vitro-Fertilisation verboten. Befürworter der Präimplantationsdiagnostik argumentieren dann so, dass das primäre Ziel der In-vitro-Fertilisation eine Schwangerschaft sei, dass die Herbeiführung der Schwangerschaft aber unter bestimmten Bedingungen stünde. Mit dieser Argumentation will man dem Angriff entgehen, das primäre Ziel der In-vitro-Fertilisation sei – nach erfolgter Präimplantationsdiagnostik – die Selektion von Embryonen. Dies wäre nach deutschem Recht verboten, da ein Embryo nur zur Implantation hergestellt werden darf. So wird dann die Meinung vertreten, der Embryo werde zur Implantation hergestellt, die Absicht sei die Herbeiführung einer Schwangerschaft, allerdings stünde diese unter einer gewissen Bedingung, nämlich jener, dass der Embryo gesund ist.

Zu diesem Argument ist zu sagen, dass die Überlegung etwas früher einsetzen muss, nämlich bei der Frage, warum normal zeugungsfähige Menschen auf den „Umweg" einer In-vitro-Fertilisation zurückgreifen. Es scheint doch offensichtlich, dass das primäre Ziel der In-vitro-Fertilisation die Diagnostik ist, die darüber entscheidet, ob ein Embryo weiterverwendet wird oder nicht. Denn sonst könnte das Kind auch auf normalem Wege gezeugt werden.

Befürworter der Präimplantationsdiagnostik meinen, an dem Ziel, eine Schwangerschaft herbeizuführen, würde sich nichts ändern, wenn eine derartige Diagnostik vorgenommen werde. Insofern würde § 1 Abs. 1, Nr. 2 ESchG nicht greifen (s.o.). Die Gegner der Präimplantationsdiagnostik hingegen sind der Meinung, das Ziel einer Präimplantationsdiagnostik sei gerade nicht die Herbeiführung einer Schwangerschaft, sondern eine Selektion von Embryonen. Wahrscheinlich muss man es so formulieren: Das Ziel ist die Herbeiführung ein Schwangerschaft und zwar einer gesunden Schwangerschaft. Dieses Ziel ist durchaus legitim, aber das Mittel der Selektion der möglicherweise genetisch kranken Embryonen ist nicht legitim. Aufgrund des grundsätzlichen Verbotes, Embryonen zu einem anderen Zweck herzustellen als eine Schwangerschaft herbeizuführen (auch der Embryo muss um seiner selbst willen geachtet werden und darf nicht einfach hergestellt und wieder getötet werden, Selbstzwecklichkeitsformel Kants) ist auch das deutsche Gesetz zur Präimplantionsdiagnostik so formuliert, dass es im § 1 heißt, dass die Präimplantationsdiagnostik grundsätzlich verboten ist, dass aber jemand nach § 2 nicht rechtswidrig handelt, wenn er unter bestimmten Umständen (z.B. wenn Eltern eine Veranlagung für eine schwere genetische Erkrankung in sich tragen, wobei der Begriff der schweren genetischen Erkrankung kaum genauer definiert werden kann) doch eine solche Diagnostik durchführt.

Allerdings muss hier eines gesagt werden. Auch ohne Präimplantationsdiagnostik gibt es bereits eine Selektion im Kontext der sogenannten „Schwangerschaft auf Probe". Es scheint nicht selten zu sein, dass Frauen z.B. im fortgeschrittenen Alter mit einem erhöhten Risiko auf Embryopathien des Embryos eine Schwangerschaft auf Probe eingehen, mittels Pränataldiagnose nachschauen lassen, ob das Kind gesund ist, es notfalls abtreiben lassen und dann einen neuen Versuch starten, bis endlich ein gesundes Kind zur Welt kommt. Auch hier wird bereits in vivo Selektion betrieben. Insofern ist das Selektionsproblem bei der Präimplantationsdiagnostik kein grundsätzlich neues. Nur die Zahl der gezeugten oder hergestellten Embryonen divergiert womöglich und bei der Pränataldiagnose hat man noch die Möglichkeit, das Kind dennoch auszutragen, sie ist also nicht zwingend eine Diagnose zur Abtreibung, während die Präimplantationsdiagnose nur eine Diagnose zur Selektion ist.

Wenn man die Selektion der Embryonen ablehnt, sind damit zunächst keine weiteren Diskussionen zu führen. Befürwortet man sie jedoch, sind weitere Fragen zu stellen. Wer soll beispielsweise darüber entscheiden, ob eine solche Diagnose vorgenommen werden soll und ob der Embryo implantiert wird oder nicht. Sollen die Eltern, die Ärzte, der Staat, die Krankenkassen, die Gesellschaft darüber entscheiden? Es ist zu fragen, welches Rechtsgut höher zu schützen ist: die Autonomie der Eltern, die frei entscheiden können, einen Embryo nicht zu implantieren, oder das Recht des Embryos auf Unversehrtheit und darauf nicht getötet zu werden.[333] Auch diese Fragen sind nur zu beantworten, wenn man den Status des Embryos bestimmt: Ist er in seiner Würde einem Erwachsenen gleichgestellt, ist er Person, ist er Mensch oder „nur" menschliches Leben, kommt ihm Schutz als Person oder als Mensch zu, hat er Person- oder Menschenwürde?[334]

Der medizinische Grundsatz vom „Nicht-Schaden", der auch für den Embryo gelten sollte, tritt also in eine Güterabwägung mit den Interessen der El-

---

[333] Beim Embryo liegt das Nicht-am-Leben-Erhalten und Töten des Embryos näher zusammen, als beim Sterbenden, bei dem das Sterben-lassen deutlich vom aktiven Töten zu unterscheiden ist.

[334] Zur gesamten Problematik (die hier nicht ausführlich diskutiert werden soll), ob der menschliche Embryo als Person zu bezeichnen ist, inwieweit ihm Person- und Menschenwürde zukommt und ob beide zu unterscheiden sind, vgl. u.a.: Baumgartner/Honnefelder/Wickler/Wildfeuer, in: Rager (Hrsg.), Beginn, Personalität und Würde des Menschen, 161-242; auch G. Rager, Embryo – Mensch – Person: Zur Frage nach dem Beginn des personalen Lebens, in: J.P. Beckmann (Hrsg.), Fragen und Probleme einer medizinischen Ethik, Berlin-New York 1996, 254-278; J.P. Beckmann, Über die Bedeutung des Person-Begriffs im Hinblick auf aktuelle medizin-ethische Probleme, in: ders., Fragen und Probleme einer medizinischen Ethik; 278-306; L. Honnefelder, Der Streit um die Person in der Ethik, in: Philosophisches Jahrbuch 100 (1993) 246-265; Spaemann, R.: Personen. Versuche über den Unterschied zwischen „etwas" und „jemand", Stuttgart 1996; ders., Sind alle Menschen Personen?, in: R. Löw, Bioethik. Philosophisch-theologische Beiträge zu einem brisanten Thema, Köln 1990.

tern, des Staates, der Krankenkassen, oder der Forschung ein.[335] In diesem Konflikt stehen sich ungleiche Partner gegenüber: entscheidungsfähige und nichtentscheidungsfähige, einwilligungsfähige und nichteinwilligungsfähige. Bei den Interessenkonflikten dieser ungleichen Partner gilt es zu klären, wem man nutzt und wem man schadet. Nutzt man dem Embryo, wenn man ihn nicht implantiert und ihm damit z.B. ein behindertes Leben erspart, nutzt man den Eltern, wenn man auch ihnen die Geburt eines behinderten Kindes erspart, schadet man dem Embryo, wenn man ihn tötet oder nutzt man ihm, weil man ihm Leid erspart?

Selbst Jürgen Habermas plädiert im Sinne seiner Diskursethik dafür, den Embryo in den Dialog einzubeziehen und seine mutmaßlichen Überlegungen als erwachsener Mensch in seine gegenwärtige embryonale Situation einzubeziehen.[336] Norbert Hoerster sagt hingegen, der Embryo habe keine Interessen.[337] Wie immer man es wendet, ob man die späteren Interessen des Geborenen antizipiert oder ihn im Diskurs mitsprechen lässt, der Beginn allen Handelns liegt auf der anderen Seite, beim jeweiligen Gegenüber. Dieses muss sich fragen, ob es den vor ihm liegenden menschlichen Embryo seiner Integrität berauben, ihn zerstören und kaputt machen will. Nicht das Lebensrecht und die Interessen des Embryos allein stehen zur Debatte, sondern der jeweilige Mitmensch ist gefragt, ob er hier handelnd in das beginnende Leben eingreifen will, oder ob er Respekt entwickelt auch vor dem noch so unscheinbar beginnenden Leben. Dieses Leben nimmt ihn in die Pflicht, sich zu entscheiden.

Von daher ist zu eruieren, ob sich die Frage nach dem Nutzen überhaupt stellt, oder ob auch beginnendes menschliches Leben eine Würde hat, die es zu respektieren gilt und die nicht verrechenbar ist mit Werten und Gütern. Ist also hier eine Güterabwägung überhaupt legitim oder darf menschliches Leben grundsätzlich, sei es „natürlich gezeugt" oder „künstlich hergestellt", sei es gesund oder krank, nicht zur Disposition gestellt werden? Ist dem Verbot zu Töten eine andere Validitätsstufe zuzumessen als dem Autonomie-Prinzip der Eltern, die selbstbestimmend entscheiden können, was mit dem Embryo geschieht?

Gehört es zu den Zielen der Medizin, sich auf solche Abwägungen einzulassen? Gehört es zu ihren Aufgaben, menschliches Leben miteinander zu vergleichen und das eine für lebenswert und das andere für nicht lebenswert zu erachten? Oft ist das nicht die Frage, sondern jene, ob die Eltern sich das zutrauen oder ob sie es für zumutbar halten, ein behindertes Kind aufzuziehen. Aber gilt nicht doch für jeden Menschen die Selbstzwecklichkeitsformel

---

[335] Zur Frage der Güterabwägung vgl. H.-M. Sass/H. Viehfues (Hrsg.), Güterabwägung in der Medizin. Ethische und ärztliche Probleme, Berlin u.a.1991.

[336] Vgl. M. Adrian, Stimmrecht. Habermas läßt den Embryo am Diskurs teilnehmen, in: FAZ Samstag 30. Juni 2001, Nr. 149, 43.

[337] N. Hoerster, Hat der Embryo wirklich ein Interesse am Leben? Das Bundesverfassungsgericht und der Deutsche Bundestag interessieren sich jedenfalls nicht ernsthaft für seine Rechte, in: FAZ Montag 22. Juli 2001, Nr. 168, 44.

Kants, dass ein Mensch keinen Wert sondern Würde hat, dass er nicht verzweckt werden und gegen ein anderes Menschenleben oder die Interessen anderer Menschen verrechnet werden darf?[338] Darf es Ziel einer Diagnose sein, menschliches Leben zu vernichten, das zunächst „auf Probe" in vitro (oder auch in vivo) hergestellt wurde. Ein solches Vorgehen läuft dem Grundsatz zuwider, menschliches Leben zu schützen und ihm zu dienen.

Wenn dem Embryo von Anbeginn seines Lebens Menschenwürde und nicht nur das Recht auf Leben und Unversehrtheit zukommt, wie dies das deutsche Embryonenschutzgesetz sieht, dann ist eine Auswahlentscheidung nach einer Präimplantationsdiagnostik abzulehnen. Denn gerade diese Auswahl verletzt die Würde des Menschen, da hier ein konkreter Embryo von vornherein zum Objekt menschlicher Entscheidungen gemacht wird, und zwar von *Auswahlentscheidungen*, die unter mehreren Embryonen die kranken herausselektiert. Eine autonome Entscheidung über Sein oder Nicht-Sein eines *Anderen* kann es im Horizont der Menschenwürde nicht geben.

Seit 2011 ist die Präimplantationsdiagnostik in Deutschland unter bestimmten Bedingungen nicht rechtswidrig, seit 2014 ist sich auch mit den Durchführungsbestimmungen umsetzungsfähig (etwa 200 Paare im Jahr), in Frankreich und einigen anderen Ländern wird sie bereits praktiziert.[339] Es stellt sich grundsätzlich die Frage, ob die Medizin hier die Ziele ihres Handelns, des Therapierens und Krankheiten-Heilens, des Nutzens und Nicht-Schadens verlässt und zum Mithelfer einer Eugenik und Erbgutselektion wird und (mit-)entscheidet über Weiterleben oder Töten (Absterbenlassen) eines zuvor hergestellten Embryos. Allerdings gelten diese Fragen analog für die Probleme des Schwangerschaftsabbruches.

Abgesehen von diesen Fragestellungen taucht noch ein gesamtgesellschaftliches Problem auf. Zum einen stellt sich die Frage, wie in Zukunft mit behinderten Menschen umgegangen wird. Denn das Geborenwerden behinderter Kinder kann ja mit dieser Methode (auch mit der Abtreibung) verhindert werden. Das heißt, Behinderte werden vermehrt unter dem Aspekt betrachtet, ob man dieses Leben nicht hätte verhindern können (das Problem stellt sich schon bei der Pränataldiagnostik). Da ferner die Untersuchungen der Präimplantationsdiagnostik, der ja eine In-vitro-Fertilisation vorausgehen muss, teuer sein werden, wird man Eltern von Behinderten bald fragen, ob sie sich eine solche Diagnostik nicht leisten konnten. Man wird das Austragen eines behinderten Kindes für unverantwortlich erklären. Über die ohnehin schon bestehende Zweiklassenmedizin hinaus wird es dann auch einen biologischen Nieder-

---

[338] Ausgenommen die Situation, dass im Rahmen einer Schwangerschaft das Leben der Mutter auf dem Spiel steht und zu deren Lebenserhalt ein Embryo getötet werden muss.

[339] Vgl. dazu den Artikel von G. Klinkhammer, Präimplantationsdiagnostik. Ethisches Dilemma der Fortpflanzungsmedizin, in: Deutsches Ärzteblatt, Jg. 97, Heft 47 (24.11.2000), C 2358-2359, in dem ein Meldung von afp abgedruckt ist, dass in Frankreich ein genetisch ausgewähltes Kind zur Welt gekommen ist und damit zum ersten Mal in Frankreich die Präimplantationsdiagnostik angewendet worden ist: ebd. C 2359.

schlag eines sozialen Zweiklassensystem geben, insoweit man die Behinderten als zur Klasse der Ärmeren gehörig identifizieren kann, da die Eltern die finanziellen Mittel für eine Präimplantationsdiagnostik nicht aufbringen konnten. Sollte der Staat die Mittel dafür aufbringen, hätte er die Selektion behinderten Lebens sanktioniert.

Gerade bei diesem Problem der Präimplantationsdiagnostik zeigt sich, dass man nicht auf der Ebene einer ersten sichtbaren Plausibilität stehenbleiben darf, sondern in einem zweiten Schritt nach grundsätzlicheren Überlegungen Ausschau halten muss. Denn auf den ersten Blick scheint es sehr plausibel, dass Eltern, die erblich vorbelastet sind oder schon ein behindertes Kind haben, mit Hilfe der Präimplantationsdiagnostik das Risiko, ein weiteres behindertes Kind zu bekommen, minimieren wollen. Oder sie wollen z.B. bei der Muskeldystrophie Duchenne, die vornehmlich Jungen betrifft, darauf achten, dass das nächste Kind ein Mädchen wird.

Das Plädoyer für eine Präimplantationsdiagnostik wird noch plausibler angesichts der Widersprüchlichkeit gesetzlicher Auffassungen. Denn sollte die Präimplantationsdiagnose verboten bleiben, könnte die Situation entstehen, dass ein Embryo zwar in vitro hergestellt werden kann, dann aber nicht auf einen Schaden untersucht werden darf. Er muss implantiert werden, kann dort mittels Pränataldiagnose untersucht werden und dann bei Feststellung eines genetischen Schadens abgetrieben werden. Im Rahmen dieser Logik werden Überlegungen verständlich, die sich fragen, ob es dann nicht „schonender" für die Frau wäre, diesen Schaden vor der Implantation festzustellen und auf die Implantation zu verzichten, als die Frau erst vier Wochen schwanger sein zu lassen, dann eine Amniozentese durchzuführen, eine Diagnose zu stellen und schließlich eine Abtreibung vorzunehmen.

Man sieht, dass man an dieses Problem nur „lösen" kann, wenn man sehr viel grundsätzlicher an die Fragestellung herangeht und nicht erst auf halbem Wege in die Diskussion einsteigt. Man muss dort ansetzen, wo Grundentscheidungen fallen, nämlich dort, wo man überhaupt in Erwägung zieht, menschliches Leben zu verrechnen, zu selektieren und zu töten: sei es durch Abtreibung, sei es durch Abtreibung nach Pränataldiagnostik, sei es durch Nicht-Implantation nach Präimplantationsdiagnostik. Bei beiden „diagnostischen Methoden" geht es um die Grundfrage, ob eine medizinische Diagnose mit dem Ziel gestellt werden sollte, menschliches Leben zu töten bzw. auf Probe herzustellen und dann zu töten. Es geht um das Problem, ob die Medizin ihre Aufgaben darin sehen darf, Diagnosen zu stellen, die mehr oder weniger automatisch die Tötung eines Menschen zur Folge haben.

Eberhard Schockenhoff bringt dieses Problem auf den Punkt, wenn er sagt: „Denn wo das Lebensrecht eines menschlichen Wesens auf dem Spiel steht, geht es nicht um ein Mehr oder Weniger an noch zumutbaren Einschränkungen, sondern um Alles oder Nichts, nämlich um das Leben selbst."[340] Es geht um die Anerkennung der Würde des Menschen, deren erster und notwendiger Vollzug die Gewährung des Lebensschutzes ist. Selbst wenn zu Recht auf die Not von Eltern hingewiesen wird, die behinderte Kinder haben oder in Sorge sind, ein behindertes Kind zu bekommen, sollte man sich gerade aus ärztlicher Sicht die Frage stellen, ob man selbst an der Tötung und Verzweckung menschlichen Lebens mitwirken will.

Ganz anders stellt sich das Problem dar, wenn es in absehbarer Zeit eine Therapie für diagnostizierte Schäden geben sollte. Dann wäre über eine Präimplantationsdiagnostik neu zu diskutieren, denn die Zielrichtung dieser Diagnostik wäre dann eine Therapie und nicht die Tötung eines Embryos. Dies wäre bei dem schon angedeuteten Genom-Editing der Fall. Bei all diesen Überlegungen geht es nicht um eine technikfeindliche Position, auch nicht um fundamentalistische Thesen, sondern um den Versuch, die Plausibilitäten von Argumenten zu prüfen, um das „Richtige" zu finden, da nur das Richtige auch auf Dauer das für den Patienten Nützliche sein wird. In der Tat erscheint die Argumentation mit der Würde des Menschen als ein Totschlagargument, das keine weiteren Argumente zulässt. Gerade um diese Beendigung einer Diskussion soll es nicht gehen, sondern darum, der „Wahrheit" so nahe wie möglich zu kommen. Und daher müssten die „Gegner" einer Argumentation mit der Menschenwürde plausibel machen, wie sie einen abgestuften Würdeschutz einführen wollen, wo sie Zäsuren in der menschlichen Embryonalentwicklung sehen, von welchem Zeitpunkt ab sei dem Menschen Menschenwürde zuschreiben wollen und ab welchem nicht. Diese Zäsuren sind bei genauer Betrachtung schwer zu finden.

b.) Analyse des Genoms – prädiktive Diagnostik

Ein wesentliches Ziel der Medizin ist, eine genaue Diagnose einer Erkrankung zu stellen, um eine adäquate Therapie einleiten zu können.[341] Dies ist die Domäne der naturwissenschaftlichen Medizin. Neben den herkömmlichen Verfahren wie Laboruntersuchungen, Röntgenbilder, invasiven Verfahren (Herzkatheter) kommt in jüngster Zeit die Analyse des menschlichen Genoms hinzu. Die Forschung und die damit verbundene Diagnostik will Genaueres über die Entstehung von Krankheiten erfahren und dringt dafür in immer kleinere Strukturen vor. Sie will auf genetischer Ebene Schäden entdecken und dies möglichst bereits im Embryonalstadium.

---

[340] E. Schockenhoff, Ein gesundes Kind um jeden Preis? Ethische Erwägungen zur Präimplantationsdiagnostik, in: Zeitschrift für medizinische Ethik 46. Jg. (2000), 91-105, hier 95. Das ganze Heft befasst sich mit der Frage der Präimplantationsdiagnostik.
[341] Vgl. dazu auch das im Kapitel „Diagnose" schon Gesagte (Kap C II/1).

Wenn man genetische Defekte als Krankheitsursachen frühzeitig erkennen kann, erhofft man sich in absehbarer Zeit, Gen-Therapien entwickeln und einsetzen zu können. Gegen eine solche Aufklärung des genetischen Codes im Sinne eines tieferen Verständnisses der naturwissenschaftlichen Zusammenhänge menschlichen Lebens und der genetischen Wirkprinzipien von Krankheitsentstehungen mit der Aussicht auf eventuelle Therapien ist aus ethischer Sicht nichts einzuwenden. Wenn derartige Untersuchungen der Diagnose von Krankheiten und der Therapie erkrankter Menschen dienen, gehören sie zu den Zielen der Medizin. Das bessere Verstehen von Krankheitsentstehung und -verlauf ist deren Aufgabe. Allerdings ist zu sagen, dass derzeit die Schere zwischen diagnostischen und therapeutischen Möglichkeiten sehr groß ist: für die wenigsten diagnostizierten Erkrankungen im Kontext von genetischen Veränderungen gibt es eine adäquate Therapie. Das heißt, die Menschen bekommen frühzeitig eine Diagnose und müssen mit dieser Diagnose leben, ohne Aussicht auf therapeutisches Eingreifen.

Mit der Entschlüsselung des menschlichen Genoms sind aber nicht nur neue Möglichkeiten der frühzeitigen Diagnose bestimmter Krankheiten gegeben (und möglicherweise einer Therapie), sondern auch die Gefahr der unkontrollierten und unkontrollierbaren Weitergabe von Wissen über die genetische Ausstattung eines Menschen. Da die prädiktive Medizin die Diagnostik von Krankheiten in immer frühere Stadien menschlichen Seins verlegt[342], überschreitet sie die üblichen diagnostischen Verfahren, die eine bereits bestehende Krankheit diagnostizieren. „Prädiktive genetische Diagnostik unterscheidet sich von den in der Medizin üblichen diagnostischen Verfahren zur Bestätigung der Diagnose einer bereits manifesten Krankheit."[343]

Es fragt sich, ob dieses Mehrwissen mit der frühzeitigen Feststellung menschlicher Krankheiten eher Segen oder Fluch ist, ob es zu mehr Sicherheit und Ruhe oder Unsicherheit und Unruhe führt. Die Voraussagbarkeit von Krankheiten, seien diese bereits manifest oder aufgrund der genetischen Veranlagung erst in späterem Lebensalter zu erwarten, kann den Menschen auf eine bevorstehende Krankheit vorbereiten, kann ihm helfen, sein Leben darauf einzustellen, kann ihm aber auch Angst machen und in ständiger innerer Anspannung leben lassen. Es kann auch sein, dass Eltern ein solches Leben gar nicht erst zur Entfaltung kommen lassen und es frühzeitig abtreiben.

Das eigentliche Problem der prädiktiven Medizin besteht also nicht im Entschlüsseln der genetischen Ursachen von Krankheiten, sondern im Umgang mit den gewonnenen Erkenntnissen. Was macht der Mensch mit dem Wissen, das er über sich selbst oder den Embryo im Mutterleib erhält? Was machen Eltern mit dem Wissen, wenn sie erfahren, dass ihr Kind im späteren Alter an

---

[342] Vgl. dazu die schon erwähnte Dokumentation der Deutschen Forschungsgemeinschaft: Humangenomforschung und prädiktive genetische Diagnostik: Möglichkeiten – Grenzen – Konsequenzen. Stellungnahme der Senatskommission für Grundsatzfragen der Genforschung der Deutschen Forschungsgemeinschaft, Juni 1999.
[343] Ebd. 13.

dieser oder jener Krankheit erkranken wird? Werden Embryonen aufgrund einer solchen Diagnose abgetrieben oder leben sie später mit der ständigen Angst, dass die genetisch angelegte Krankheit bald ausbricht? Werden Krankenversicherungen bald einen Gentest verlangen, bevor sie jemanden in die Versicherung aufnehmen?

Um mit den Ergebnissen solcher Genanalysen richtig umgehen zu können, ist zunächst zu klären, wie hoch der Sicherheitsgrad der prospektiven Aussagen ist (ganz abgesehen von möglichen Messfehlern, Fehldiagnosen, Vertauschen von Proben etc.). Sind die Voraussagen, dass eine genetisch angelegte Krankheit später einmal ausbricht *hundertprozentig* sicher, sind sie nur *wahrscheinlich* oder müssen zur genetischen Veranlagung noch andere Faktoren hinzukommen, damit die Krankheit ausbricht? Sollten zur genetischen Ausstattung noch zusätzliche Faktoren zum Ausbruch einer Krankheit hinzukommen (Umwelt, seelische Verfasstheit, epigenetische Einflüsse), wären hundertprozentige Aussagen über später ausbrechende Krankheiten kaum zu tätigen.

Der Mensch hätte demzufolge die Möglichkeit, nach einer genetischen Diagnose im Verlauf seines Lebens auf den Ausbruch einer Erkrankung Einfluss nehmen (natürlich auch ohne genetische Diagnose). Bisher scheinen für die meisten Erkrankungen nur Wahrscheinlichkeitsaussagen möglich zu sein. „Ob die betreffende Krankheit tatsächlich auftreten wird, läßt sich durch den Test nicht sicher entscheiden. Auch der Zeitpunkt des späteren Auftretens läßt sich nicht genau aus dem Befund ableiten. ... Unter Umständen tritt die Krankheit trotz eines auffälligen Testergebnisses überhaupt nicht auf."[344] Diese Unsicherheit in der Voraussagbarkeit liegt daran, dass der Mensch nicht auf seine Gene zu reduzieren ist. „Die komplexen Krankheiten (multifaktorielle Ursachen) stellen eine besondere Herausforderung dar, weil der Beitrag der einzelnen genetischen Veränderungen zu den Krankheitsursachen schwer zu fassen ist."[345]

Das Wissen um das Genom und die genetischen Veränderungen als Krankheitsursachen bedeuten also nur einen kleinen Teil des Ganzen. Noch sehr unbekannt sind die Interaktionen der Gene untereinander und jene der Gene mit der Umwelt und dem Innersten des Menschen. Wie schon mehrfach erwähnt, weiß die Psychoneuroimmunologie inzwischen, dass auch das Gehirn direkten Einfluß darauf hat, „welche Gene einer Zelle aktiviert und welche Funktionen daraufhin von der Zelle ausgeführt werden"[346] Das heißt, das gesamte Denken und Fühlen sowie die innersten Grundhaltungen des Menschen haben Einfluss auf die An- und Abschaltmechanismen von Genen und damit auf den Ausbruch oder Nicht-Ausbruch einer Krankheit. Daher müsste man heute neu den Begriff der Psycho-neuro-genetik einführen. Das bedeutet, den Einfluss des

---
[344] Ebd.
[345] Ebd. 10.
[346] Vgl. Huether/Doering/Rüger/Rüther/Schüßler, Psychische Belastungen und neuronale Plastizität, in: Kropiunigg/Stacher, Ganzheitsmedizin und Psychoneuroimmunologie, 126-139, hier 126.

seelischen Innenlebens (wozu auch die Spiritualität gehört) auf das Nervensystem und das Gehirn (und umgekehrt) in seinen Auswirkungen auf die genetisch-epigenetischen Verschaltungen zu analysieren. Hirnphysiologie, Psychologie und Genetik müssen hier eng zusammenarbeiten.

Um in einem Bild klar zu machen, was man eigentlich durch die Entschlüsselung des menschlichen Genoms weiß, kann man den Vergleich mit dem Lernen einer neuen Sprache anstellen. Man lernt zunächst die Buchstaben, dann die Worte, dann die Bedeutung der Worte, schließlich muss man Sätze verstehen und am Ende ganze Texte begreifen lernen. Das, was man durch die Entschlüsselung des Genoms bis heute weiß, entspricht in etwa dem Lernen von Buchstaben. Über den Sinn der Wörter, der Sätze, geschweige denn über den Inhalt des gesamten komplexen Geschehens weiß man noch wenig. Das heißt, all die komplexen Verschaltungsmechanismen zwischen den Genen, die Zusammenhänge von An- und Abschaltmechanismen, die Einflüsse äußerer Umgebung, geschweige denn die Einflüsse der innersten Grundhaltungen des Menschen dem Sein gegenüber (Leben und Tod, Zeitlichkeit und Ewigkeit) auf die genetische Ebene, sind bisher weitgehend unbekannt. Auch das genetische Zusammenspiel für so komplexe Eigenschaften wie z.B. Intelligenz ist noch nicht verstanden.

Auf der Basis der hier vorgestellten „dreidimensionalen Anthropologie" ist die genetische Diagnose nur *ein* (wenn auch zunächst der einzige und wissenschaftlich am besten verifizier- und messbare) Zugang zu einer eventuellen Erkrankung. Andere epigenetische Verschaltungsmuster kommen langsam hinzu. Bestätigt wird diese Komplexität zwischen Genetik und Epigenetik von Aussagen der Deutschen Forschungsgemeinschaft: „Insbesondere muss deutlich werden, dass die genetische Ausstattung des Einzelnen nur einen von zahlreichen Faktoren in einem komplexen Wirkungszusammenhang darstellt. Gerade die neue Genetik macht deutlich, dass der Mensch mehr ist als die Summe seiner Gene und in seiner Entwicklung von vielen nicht-genetischen Einflüssen beeinflußt und geprägt wird."[347]

Zur genetischen Ausstattung kommen also all die Fremdeinflüsse im Laufe von Kindheit, Pubertät und Erwachsenenalter hinzu, all die psychologischen Reifungsschritte und Einflüsse von außen (die den Lebensprozess und Reifungsprozess fördern oder hindern) und nicht zuletzt die eigenen Entscheidungen des Betroffenen, die sich auf das Leben im Ganzen beziehen, auf Grundhaltungen wie Angst und Vertrauen, Liebe oder Hass, Glaube und Unglaube, Hoffnung und Hoffnungslosigkeit, Gerechtigkeit und Ungerechtigkeit, Maß oder Maßlosigkeit sowie das ganze seelische und spirituelle Innenleben. Auch all die Einzelentscheidungen im Sinne der Suche nach innerer Stimmigkeit und persönlicher Identität nach der rechten Berufswahl (die in heutiger Zeit auch mehrere Berufe einschließen kann) dem richtigen Lebenspartner (oder

---

[347] Dokumentation der Deutschen Forschungsgemeinschaft: Humangenomforschung und prädiktive genetische Diagnostik: Möglichkeiten – Grenzen – Konsequenzen, 16.

der Wahl einer ehelosen Lebensform) nehmen Einfluss auf diesen diffizilen Verschaltungsapparat der Gene. Die Zahl der epigenetischen Einflüsse beläuft sich heute etwa auf 1,5 Millionen bekannte Parameter, die auf die etwa 30000 Gene Einfluss nehmen.

Wenn der Ausbruch einer Erkrankung auch von diesen Parametern abhängt und die Wahrscheinlichkeit des Ausbruchs einer Erkrankung sowie die Expression von (krankmachenden) Genen auch von der Umwelt sowie den innersten Grundhaltungen des Menschen abhängt, dann muss eine prädiktive Diagnose nicht nur Angst machen, sondern kann auch im Dienst am Menschen stehen und helfen, bewusster mit seinem Leben umzugehen. Z.B. kann ein Mensch mit einer Veranlagung zu Hautkrebs sich vor einer übermäßigen Sonnenexposition in Acht nehmen und damit dem Ausbruch einer Krankheit, die genetisch angelegt ist, entgegenwirken. Das Wissen um eine bestimmte genetische Disposition muss also nicht nur negativ interpretiert werden, sondern kann durchaus eine Chance bieten, ein bewussteres Leben zu führen. Der Mensch kann an seiner Gesunderhaltung und Gesundwerdung mitwirken. Damit dies gelingen kann, bedarf es allerdings umfassender Aufklärung über diese Zusammenhänge bereits im Kindergarten und in der Schule, die längst nicht genügend vorgenommen wird. Eine solche Aufklärung könnte verhindern helfen, dass eine prädiktive Diagnostik bei Vorliegen eines genetischen Schadens automatisch zur Abtreibung führt. Ganz wesentlich ist die Aufklärung bezüglich der Ernährung und der Lebensgewohnheiten, wenn man sieht, dass eine große Zahl von Krankheiten allein durch Übergewicht zustande kommt.

Das heißt, es muss vordringliches Ziel der Medizin sein, Aufklärungsarbeit zu leisten über den wirklichen Stand der Erkenntnis und darüber, wie viel diese Erkenntnis im Gesamtkontext dessen ausmacht, was über die Komplexität von Krankheiten zu wissen ist. Hier klafft eine große Lücke zwischen der Aufklärung des menschlichen Genoms und der Aufklärung des Menschen über die Komplexität der Zusammenhänge bei Krankheitsentstehungen. Es bedarf bereits auf der naturwissenschaftlichen Ebene einer intensiven Darstellung der Zusammenhänge von Krankheitsentstehungen sowie über die Zusammenhänge der verschiedenen genetischen Verschaltungsebenen. Gerade die Entzifferung des menschlichen Genoms, bei der man primär von einhunderttausend Genen ausging und jetzt festgestellt hat, dass der Mensch doch nur dreißigtausend Gene besitzt, zeigt, dass das Wissen noch ganz rudimentär ist und die unterschiedlichen Funktionen der Gene noch weithin ungeklärt sind. Sicher scheint bisher nur eines, dass der alte Grundsatz „ein Gen – ein Protein" und „ein Protein – eine Funktion" aufgegeben werden muss zugunsten einer neuen Vorstellung, die heißt: „ein Gen – viele Proteine" und „ein Protein – viele Funktionen". Es ist noch viel Aufklärungsarbeit zu leisten, wenn man die mehrdimensionale Komplexität des Menschen und der Krankheitsgeschehnisse begreiflich machen will.

Ziel der Medizin muss es sein, vor dem Hintergrund einer mehrdimensionalen Anthropologie möglichst viele der Parameter zu erforschen, die über die genetische Ausstattung hinaus zum Ausbruch einer Krankheit beitragen. Erforscht werden müssen mehr die Verschaltungsmechanismen und nicht nur allein die genetische Grundlage. Diese Untersuchungen sind zum Teil schwierig und die Parameter sind schwer erfassbar. So wird man hier bald an die Grenze der Erforschbarkeit stoßen, aber gerade diese Grenzerfahrung sollte dazu führen, dass die Medizin sich für andere Dimensionen des Menschseins öffnet und über psychosomatische Zugänge hinaus auch philosophisch-theologische Aspekte berücksichtigt. Sie sollte ihren eigenen naturwissenschaftlichen Ansatz nicht absolut setzen und akzeptieren, dass sie für einen wirklichen Heilungsprozess die Geisteswissenschaften hinzunehmen muss.

Der Entschlüsselung des menschlichen Genoms muss also baldmöglichst die Entschlüsselung der Funktionen der einzelnen Gene sowie die Wechselwirkungen zwischen Genom und Umwelt und den Prozessen im Innersten des Menschen folgen, sonst schadet die auf ein eindimensionales Menschenbild zugeschnittene Forschung auf Dauer mehr als sie nutzt. Denn sie legt die „Diagnostizierten" schicksalhaft auf ihre genetische Ausstattung fest, führt ihnen die Unentrinnbarkeit ihrer genetischen Prädisposition vor Augen und lässt sie damit alleine. Krankenkassen oder Lebensversicherungen könnten in Zukunft diese Menschen nicht mehr aufnehmen oder höhere Prämien verlangen. Das macht Angst und schafft kein Vertrauen. So kann weder die Autonomie des Menschen gefördert, noch ein wirklicher informed consent hergestellt werden. Die prädiktive Diagnostik ohne begleitende Aufklärung steht in der Gefahr, die Menschen zu verunsichern und deren Einschätzungs- und Entscheidungsmöglichkeiten zu überfordern. Zurzeit laufen weltweit einige Forschungsprojekte, die darauf abzielen, die Bevölkerung anzuhalten, ihr Genom veröffentlichen zu lassen. Dann wird sich zeigen, dass alle Menschen genetische Schäden haben. Offensichtlich gibt es auch todbringende genetische Veränderungen, die aber nichts bewirken, wenn die Gene nicht angeschaltet werden. Der Vorteil dieser Veröffentlichungen wäre, dass sich zeigen würde, dass alle Menschen im gleichen Boot sitzen, da alle genetisch krank sind, aber dennoch wäre eine Veranlagung z.B. für eine Schizophrenie anders zu bewerten als für eine Krebserkrankung. Österreich hat ein sehr strenges Gentechnikgesetz, das es Krankenkassen, Lebensversicherungen, Arbeitgebern verbietet, irgendwelche genetische Daten einzufordern, zu erheben oder sich geben zu lassen.

Eine andere Problematik ist, dass ein (junger) Mensch möglicherweise mit einer Diagnose lebt, zu deren Erstellung er keine Einwilligung gegeben hat. Selbst wenn ihm die Diagnose nicht mitgeteilt wird und er ein Recht auf Nichtwissen hat, steht sie doch im Raum und andere wissen davon. Sollte dem Betroffenen die Diagnose später mitgeteilt werden, kann von einem informed consent bei der Diagnosestellung keine Rede sein. Zwar trifft das für viele Handlungen und medizinischen Untersuchungen zu, die Eltern für ihre Kinder vornehmen lassen, aber es ist die Frage, ob hier nicht eine neue Dimension frühzeitiger Diagnostik und Einflussnahme auf das weitere Leben gegeben ist, die den Menschen den Interessen und Einflussmöglichkeiten anderer in höherem Ausmaß aussetzt, als dies bisher der Fall war. Der Einzelne kann sich kaum dagegen schützen und der Embryo wird dadurch frühzeitig in seiner Autonomie beeinträchtigt. Die Brisanz dieser Diagnostik liegt darin, dass man für den Rest seines Lebens mit einem Wissen konfrontiert ist, dessen Hervorbringung man selbst nicht „in Auftrag gegeben hat".

Außerdem besteht die Möglichkeit, dass das Wissen um die genetische Ausstattung von Fremdinteressen missbraucht wird. Versicherungen, Krankenkassen oder Arbeitgeber können es verwenden, um sich über ihre Klientel zu informieren und anhand einer Genkartierung über Einstellung in einen Beruf oder die Aufnahme in eine Versicherung zu entscheiden. Hier dient die Erforschung des Genoms und genetischer Schäden nicht dem Embryo oder dem jungen Menschen, sondern Fremdinteressen. Der Embryo wird hier nicht nur nicht für andere Ziele verzweckt, sondern die Analyse des Genoms schadet ihm sogar für seinen weiteren Lebensweg, indem er einen Arbeitsplatz nicht erhält oder in eine Kranken- oder Lebensversicherung nicht aufgenommen wird. Für bestimmte Berufe (Piloten, Lokführer, Busfahrer) können aber bestimmte Genanalysen gut und notwendig sein. Eine derartige Gendiagnostik muss also daraufhin befragt werden, ob sie dem einzelnen mehr nutzt als schadet oder aber, ob die Gesellschaft im Einzelfall im Kontext bestimmter Berufsgruppen geschützt werden muss.

Bei der prädiktiven Diagnostik hält ein gewisser Paternalismus erneut Einzug, da der Laie aufgrund seines Unwissens vollständig auf die medizinische Diagnostik und die Aussagen der Ärzte über diagnostische Sicherheit und die Wahrscheinlichkeiten eines späteren Krankheitsausbruches angewiesen ist. Außerdem ist er als Embryo und damit als späterer Erwachsener aufgrund der Möglichkeiten frühzeitiger Diagnostik diesen diagnostischen Erkenntnissen, zu denen er keine informierte Zustimmung gegeben hat, hilflos ausgeliefert.

3. „Prophylaxe"

a.) Genetisches Enhancement

Da das Erbgut des Menschen inzwischen entschlüsselt ist, kann es auch verändert werden. Und dies nicht nur im Sinne einer Therapie, sondern auch im Sinne einer Verbesserung des Erbgutes. Geschlechtswahl, Intelligenz, Körpergröße, gutes Aussehen, Gesundheit sind möglicherweise gewünschte Eigenschaften von Eltern für ihre Kinder. Aufgrund der angesprochenen Komplexität der genetischen Verschaltung und jener eines bestimmten Merkmals wie z.B. Intelligenz, das sicher nicht auf einem einzelnen Gen zu finden ist, scheinen diese Manipulationen bei komplexen Merkmalen in absehbarer Zeit kaum vorstellbar (leichter könnte es z.B. bei einem Merkmal wie „Augenfarbe" sein). Dennoch muss bereits jetzt über mögliche Konsequenzen nachgedacht werden.

Angesichts der vermeintlich gewünschten Eigenschaften von Kindern stellt sich zunächst ganz pragmatisch die Frage, wer eigentlich das Wissen darüber hat, welche Form von Begabungen in zwanzig Jahren benötigt wird und wie sich die Welt bis dahin verändert hat, zumal, wenn das Erbgut zunehmend manipuliert wird. Niemand weiß, ob dann mehr emotionales oder mehr technisches Vermögen gefragt ist, ob es mehr Künstler oder Handwerker geben muss, ob Kunst, Literatur und Musik überhaupt noch gefragt sind. Zur Steigerung des Bruttosozialproduktes würde man wahrscheinlich vornehmlich Computerfachleute, ein paar Ärzte, Juristen und einige Naturwissenschaftler benötigen.

Außerdem ist völlig offen, ob das „Perfekte" schon zu Höchstleistungen führt und ob Höchstleistungen überhaupt erstrebenswert sind. Kann es nicht sein, das z.B. der Unsportliche gerade wegen seiner Unsportlichkeit mehr Bücher liest und vielleicht ein guter Wissenschaftler wird, als es der Sportliche würde, der ständig „unterwegs" ist. Braucht die Gesellschaft nicht auch Menschen, die „einfache Dienste" verrichten. Müssen nicht Straßen gesäubert und Operationssäle gereinigt werden? Funktioniert das Zusammenspiel der unterschiedlichen Berufe und Berufsgruppen noch, wenn nach des Menschen Vorstellung an dieser Vielfalt herum manipuliert wird? Ist eine Welt noch funktionstüchtig, wenn es nur noch Wissenschaftler und Ärzte, aber keine Krankenschwestern mehr gibt?

Die Antwort liegt auf der Hand, denn bereits jetzt können – ganz konkret – einige Kliniken ihren Betrieb kaum noch aufrechterhalten, weil es keine Pflegekräfte mehr gibt. Und was passiert, wenn niemand mehr die Operationssäle gut reinigt? Dann kann auch der beste Chirurg nicht mehr operieren, weil seine Patienten Infektionen davontragen. Wer also regelt nach welchen Kriterien die „Berufsverteilung"? Und was heißt Verbesserung? Mehr Leistung, aber vielleicht weniger Ethik, mehr Sachverstand aber mehr Ausbeutung? Braucht eine Volkswirtschaft mehr Spezialisten oder mehr ganzheitlich-komplex denkende Generalisten? Garantiert eine „genetische Idealausstattung" schon eine höhere Moralität und auf welchem Gen sitzt diese? Kann es nicht sein, dass der Intelligentere zwar tiefere Einsichten in das Leben gewinnt, als der weniger Intelligente, dass aber diese Einsichten auch zu unethischem Verhalten oder aber persönlich in die Verzweiflung führen können. Tiefere Einsichten in Sachzusammenhänge, die das Ganze des Lebens und seinen Sinn aus dem Blick verlieren, bringen nicht immer mehr Glück. Kann nicht auch Intelligenz ohne den Blick über die Endlichkeit der Welt hinaus oder ohne eine religiöse Perspektive den Menschen am Sinn der Welt und des Lebens verzweifeln lassen? Muss der Intelligentere auch schon der bessere Mensch sein? Hohe Intelligenz kann auch zum Bösen genutzt werden.

All diese Fragen liegen auf der existentiellen Ebene menschlicher Existenz. Sie wollen zum Nachdenken über den Sinn und die Folgen derartiger Manipulationen anregen. Dem vorgelagert ist aber das Problem, ob die genetische Verbesserung von Erbmaterial überhaupt ethisch vertretbar ist. Wären die Motive für genetische Veränderungen rein therapeutisch, wäre daran ethisch nichts auszusetzen (es sei denn, es würde dabei das Leben des Embryos in einer Weise gefährdet, die man auch bei einem geborenen Menschen ablehnen würde). Wäre es möglich, Krankheiten oder beispielsweise bestimmte „Entstellungen" – die nicht als Krankheiten bezeichnet werden sollten – durch genetische Manipulation zu beseitigen, könnte man damit durchaus einzelnen Menschen helfen.

Etwas anderes aber stellt die reine Optimierung des Erbgutes dar. Auch hier könnte man argumentieren, dass es der Intelligentere und der körperlich Höhergewachsene im Leben möglicherweise leichter haben. Aber wer entscheidet darüber? Doch wieder nur die Bevorteilten und Privilegierten. Die Optimierung des Genmaterials bedeutet von Vornherein die Nicht-Annahme eines so und so vorliegenden Menschen. Er muss verbessert werden, weil er „von Natur aus" nicht gut genug ist. Das heißt, der Mensch wird nicht so angenommen, wie er ist, sondern nur so wie er *gemacht* worden ist. Der Mensch wird unter bestimmte Bedingungen gestellt. Es wird ihm nicht geholfen, sich nach seinen Möglichkeiten zu entwickeln, sondern er soll seinen Möglichkeiten nach ein anderer werden und zwar nach den Vorstellungen anderer Menschen. Von Anbeginn wird der Mensch nicht bedingungslos akzeptiert, sondern den Wünschen und Bedingungen anderer unterworfen. Können Eltern den Kindern helfen, sie selbst zu werden, wenn sie von vornherein ihre eigenen Ideen in sie implementieren?

Selbst wenn Eltern lautere Absichten haben, können sie nicht vorauswissen, welchen positiven Nutzten möglicherweise auch ein vermeintlicher „Mangel" haben kann. Manch „Schwacher" hat sich gerade aufgrund seiner Schwäche mehr durchsetzen müssen und entwickelt vielleicht eine größere Charakterstärke, als derjenige, dem alles in den Schoß fällt. Wer fragt außerdem den Embryo, ob er blaue oder braue Augen haben möchte, ob er Mann oder Frau, ob er groß oder klein sein möchte und welches Schönheitsideal ihm vorschwebt? Wer weiß darüber hinaus genau, wie viele männliche und weibliche Nachkommen die Weltbevölkerung braucht, um eine einigermaßen gleichmäßige Verteilung aufrecht zu erhalten? Wer soll das ausgewogene Verhältnis von Männern und Frauen steuern? In Asien fehlen bereits einige Millionen Frauen, weil sie in bestimmten Gesellschaften weniger gelten und daher nach Pränataluntersuchungen vermehrt abgetrieben werden. Die Aggressivität der Männer steigt dadurch an.

Eine weitere Fragestellung ist, nach welchen Kriterien man die Merkmale des neuen Menschen auswählen soll. Ist eher die Intelligenz eines Albert Einstein, die künstlerische Begabung eines Michelangelo, die musikalische eines Mozart oder die karitative Veranlagung einer Mutter Teresa gefragt? Was wird gebraucht, mehr Intelligenz oder mehr Liebe, mehr Denker oder mehr Arbeiter? Soll der Bauer den Bauern und der Arbeiter den Arbeiter „herstellen" und wer soll über die Verteilung der Begabungen entscheiden? Wird nicht statt mehr Freiheit plötzlich immer mehr Unfreiheit geschaffen?

Auch ein theologisches Argument gilt es zu bedenken. Dieses könnte fragen, ob der Mensch möglicherweise angesichts einer Manipulation seinen Lebensweg und seine Berufung verfehlt. Je nach Art und Tiefe der Manipulation könnte er mehr oder weniger daran vorbeileben und dadurch letztlich unglücklich werden. Eine genetische Manipulation bedeutete aus dieser Sicht einen Betrug um das eigene Wesen. Durch die Manipulationen könnte der Mensch möglicherweise nicht derjenige werden, der er hätte werden *sollen*. Dies ist eine ganz andere Perspektive als wenn jemand sagt, er sei aufgrund des Eingriffes nicht so geworden, wie er ohne ihn geworden wäre.

Einen weiteren Aspekt gilt es zu bedenken: Jeder Mensch erhält ohnehin schon genügend Prägungen vom Elternhaus und muss eventuell lange daran arbeiten, bestimmte Verstellungen und Prägungen aufzuarbeiten. Bei diesen Prägungen aber besteht noch die Chance, sie zu verarbeiten und das Personfremde in das Personeigene zu integrieren. Bei einer genetischen „Ausstattungsverbesserung" ist diese Möglichkeit der Veränderung aber schon von vornherein eingeschränkt, da zumindest genetisch bereits einige Weichenstellungen vorgenommen wurden.

Zwar werden genetisch die Weichen so oder so gestellt. Entweder von der Natur, dem Zufall oder – je nach Weltanschauung – von Gott oder aber im vorliegenden Fall von anderen Menschen. Der Unterschied liegt also nicht darin, dass in einem Fall der entstehende Mensch sich seine Augenfarbe und Begabungen aussuchen kann und im anderen nicht, sondern darin, dass in einem Fall die *Mitmenschen* darauf gezielt Einfluss nehmen und im anderen nicht. Warum aber nimmt jemand Einfluss? Weil die Eltern (der Staat, die Versicherungen, die Krankenkassen) spezifische Interessen haben und mit dem Kind einen Zweck verfolgen. Dies aber ist ethisch nach allem schon Gesagten abzulehnen, da der Embryo, das Kind, der Erwachsene ein Zweck an sich selbst sind und nicht anderen Zwecken unterworfen werden dürfen.

Es stellt sich auch die Frage, ob ein Mensch, der durch die Entscheidung anderer bestimmte genetische Eigenschaften erhält, selbst wenn er sie ebenfalls für gut erachtet, automatisch glücklicher ist und sein Leben dadurch besser gelingt. Garantieren das „richtige" Geschlecht und die richtigen Eigenschaften schon ein glückendes und gelingendes Leben? Der Mensch ist durch derartige Manipulationen noch mehr „fremdgesteuert" als das ohnehin schon der Fall ist und außerdem entbindet eine „optimale Genausstattung" den einzelnen nicht von der Mühe, sein Leben aktiv zu gestalten. Immer bedarf es der Sozialisation und der Einordnung der Gaben in ein moralisches Gerüst, in Grundregeln menschlichen Verhaltens, in ein Finden der eigenen Identität, um ein Zusammenleben überhaupt zu ermöglichen. Allein die Frage ist zentral, wie diese Arbeit am eigenen Sein gelingen soll, wenn sie von vornherein durch die Interessen der Eltern in eine bestimmte Richtung gelenkt wird und der Einzelne diesen „Vorauswünschen" möglicherweise auch genügen muss.

Der Schutz des Embryos, das Recht auf Integrität, Selbstbestimmung und Autonomie des Heranwachsenden werden gestört, wenn fremde Einflüsse ihn frühzeitig in eine bestimmte Richtung manipulieren. Der Mensch verliert frühzeitig einen Teil seiner Autonomie, weil seine genetischen Grundlagen schon vor seiner Erziehung und Schulausbildung in eine bestimmte Richtung gelenkt werden. Dem Embryo und späteren Erwachsenen wird Schaden zugefügt, wenn er von Beginn an Fremdinteressen unterliegt. Zwar hat er noch einen Rest an Freiheiten der Entscheidung und die Gene sind nicht allein ausschlaggebend für die weitere Entwicklung (sondern auch die Umwelt, die eigenen Entscheidungen und innersten Grundhaltungen des Menschen). Aber es scheint nahezuliegen, dass bestimmte genetische Konstellationen entscheidenden Einfluss auf die weitere Biographie haben.

Außerdem stellt sich die Frage, was es für ein Kind bedeuten würde, mit einem genetisch manipulierten Erbgut leben zu müssen. Es bedeutet zu wissen, dass *andere Menschen* entschieden haben, was für eine Person der einzelne werden soll, sofern das auf der genetischen Ebene bestimmt werden kann. Es bedeutet, dass der einzelne nur mit diesen Bedingungen des manipulierten Erbgutes akzeptiert wird und nicht so, wie er ohne diese Manipulation wäre. Ist es nicht eine Verzweckung des jungen Menschen, wenn Eltern eine weitgehend vorgefertigte Meinung haben, welchen konkreten Weg ihr Kind gehen sollte? Zwar müsste der junge Mensch immer noch selbst entscheiden, wie er sein Leben gestaltet, aber er wäre doch schon mehr vorprogrammiert als ohne eine solche Manipulation. Gerade die Würde des Menschen besagt, dass der Mensch um seiner selbst willen geachtet und akzeptiert werden soll und nicht wegen jener (genetischen) Bedingungen, die man selbst ihm eingepflanzt hat. Wenn Eltern das Kind bereits im frühesten Stadium seiner Existenz manipulieren und es nicht so sein lassen, wie es ist, werden sie dies auch zu einem späteren Zeitpunkt kaum tun. In eine ähnliche Richtung geht die Diskussion bei den schon erwähnten Rettungsgeschwistern, wo ein Kind zur Rettung seines Geschwisterkindes hergestellt wird. Auch hier wird das spätere Kind nicht gefragt, ob es per IVF hergestellt werden will, ob es von anderen Embryonen selektioniert werden will nach der besten Gewebequalität (viele Embryonen werden hergestellt und der am gewebeverträglichsten wird eingepflanzt), das Kind wird nicht gefragt, ob ihm bei der Geburt Nabelschnurblut, nach zwei Jahren Knochenmark oder später sogar ein Organ entnommen werden kann. Man kann hier diskutieren, ob es sich dabei eine Totalverzweckung des Menschen handelt und damit der Menschenwürde widerspricht oder nur um eine Teilverzweckung, die auch sonst im Leben vorkommt.

Die Freiheit und Autonomie des Menschen, auf die gerade die Neuzeit so großen Wert legt, wird durch solche Manipulationen nicht vergrößert, sondern verkleinert. Auch kommen durch derartige Veränderungen neue soziale Konflikte in Form von Fragen der Kinder an die Eltern auf. Warum habt ihr mich *so* gemacht, warum habt ihr mich nach *eurem* Bilde geschaffen? Warum bin ich zur Organ„spende" für ein Geschwisterkind auf die Welt gekommen? Warum bin als Junge oder Mädchen bei einer Pränataldiagnose herausselektioniert worden, warum klein und nicht groß, warum habe ich blaue Augen und nicht braune? Warum muss ich Techniker werden, obwohl ich lieber Künstler geworden wäre? Plötzlich ist jemand da, der für die eigene Biographie verantwortlich gemacht und möglicherweise dafür verklagt werden kann. Die Festlegung durch die Eltern wird sich nicht bloß auf die Bestimmung der Gene beschränken, sondern ihren Niederschlage auch in der Erziehung finden. Wer durch genetische Manipulation weder Kosten noch die anzunehmende Gefahr des Eingriffes für den Embryo scheut, um aus seinem Kind z.B. ein Finanzgenie zu machen, wird auch in der Erziehung dieses Ziel fest im Auge behalten. Die innere (und äußere) Freiheit wird durch derartige Vorgaben eingeschränkt und die Entwicklung zu einer freien und eigenständigen Persönlichkeit behindert.

Neben einer möglichen Spaltung zwischen den Generationen, könnten auch Versicherungen und Krankenkassen, die bereits heute weite Teile der Medizin dominieren, Forderungen an die Eltern stellen, bestimmte Merkmale bei ihren Kindern zu implementieren, damit bestimmte Krankheiten nicht ausbrechen. Es könnte Direktiven geben, durch genetische Manipulationen Krankheiten auszuschließen und bestimmte Eigenschaften zu fördern. Selbst wenn solche Aussichten absurd erscheinen, sollen sie als mögliche Gefahren erwähnt werden.

Selbst die *physiologischen* Folgen und Risiken dieser Eingriffe gilt es zu bedenken. Es könnte sein, dass die gesamte feinverschaltete genetische Grundausstattung durcheinandergerät oder die hohe genetische Flexibilität, die durch die Interaktion der Gene untereinander und die verschiedenen An- und Abschaltmechanismen gegeben ist, durch die Manipulationen geschädigt wird. Dies scheint bisher das Problem bei Gentherapien gewesen zu sein, dass das ganze Genom durcheinandergerät, wenn man an einer Stelle ein geschädigtes Gen durch ein intaktes ersetzt. Das soll jetzt anders sein beim neuen Genom-Editing, bei dem schon sehr früh in die Keimbahn des heranwachsenden Embryos eingegriffen wird.

Die genetisch-epigenetische Flexibilität ist notwendig, damit das „genetische System" aus sich heraus auf neue Umweltanforderungen reagieren kann. Die Natur hält eine große Bandbreite von Veränderungsmöglichkeiten bereit. Im Konkreten verfügt sie z.B. über eine große Zahl von Reparaturmechanismen für schadhafte Proteine und Gene. Durch vermehrtes menschliches Eingreifen in dieses genetische Material könnte dieses Gleichgewicht Schaden nehmen. Aus einem sehr flexiblen und auf neue Herausforderungen je neu reagierenden System könnte ein starres Gerüst werden, das der Mensch immer wieder neu manipulieren muss, um die von ihm selbst verursachten Schäden durch jeweils neue Manipulationen auszugleichen.

Kurz: Einerseits scheinen die Möglichkeiten der Genveränderungen und die Vorstellungen darüber, was alles zu machen ist – wenn es denn technisch einmal geht – nahezu unbegrenzt und faszinierend. Diese Grundhaltung entspricht dem gegenwärtigen Trend, alles Glück in der Materie der Gene zu suchen und zu glauben, wenn die Gene analysiert und „richtig manipuliert" sind, sind die meisten Probleme der Welt gelöst. Genau andersherum scheint die Entwicklung zu laufen: erst dann beginnen die Probleme.

Bereits die Komplexität der Ökologie ist heute kaum mehr zu durchschauen. Wer will die wesentlich größere Komplexität menschlichen Lebens begreifen und genetisch planen? Welches sind die zu verwirklichenden Werte? Die Steigerung des Bruttosozialproduktes, die Gewinnmaximierung, die Herstellung gesunder Menschen, die schnellere Anpassung an sich verändernde Strukturen? Müssen vor dem Hintergrund der Globalisierung für ganze Familien, für Gesellschaften, für die gesamte Welt derartige Planungen durchgeführt werden? Wer entscheidet über welche Berufs- und Charakterverteilungen: der Staat, die Gesellschaft, die Krankenkassen? Totalitären Regimen stehen hier alle Möglichkeiten offen.

Darf es eine Praxis der Medizin werden, in diesen sensiblen Haushalt von vornherein einzugreifen, wenn weder eine Krankheit noch ein anderer Mangel vorliegen, allein um das genetische Material eines Menschen zu verbessern? Hier wird der Begriff der Indikation immer wichtiger, dass ein medizinischer Eingriff einer Indikation und einer Diagnose für eine Therapie bedarf. Denn es stellt sich die Frage, ob sich die Medizin sich für Fremdinteressen von Eltern oder anderen Interessengruppen missbrauchen lassen? Den Embryonen und heranwachsenden jungen Menschen würde damit nicht genutzt, es würde ihnen Schaden zugefügt, ihre Autonomie frühzeitig beschränkt.

Je weiter die Forschung auf der technischen Seite fortschreitet, desto stärker tritt die Frage nach Autonomie, Identität, Personalität und Einmaligkeit des Menschen in den Vordergrund. Er steht in seiner unverrechenbaren Würde auf dem Spiel. Bedroht ist auch die Rechtsordnung, die dieser Würde entsprechen soll. Angefragt ist darüber hinaus das Gewissen der Menschen, das durch solche Praktiken immer mehr gefordert ist, sich an der Anerkenntnis der Würde des Anderen zu orientieren.

Hinter all diesen Einzelfragen taucht das Problem auf, ob durch veränderte Gene – oder in der Sprache des Geist-Materie-Verhältnisses, durch die veränderte Materie – schon *eine* der großen Lebensfragen geklärt ist? Kann man Fragen nach Personalität, freiem Willen, Glück, sinnerfüllter Existenz, Identität, Wahrheit und Gutheit, nach Vertrauen und Treue, nach dem Umgang mit dem Tod lösen, wenn man die Gene manipulieren kann? Liegen diese Problemstellungen nicht gerade „jenseits" der genetischen Ebene? Auch hier muss man über die augenblickliche Faszination des Machbaren hinaus nach dem langfristigen Nutzen fragen. Und dies geht nur vor dem Hintergrund einer ganzheitlichen Anthropologie, die den Menschen im Horizont des Seins erfasst. Vor diesem Hintergrund, der das Ganze des Lebens im Blick hat und nicht nur die kurzfristigen Einzelaspekte, stellt sich der vermeintliche Nutzen möglicherweise bald nicht mehr nur als Nutzen sondern womöglich eher als Schaden für die kommende Generation heraus. Diese könnte frühzeitig manipuliert, verzweckt, ihrer Autonomie beraubt, Fremdinteressen unterworfen und in einen zusätzlichen Generationenkonflikt mit den Eltern verwickelt werden.

Da es in der vorliegenden Studie nicht nur um die Bewertung der neuen Techniken in der Medizin geht, sondern um Grundfragen der Ziele der Medizin, muss im Folgenden noch ein altes Thema aufgegriffen werden, das wegen vieler Diskussionen und emotionaler Betroffenheiten kaum „sachlich" diskutiert werden kann. Da es aber doch zum ärztlichen Handeln gehört und die Frage nach dem Wohl des Menschen im Raum steht, muss es hier kurz erwähnt werden.

b.) Schwangerschaftsabbruch

Auch beim Problem des Schwangerschaftsabbruchs stellt sich die Frage nach den Zielen der Medizin bzw. des ärztlichen Handelns, zumal wenn man weiß, dass nach Angaben der WHO weltweit jährlich etwa 50 Millionen Embryonen abgetrieben werden.[348] Denn bei dieser „Arbeit" wird nicht – wie es eigentlich ärztliche Aufgabe wäre – Leben erhalten, sondern Leben getötet. Embryonen wird nicht bei ihrer Lebensentfaltung geholfen, sondern es wird dem Embryo mit der Maxime geschadet, der Mutter dadurch zu helfen. Es findet eine Güterabwägung statt. Das Leben des Embryos wird in besonderen Fällen geopfert, wenn das Austragen dieses Embryos für die Mutter unzumutbar ist.

Im Kontext der vorliegenden Studie tauchen hier mehrere Fragen auf. Die eine Frage ist, ob es überhaupt Ziel der Medizin sein kann, menschliches Leben zu töten, wenn es gleichzeitig Ziel medizinischer Arbeit und Technik ist, menschliches Leben zu erhalten. Die zweite Frage ist, welche „Werte" und Güter bei einem Schwangerschaftsabbruch gegeneinander abgewogen werden und die dritte, ob und unter welchen Bedingungen das Leben eines Menschen (hier des Embryos) mit den Rechten eines anderen Menschen (hier der Mutter) „verrechnet" werden kann.

Die erste Frage also ist, ob es grundsätzliches Ziel ärztlichen Handelns sein kann, einen Menschen zu töten (s. auch nächstes Kapitel). Die zweite Frage ist, ob die Tötung eines anderen Menschen das *legitime Mittel* sein kann, um das *Ziel* einer Hilfeleistung für die Mutter zu erreichen. Anders gewendet: Darf die Medizin ein sittlich unerlaubtes Mittel (Tötung eines Menschen, beim Embryo ist vorausgesetzt, dass auch sein Leben als der Beginn eines neuen Menschenlebens gesehen wird) zur Erreichung ihrer Ziele verwenden? Und die dritte Frage ist, ob das Ziel der Hilfe für die Mutter mit dem Mittel der Tötung des Embryos überhaupt erreicht werden *kann*, oder ob der Eingriff der Mutter

---

[348] Vgl. dazu die Angaben bei L. Beck/H. Hepp/E. Heywinkel, Schwangershaftsabbruch, in: Lexikon der Bioethik Bd. 3 (hrsg. v. W. Korff u.a.), Gütersloh 1998, 262. Heutige Zahlen sind sicher höher.

möglicherweise eher schadet. Das ärztliche Handeln soll dem Wohl des Menschen dienen und ihm nicht schaden. Bei einer Schwangerschaft geht immer um zwei Menschen: um die Mutter und das Kind). Bei der Abtreibung wird nun immer stillschweigend vorausgesetzt, dass dieses Tun dem Wohl der Mutter (oder dem Ehepaar, den Eltern) dient. Die Frage aber ist, ob eine Abtreibung in jedem Fall eine wirkliche Hilfeleistung ist und dem Wohl der Frau dient, oder ob sie *auf lange Sicht* mehr schadet als nutzt. Gerade wenn nach den Zielen der Medizin gefragt wird, muss die langfristige Perspektive im Auge behalten werden und auch das Wohl des Embryos, des Fötus, des späteren Kindes.

Zunächst also stellt sich die Frage, ob es zu den Zielen der Medizin gehört, entgegen ihrem eigentlichen Auftrag, mittels Prophylaxe, Diagnose und Therapie dem Leben zu dienen, diesen Auftrag an dieser Stelle zu verlassen und Leben zu töten. Gehört Tötung menschlichen Lebens zu den Zielen der Medizin? Dies ist die zentrale Frage, der sich vor allem die Ärzte stellen müssen am Lebensanfang aber auch am Lebensende. Denn die Frage wird auch bei der Euthanasiedebatte und der Mitwirkung bei der Todesstrafe relevant. Verlässt die Medizin nicht genau hier ihren Aufgabenbereich zumal im Blick auf die Abtreibung im hippokratischen Eid formuliert ist: „Ich werde auch keiner Frau ein Mittel zur Vernichtung keimenden Lebens geben."[349] Auch das Genfer Ärztegelöbnis von 1948 hält fest: „Ich werde das menschliche Leben von der Empfängnis an bedingungslos achten."[350]

Das Problem, ob das Töten eines Menschen zur ärztlichen Aufgabe gehört, ist nicht durch den Hinweis auf den Gesetzgeber zu lösen. Zum einen sollte der Gesetzgebung eine ethische Debatte vorausgehen und zum anderen sind bei diesen Entscheidungen neben den Eltern primär die Ärzte und dann erst die Juristen gefragt. Selbst die Gesetze folgen in vielen Ländern der Auffassung, dass menschliches Leben nicht getötet werden darf. Sie setzen fest, dass ein Schwangerschaftsabbruch strafbar ist. Im deutschen Gesetz über den Schwangerschaftsabbruch wird im § 218 festgelegt, dass ein Schwangerschaftsabbruch „mit Freiheitsstrafe bis zu drei Jahren oder mit Geldstrafe" (§218 StGB) bestraft wird. Auch das Österreichische Strafgesetz (§ 96 StGB) wie das Schweizer Strafgesetzbuch (§ 119 StGB) stellen den Schwangerschaftsabbruch unter Strafe. Diese Bestrafung wird dann erst in einem zweiten Schritt unter bestimmten Bedingungen – je nach Ländern unterschiedlich – ausgesetzt und es wird von einer Strafverfolgung abgesehen. Die Begrifflichkeit lautet dann meist so, dass ein Schwangerschaftsabbruch strafbar ist, aber unter bestimmten Bedingungen straffrei bleibt.

---

[349] Hippokrates, Fünf auserlesene Schriften. Eingel. und neu übertr. von Wilhelm Capelle. Zürich 1955, 179.
[350] Verabschiedet von der Generalversammlung des Weltärztebundes 1948 in Genf, nach: Vademecum. Für den Schweizer Arzt. Bern: Verbindung der Schweizer Ärzte, 1975.

Das heißt, der Gesetzgeber will primär den Unrechtscharakter des Tötens eines „unschuldigen" Menschenlebens herausstellen und dann erst aufgrund besonderer Konfliktsituationen von einer Strafverfolgung absehen. Denn es stellt sich die Frage, ob das *Strafgesetz* der rechte „*Hebel*" zur Lösung des Problems ist. Es steht zur Debatte, ob eine Frau, die ohnehin schon in eine schwierige Konfliktlage gekommen ist, zusätzlich noch strafrechtlich verfolgt und möglicherweise mit einer Gefängnisstrafe belegt werden soll. Über den Wert des Lebens ist damit nichts gesagt und der Unrechtscharakter der Abtreibung ausdrücklich benannt. Allerdings wird daraus in der Rezeption der Menschen oft die Auffassung, Abtreibung sei erlaubt. Das ist sie gerade nicht.

Im deutschen Abtreibungsgesetz gelten drei verschiedene Kategorien von „Straffreiheit". In der ersten heißt es: „Der Tatbestand des § 218 ist nicht verwirklicht, wenn die Schwangere den Schwangerschaftsabbruch verlangt und dem Arzt durch eine Bescheinigung ... nachgewiesen hat, dass sie sich mindestens drei Tage vor dem Eingriff hat beraten lassen" (§218a, Abs.1, Nr. 1 StGB), d.h. wenn die Schwangere eine staatlich anerkannte Beratungsstelle besucht und sich einen Beratungsschein ausstellen lässt, der Abbruch von einem Arzt vorgenommen wird und „seit der Empfängnis nicht mehr als zwölf Wochen vergangen sind" (§ 218a, Abs. 1, Nr.3 StGB).

Als zweite Kategorie wird in Abs. 2 dieses Gesetzes beschrieben, dass der Schwangerschaftsabbruch „nicht rechtswidrig" ist, „wenn der Abbruch der Schwangerschaft unter Berücksichtigung der gegenwärtigen und zukünftigen Lebensverhältnisse der Schwangeren nach ärztlicher Erkenntnis angezeigt ist, um eine Gefahr für das Leben oder die Gefahr einer schwerwiegenden Beeinträchtigung des körperlichen oder seelischen Gesundheitszustandes der Schwangeren abzuwenden" (§ 218 a, Abs. 2 StGB). Auch im Gesetz zur Präimplantationsdiagnostik (die zunächst verboten ist, weil man nicht Embryonen herstellen darf, um sie wieder zu töten) heißt es, dass Ärzte und andere Beteiligte nicht rechtswidrig handeln, wenn sie unter bestimmten Bedingungen bestimmte genetische Untersuchungen vornehmen, die die Selektion von Embryonen zum Ziel haben.

Als dritte Kategorie wird in § 218 a, Abs. 4 StGB festgestellt, dass die „Schwangere ... nicht nach §218 strafbar [ist], wenn der Abbruch der Schwangerschaft nach Beratung (§219 StGB) von einem Arzt vorgenommen worden ist und seit der Empfängnis nicht mehr als *zweiundzwanzig* Wochen verstrichen sind."[351]

Im Österreichischen Gesetz ist die Tat nur dann nicht strafbar, „wenn „der Schwangerschaftsabbruch innerhalb der ersten drei Monate nach Beginn der Schwangerschaft nach vorhergehender ärztlicher Beratung von einem Arzt vorgenommen wird." (§97, Abs. 1, Nr. 1 StGB) und wenn eine akute Gefahr für die Schwangere nicht anders abgewendet werden kann (§ 97, Abs. 1, Nr. 2,3 StGB). Im Schweizer Gesetz heißt es zunächst im §119, Nr. 1 StGB, dass

---

[351] Hervorhebung vom Vf.

derjenige, der „einer Schwangeren mit ihrer Einwilligung die Frucht abtreibt, wer einer Schwangeren zu der Abtreibung Hilfe leistet", mit Zuchthaus bestraft wird. Und dann wird im § 120, Nr. 1 StGB ausgeführt: „Eine Abtreibung im Sinne des Gesetztes liegt nicht vor, wenn die Schwangerschaft mit schriftlicher Zustimmung der Schwangeren infolge von Handlungen unterbrochen wird, die ein patentierter Arzt nach Einholung eines Gutachtens eines zweiten patentierten Arztes vorgenommen hat, um eine nicht anders abwendbare Lebensgefahr oder große Gefahr dauernden schweren Schadens an der Gesundheit von der Schwangeren abzuwenden." (§ 120, Nr. 1). Hier wird also jeder Schwangerschaftsabbruch bestraft, wenn nicht das Leben oder die Gesundheit der Mutter auf dem Spiel steht. Allerdings ist zu fragen, wie weit der Passus „große Gefahr dauernden schweren Schadens an der Gesundheit von der Schwangeren" ausgelegt wird. Wenn die Geburt eines Kindes einen schweren seelischen Schaden für die Mutter voraussehen ließe, bliebe ein Abbruch wohl auch straffrei.

Ohne in juristische Details zu gehen, werden – wie gezeigt – im deutschen Strafgesetz drei verschiedene „Kategorien" des Absehens von einer Strafverfolgung eingeführt, nämlich zum ersten, dass der „Tatbestand des § 218 nicht verwirklicht ist", wenn seit der Empfängnis nicht mehr als zwölf Wochen vergangen sind, dass zweitens der Abbruch „nicht rechtswidrig" ist bei Gefahr für das Leben der Mutter und drittens, dass die Schwangere „nicht nach §218 strafbar" wenn der Schwangerschaftsabbruch nach Beratung von einem Arzt vorgenommen worden ist und seit der Empfängnis nicht mehr als zweiundzwanzig (!) Wochen verstrichen sind. Ziel dieser medizinischen Handlung ist es, der Mutter zu helfen, einen unerträglichen Konflikt zu lösen. Eines der Kriterien für die Abtreibung des Embryos ist die Unzumutbarkeit der Geburt des Kindes für die Mutter.

Im österreichischen Strafgesetzbuch gibt es nur die Kategorie „nicht strafbar" Es kann bis zum dritten Monat abgetrieben werden, unabhängig von Gründen. Das Schweizer Gesetzbuch sieht gar keine zeitliche Begrenzung vor, lässt aber auch nur den Fall einer „nicht anders abwendbaren Lebensgefahr" und eine schwerwiegende Gefährdung der Gesundheit als Abtreibungsgrund zu und sieht dann die Tat so, dass eine Abtreibung im Sinne des Gesetzes nicht vorliegt. Ohne die Gesetze genauer analysieren und vergleichen zu wollen fällt auf, dass das deutsche und Schweizer Strafgesetz darin übereinkommen, dass sie beide die Kategorie enthalten: „eine Abtreibung liegt nicht vor" (Schweiz) oder „der Straftatbestand ist nicht erfüllt, wenn ..." (Deutschland), mit dem zentralen Unterschied, dass diese Situation in der Schweiz nur zutrifft bei Lebensgefahr bzw. schwerem Gesundheitsrisiko, in Deutschland jedoch, wenn nicht mehr als drei Monate verstrichen sind und die Frau sich beraten lässt. Österreich und Deutschland stimmen hingegen in einer anderen Kategorie, nämlich jener der Straffreiheit überein, das österreichische Gesetz sagt, die Tat sei nicht strafbar, das deutsche Gesetz bezeichnet die Schwangere als nicht strafbar und zwar bis zur zweiundzwanzigsten Woche.

Gerade bei der dritten Kategorie des zitierten Paragraphen im deutschen Strafgesetz, bei der ein Schwangerschaftsabbruch bis zur zweiundzwanzigsten Woche für die Schwangere straffrei bleibt, fällt diese Frist genau in jenen Bereich des menschlichen Reifungsprozesses, bei dem die Intensivmedizin beginnt, Frühgeborene mit Hilfe der technischen Möglichkeiten der Medizin am Leben zu erhalten. Hier stoßen größter Einsatz, ein junges Menschenleben mit Hilfe moderner Medizin am Leben zu erhalten, mit der Möglichkeit, menschliches Leben straffrei zu töten, in engstem zeitlichen Raum zusammen. Daher einigten sich Gynäkologen zunächst darauf, nach der zweiundzwanzigsten Schwangerschaftswoche keine Abtreibungen mehr vorzunehmen. Allerdings ist auch diese Grenze gefallen, so dass heute Spätabtreibungen nach der zweiundzwanzigsten Schwangerschaftswoche mittels Fetocid vorgenommen werden. Dabei wird dem Fötus im Mutterleib unter Ultraschallbeobachtung Kaliumchlorid ins Herz gespritzt. Das führt zum Herzstillstand und zum Tod des Embryos. Nicht selten muss Stunden später noch einmal nachgespritzt werden, da das Herz wieder angefangen hat zu schlagen. Diese Problematik des Fetocids tritt auch bei der IVF auf, wenn von zwei oder drei implantierten Embryonen ein oder zwei wieder mittels Fetocid getötet werden. Die beiden getöteten bleiben dann fünf oder sechs Monate neben dem einen zu gebärenden im Mutterleib liegen. Ob das nicht Auswirkungen auf die seelische Befindlichkeit des Überlebenden hat, sollte dringend untersucht werden. Womöglich sind Hinweise auf Magersucht und Autismus bei IVF Kindern damit zu erklären.

Hartmut Kreß schreibt in etwas anderem Kontext im Blick auf behindertes Leben: „Wenn heute aufgrund von pränataler Diagnostik genetische Defekte eines Fetus erkannt werden, können unter Berufung auf die medizinische Indikation Abtreibungen (bzw. künstlich eingeleitete Frühgeburten) solcher Föten erfolgen, die sogar schon außerhalb des Mutterleibes lebensfähig wären, so dass im Grunde aktive Sterbehilfe geleistet wird."[352] Letztlich ist mit der Einführung der medizinische Indikation, die auf die Mutter zugeschnitten ist und an die Stelle der embryopathischen getreten ist (diese war auf das Kind abgestellt) eine Abtreibung bis zur Geburt möglich. Offensichtlich ist dazu nicht einmal eine Behinderung des Kindes nachzuweisen, um eine Abtreibung vornehmen zu lassen, sondern es genügt, dass ein etwaiger zukünftiger Schaden für die Mutter aufgeführt wird (z.B. dass aufgrund der Unzumutbarkeit der Geburt eine Depression oder ein Selbstmord möglich ist). Der Kommentar zum deutschen Strafgesetzbuch schreibt dazu:

---

[352] H. Kreß, Personwürde am Lebensbeginn. Gegenwärtige Problemstellungen im Umgang mit Embryonen, in: Zeitschrift für evangelische Ethik, 43. Jg. Heft 1, Januar-März 1999, 36-53, hier 49. Den Begriff der aktiven Sterbehilfe dürfte man – genau genommen – wohl nur für Kinder verwenden, die so schwer geschädigt sind, dass sie schon in einem Sterbeprozess sind. Für die meisten wird das nicht zutreffen. Hier rückt dann die Frage nach Mord in unmittelbare Nähe.

„Die Ausgestaltung der sozial-medizinischen Indikation als Auffangtatbestand für die embryopathische *bringt die gebotene Klärung nicht.* Sie erweitert nur die Möglichkeit erlaubter Eingriffe zu Lasten des Lebensschutzes, und zwar vor allem dadurch, daß sie wegen ihrer größeren Unbestimmtheit (...) zum Mißbrauch einlädt und auf die bisher vorgesehene – wenn auch problematische (...) – 22-Wochen-Frist und das Erfordernis vorausgegangener Pflichtberatung (...) verzichtet hat. Dadurch wird der schon bestehende, aber nur in engen zeitlichen Grenzen mögliche innere Widerspruch verschärft, der darin besteht, daß in der letzten Schwangerschaftsphase eine bereits lebensfähige Leibesfrucht rechtmäßig abgetrieben werden darf, während das frühgeborene Kind vollen Lebensschutz nach den § 211ff genießt."[353]

Auch aus gynäkologischer Sicht gibt es dazu folgenden Kommentar:

„Die medizinisch-embryopathische Indikation ist in gewisser Weise durch ein Dilemma gekennzeichnet, denn die ‚Kindesindikation' findet gleichsam als psychosoziale Notlage Eingang in die mütterlich-medizinische Indikation. Zur Rechtfertigung der Indikation gilt die ‚Berücksichtigung der gegenwärtigen und zukünftigen Lebensverhältnisse der Schwangeren'. Mit diesem durch Einbeziehung der ‚Kindes'- in die medizinische (Mutter-) Indikation reformierten § 218 a Abs. 2 ist auch die bisher gültige Zäsur von 22 Schwangerschaftswochen nach der Empfängnis aufgehoben. Auch besteht keine Pflicht mehr zur Beratung, und die Dreitagesfrist zwischen Beratung und Abbruch ist gestrichen. Der Abbruch ist straffrei, nicht rechtswidrig, und Leistungsinhalt der gesetzlichen Krankenversicherung. Mit der bis 1994 gültigen Schwangerschaftsabbruch-Grenze von 22 Schwangerschaftswochen nach der Empfängnis sollte auch verhindert werden, dass im Falle des Schwangerschaftsabbruchs die Lebensfähigkeit des Kindes gegeben wäre. Nach der neuen Gesetzgebung kann die Situation eintreten, dass das Kind bei einem Schwangerschaftsabbruch jenseits der 24. Schwangerschaftswoche lebend zur Welt kommt und auch bei geringer Lebenschance Kinderärzte mit neonatologischer Unterstützung seine Lebensrettung versuchen, ein Situation, die im ärztlichen Bereich noch keine Lösung gefunden hat."[354]

Gerät die Medizin durch diese Situation – auch unabhängig von den zeitlichen Koinzidenzen – nicht bereits in einen formalen, geschweige denn in einen inhaltlichen Widerspruch? Kann es ein und dasselbe Ziel ein und derselben Medizin sein, Leben auf der einen Seite nach allen Regeln moderner Frühgeborenenmedizin zu erhalten und auf der anderen Seite genau dieses Leben, das bereits außerhalb des mütterlichen Organismus existenzfähig wäre, zu töten? „So sind Frauenärztinnen und -ärzte in ein Rechtsbewusstsein unserer Gesellschaft eingebunden, das am Beginn des Lebens nicht nur Helfer zum Leben sondern auch Helfer zum Tode ist. ... Der Arzt ist dabei auch nach seiner Berufsordnung gehalten, menschliches Leben zu schützen und zu erhalten."[355]

---

[353] Strafgesetzbuch: mit Erläuterungen (hrsg. v. K. Lackner), 22. neubearb. Aufl., München 1997, 966.
[354] Beck/Hepp/Heywinkel, Schwangerschaftsabbruch, in: Lexikon der Bioethik, Bd. 3, 262-267, 266.
[355] Ebd. 266.

Bei der Erhaltung des Lebens eines Frühgeborenen soll das Leben eines Menschen gerettet werden. Es geht um die Verpflichtung des Arztes, das Kind am Leben zu erhalten und für seine Unversehrtheit und Integrität zu sorgen. Bei der Abtreibung geht es um einen Konflikt der Mutter und deren Unzumutbarkeit, ein Kind auf die Welt zu bringen. Derselbe Arzt muss im einen Fall für die Unversehrtheit des Kindes kämpfen und im anderen Fall eben diese Unversehrtheit und Integrität bewusst zerstören. Kann beides gleichzeitig ein Ziel der Medizin sein? Kann man hier Rechte, Nöte und Zumutbarkeiten gegeneinander abwägen? Zwar ist es legitim, in einen solchen Abwägungsprozess einzutreten, aber es ist die Frage, ob die Tötung des Embryos das rechte Mittel zu Lösung des Konfliktes ist. Es bleibt die Grundfrage, ob Tötung eines Menschen überhaupt Ziel ärztlichen Handelns sein kann (es sei denn, das Leben des Säuglings gefährdet das Leben der Mutter).

Zwar geht es dem Recht wohl nicht darum, den moralischen Status des Embryos niedriger zu bewerten als jenen der Mutter, sondern darum, in einem bestimmten Konfliktfall das Töten eines Embryos straffrei zu stellen, weil das Strafrecht nicht der rechte „Hebel" zu sein scheint, dieses Probleme zu regeln.[356] Dennoch wird im deutschen Recht insofern ein Unterschied im Umgang mit dem Embryo gemacht, als der Lebensbeginn im Embryonenschutzgesetz mit der Kernverschmelzung der Kerne von Samen und Eizelle angesetzt wird, während beim Schwangerschaftsparagraphen erst das als Abtreibung gilt, was nach dem Abschluss der Einnistung des Embryos in die Gebärmutter erfolgt: „Handlungen, deren Wirkung vor Abschluß der Einnistung des befruchteten Eies in der Gebärmutter eintritt, gelten nicht als Schwangerschaftsabbruch im Sinne dieses Gesetzes" (§ 218, Nr. 1 StGB). Das heißt, der Beginn des Lebens wird hier nicht eigens thematisiert, sondern als Abtreibung dasjenige bezeichnet, was ab der Einnistung des Embryos geschieht. Vorher lebt der Embryo in einem rechtsfreien Raum, wird allerdings durch das Embryonenschutzgesetz vor Missbrauch geschützt.

Denn nach dem Embryonenschutzgesetz wird bestraft, wer „einer Frau einen Embryo vor Abschluß seiner Einnistung in der Gebärmutter entnimmt, um diesen auf eine andere Frau zu übertragen oder ihn für einen nicht seiner Erhaltung dienen Zweck verwendet" (§ 1, Abs. 1, Nr. 6 ESchG). Das heißt, zwischen der Befruchtung und der Einnistung lebt der Embryo in einem rechtsfreien Raum, er darf hier und später noch im Leib der Mutter getötet werden, nach dem Embryonenschutzgesetz aber nicht zu einem anderen als seiner Erhaltung dienenden Zweck verwendet werden. Selbst wenn es im ersten Fall um einen Konflikt der Mutter geht und man im zweiten Fall verhindern will, dass Embryonen in der größeren Schutzlosigkeit der Petrischale verzweckt oder getötet werden, bleibt letztlich doch ein Widerspruch im Umgang mit dem Embryo in den beiden Gesetzestexten.

---

[356] Das deutsche Bundesverfassungsgericht hat zur Auflage gemacht, dass das Gesetz neu diskutiert werden müsse, wenn die Abtreibungszahlen nicht rückläufig würden.

Dies liegt nicht zuletzt daran, dass der Schwangerschaftsparagraph auf die Mutter, das Embryonenschutzgesetz aber auf den Embryo zugeschnitten ist. Sollte sich im Rahmen der gegenwärtigen Diskussion um Präimplantationsdiagnostik, Embryonenforschung und Stammzellgewinnung ein tieferes Bewusstsein für den Status des Embryos entwickeln und sollten diese Gesetzeswidersprüche (in vitro wird der Embryo geschützt, in vivo nicht) dadurch noch klarer hervortreten, müsste wohl auch der Schwangerschaftsparagraph neu überdacht werden. Ob das aus politischen Gründen getan wird, ist allerdings fraglich.

Hier zeigt sich, dass Probleme, die möglicherweise von Anfang an nicht tief genug diskutiert werden, an anderer Stelle neu auftauchen. „Die Wahrheit bricht sich Bahn", könnte man mit Augustinus sagen, oder – psychoanalytisch gesprochen – das Nicht-Aufgearbeitete wird sich an anderer Stelle bemerkbar machen. Man sollte in der heutigen Diskussion nicht denselben Fehler der Verdrängung oder des Nicht-zu-Ende-Diskutierens begehen, sonst zeigt sich in absehbarer Zeit möglicherweise dasselbe Problem wieder von einer anderen Seite. Der Schaden könnte dann größer sein.

Die Schwangerschaftsparagraphen argumentieren offensichtlich nicht mit der Würde des Menschen, sondern mit dem Recht auf Leben. Dieses Recht wird dann mit dem Recht der Mutter auf Selbstbestimmung oder mit deren Situation der Unzumutbarkeit „verrechnet". Das Lebensrecht ist offensichtlich verrechenbar. Es ist offensichtlich – so sieht es der deutsche Gesetzgeber – kein absolutes. Im Grunde müsste dahingehend diskutiert werden, ob man nicht auch bei der Abtreibungsdebatte mit der Würde des Menschen argumentieren muss. Dann gäbe es keine Abwägungsmöglichkeiten. Die Würde ist unantastbar, damit unbedingt und kann mit keinem Wert in Verrechnung gebracht werden. Entscheidend wäre hier dann die Frage, ob Fälle denkbar sind, bei denen die Würde des Embryos gegen die Würde der Mutter steht.

Wenn der Embryo ein Mensch ist und mithin von derselben Würde wie die Mutter, kann eine Abtreibung nur dann ethisch gerechtfertigt werden, wenn in einem tragischen Konfliktfall die Existenz des Embryos eine Lebensgefahr für die Mutter bedeutet. Ob ein Kind auch eine Lebensbedrohung für die Mutter sein kann im Sinne seelischer Schäden, die durch seine Existenz verursacht werden, das ist hier die Frage. Nach der medizinischen Indikation kann ja unter dieser Bedingung ein Abtreibung noch bis zur Geburt vorgenommen werden.

Im Rahmen der Abtreibungsdebatte ist die Argumentation mit dem Lebensrecht des Embryos wahrscheinlich deshalb schwer zu vermitteln, weil man sich fragt, woher eigentlich ein Mensch ein Lebens*recht* hat. Man muss wohl andersherum argumentieren: Wenn der Mensch und der Embryo eine Würde hat, dann gilt es, diese Würde zu respektieren. Das heißt, das Gegenüber, der Mitmensch muss diese Würde achten und die Beachtung der Würde hat zur Folge, den anderen nicht zu schädigen (Recht auf Unversehrtheit) und ihn nicht zu töten (Recht auf Leben). Statt mit dem Lebensrecht (wer verleiht das?) sollte man mit der Würde und dem Respekt vor dieser Würde argumentieren, die die Anerkenntnis der Existenz des anderen zur Folge hat. Allein *aus der Würde* des Menschen folgt das Recht auf Leben und körperliche und geistige Unversehrtheit. Weder die Würde noch das Recht auf Leben wird von jemandem verliehen.

Über diese grundsätzlichen Probleme hinaus ist auch über die Folgen einer Abtreibung oder umgekehrt über die Frage des langfristigen Nutzens einer Abtreibung etwas zu sagen: Im klinischen Alltag zeigt sich, dass bei Frauen oft Jahre nach einer Abtreibung (z.B. im Klimakterium) psychische Schäden bis hin zu psychotischen Erkrankungen auftreten. Frauen leiden oft noch Jahre und Jahrzehnte – wenn nicht gar bis zum Ende des Lebens – unter einer Abtreibung und geraten nicht selten in Depressionen oder andere psychische Erkrankungen.[357] „Als psychische Symptome finden sich Depressionen, Suizidimpulse, Angstattacken und selten psychotische Episoden. Eine dänische Studie zeigt vermehrt psychiatrische Komplikationen bei Frauen, die getrennt leben, geschieden oder verwitwet sind, im Vergleich zu verheirateten Frauen."[358] Eine Zusammenschau aus mehreren Publikationen über Schwangerschaftsabbrüche kommt zu dem Ergebnis, dass „es unmittelbar nach dem Eingriff zunächst zu einer drastischen Verringerung von Angst und Depression mit einem Gefühl der Erleichterung kommt. Einige Wochen danach nehmen Angst Depression und Schuldgefühle wieder zu."[359]

Auch im psycho-sozialen Bereich können nach einer Abtreibung zwischenmenschliche Konflikte und Beziehungsstörungen auftreten, die auf den ersten Blick nichts mit einer Abtreibung zu tun zu haben scheinen. Dennoch lassen sich bei näherem Nachfragen sehr wohl Zusammenhänge entdecken, die allerdings in Studien schwer zu fassen sind. Neben diesen seelischen Störungen können aber auch organische Schäden entstehen, die dazu führen, dass Frauen nach Abtreibungen keine Kinder mehr bekommen können. Insofern „wird man sich immer wieder die Frage stellen müssen, ob der Schwangerschaftsabbruch tatsächlich eine Konfliktlösung herbeiführen kann oder ob er nicht selbst einen schweren Konflikt bewirkt."[360]

Zu möglichen Hintergründen der seelischen Störungen sei folgendes bemerkt: Eine Schwangerschaft bewirkt auf der seelischen wie auf der leiblichen Ebene eine tiefgreifende Veränderung des Befindens der Frau, die sich auch hormonell auswirkt: Die Frau ist durch die Schwangerschaft auf Muttersein eingestellt, d.h. es ändert sich ihr existentieller Status vom Frausein zum Muttersein. „Der Embryo entwickelt bereits frühzeitig ein einzigartiges Kommu-

---

[357] Vgl. dazu z.B. die Ausführungen bei P. Petersen, Schwangerschaftsabbruch – unser Bewusstsein vom Tod im Leben. Tiefenpsychologische und anthropologische Aspekte der Verarbeitung. Stuttgart 1986, besonders 106-118.
[358] L. Beck/Hepp/Heywinkel, Schwangerschaftsabbruch, 264.
[359] Ebd.
[360] Ebd. 265. Vgl. dazu auch: B. Amtenbrink/W. Heidenreich/P. Petersen, Schwangerschaftsabbruch als Konflikt für den ausführenden Arzt, Stuttgart 1991.

nikationssystem, welches das Kind *in utero* mit der Mutter verbindet."[361] Zwar merken viele Frauen nicht sofort, dass sie schwanger sind, dennoch treten sie schrittweise aus dem Frausein in das Muttersein hinein. Denn der neu entstandene Organismus „sendet an die Mutter Signale, die den embryo-maternalen Dialog einleiten und zur Steuerung (Synchronisation) und Feinabstimmung des embryonalen und mütterlichen Systems beitragen und hierdurch unter anderem auch eine Abstoßung verhindern."[362] Diese existentielle Umstellung führt dazu, dass eine Frau – wenn auch zunächst ganz unbewusst – aus dem „Mit-sich-allein-Sein" in ein neues Beziehungsgeschehen zwischen Mutter und Kind eintritt. Dieses Muttersein ist ein Sein-auf-den-anderen-Hin und ein Für-den-anderen-da-Sein.

Im Fall der Abtreibung ändert sich der existentielle Status des Mutterseins in einen Status des Mutterseins ohne lebendiges Kind. Das „Gegenüber" des Kindes, das zunächst noch kein Gegenüber ist, sondern in Einheit mit der Mutter („Der Embryo ... ist [allerdings] nicht, wie man noch bis zum 17. Jahrhundert annahm, ein Teil der Mutter"[363]) existiert, ist nicht mehr da. Es ist leicht einzusehen, dass das Faktum der existentiellen Ausrichtung auf das Kind nun ohne das Vorhandensein eines Kindes bestimmte „Irritationen" hervorruft, die sich in seelischen Phänomenen äußern können. Die Frauen „wissen" (und auch die Männer können es wissen), was bei einer Abtreibung geschieht, sie wissen, dass hier jemand ins Dasein getreten ist, der nun nicht mehr existiert. Die Beteuerung mancher Mutter oder auch mancher Paare, dass „unser Kind" heute so und so alt wäre, deutet in diese Richtung. Dies kann man nicht so schnell vergessen, geschweige denn dauerhaft verdrängen. Außerdem weiß man heute, dass Mütter – wahrscheinlich sogar ein Leben lang – bereits Zellen ihrer Embryonen in ihrem Blut in sich tragen. Auch dadurch ist wohl eine lebenslange Verbindung zum eigenen Kind gegeben. Man macht sich das Vorhandensein dieser embryonalen Zellen im Mutterblut zu Nutze, indem man mit einem Tropfen Blut der Mutter bestimmte genetische oder chromosomale Erkrankungen des Kindes (z.B. Trisomie 21) diagnostizieren kann. Diese Blutuntersuchungen ersetzen in vielen Fällen schon eine Amniozentese oder Chorionzottenbiopsie im Rahmen der Pränataldiagnose.

Man sollte auch einen anderen Aspekt bedenken. Es gibt durchaus Fälle, in denen sich eine Frau *für* die Geburt eines Kindes entschieden hat, obwohl dies zunächst als völlig unzumutbar erschien. Dadurch haben Biographien schon sehr positive Wandlungen genommen, die zunächst nicht zu erwarten waren. Es scheint oft, als wären unüberwindlich scheinende Schwierigkeiten nur dadurch zu bewältigen, dass sie aus dem Wege geräumt werden. Manchmal wendet sich das Blatt gerade dadurch, dass sie angenommen und ausgetragen wer-

---

[361] Beck/Hepp/Heywinkel, Schwangerschaftsabbruch, 263.
[362] H. Hepp/L. Beck, Lebensbeginn („Medizinisch"), in: Lexikon der Bioethik (hrsg. v. W. Korff u.a.), Bd. 2, Gütersloh 1998, 537-539, hier 537.
[363] Beck/Hepp/Heywinkel, Schwangerschaftsabbruch, 263.

den. Oft entsteht eine unerwartet positive Wirkung, die nicht zu antizipieren ist. Also auch hier stellt sich die Frage, ob das Machbare und Planbare immer die beste Lösung ist, oder ob es auch Möglichkeiten der Überraschung gibt, die das Planbare überschreiten.

Wenn es Ziel der Medizin ist, dem Menschen zu nutzen und nicht zu schaden, zu therapieren und zu heilen, müssen auch diese existentiellen Gegebenheiten und die *langfristigen* Folgen des ärztlichen Tuns bedacht werden. Die Medizin und die behandelnden Ärzte werden zu dieser Sichtweise aber nur einen Zugang bekommen, wenn sie sich einer ganzheitlichen Anthropologie stellen, die den naturwissenschaftlichen Reduktionismus überwindet und erkennt, dass eine Abtreibung die Tötung eines Menschen ist und dass diese „Operation" tief in das innerste Wesen einer Frau eingreift. Die Medizin schließt damit aus, dass die Geburt eines Kindes auch etwas Gutes bewirken kann.

Man muss sich nur einmal unvoreingenommen einen drei Monate alten Embryo ansehen, bei dem Arme, Hände, Beine und Kopf entwickelt sind und nach einer Abtreibung als Einzelteile vorliegen, um zu ahnen, was dort geschieht. Insofern wirft eine Abtreibung eine Menge von Fragen auf, die zunächst gar nicht „moralischer" Art zu sein brauchen, sondern rein medizinischer Herkunft sein können. Sie beziehen sich auf den Eintritt von Folgeschäden und lassen es berechtigt erscheinen, nach dem *langfristigen* Nutzen der Eingriffe zu fragen.

In keiner Weise sollen hier die existentiellen Konflikte insbesondere der Frauen geleugnet, heruntergespielt oder aus der Perspektive des Unbeteiligten philosophisch reflektiert werden, sehr wohl aber ein Reflexionsprozess angestoßen bleiben über die Zielrichtung ärztlichen Handelns. Zwar ist das Ziel in diesem Konflikt, der Mutter zu helfen, aber es bleibt die Frage, ob die Tötung des Embryos dazu das geeignete Mittel ist.

Will man das hier Gesagte noch einmal zugespitzt zusammenfassen, müsste man wohl Folgendes sagen. Die Tötung eines Menschen ist angesichts seiner Würde sittlich unerlaubt (ausgenommen z.B. Notwehr, Kriegszeiten, finaler Rettungsschuss der Polizei). Wenn der Embryo ein Mensch ist und eine Würde hat, darf man ihn nicht töten. Die Medizin darf kein sittlich unerlaubtes Mittel zur Erreichung ihrer Ziele (der Frau zu helfen, sie zu „heilen", für ihr Wohl zu sorgen, ihr zu nutzen und nicht zu schaden) verwenden. Entscheidend ist darüber hinaus die Frage, ob das Ziel, dem Wohl der Frau zu dienen, mit diesem Mittel überhaupt erreicht werden *kann*. Das Gegenteil scheint der Fall zu sein. Nimmt man die erste Aussage ernst, scheint es plausibel, dass mit negativen Folgen zu rechnen ist.

Kurz gesagt: Abtreibung kann wohl kaum ein geeignetes Mittel zum medizinischen Dienst am Wohl einer Frau sein. Das ethisch Unerlaubte wird sich auf Dauer auch nicht als das Nützliche erweisen. Bei dieser Frage geht es gerade nicht darum, in „moralischem Sinn" jemanden zu verurteilen, sondern darum, angesichts ethischer Überlegungen zu bestmöglichen Lösungen im

Dienst am Wohl der Frau zu kommen. „Salus aegroti suprema lex" (das Wohl des Patienten ist oberstes Gebot) sollte also hier die Devise heißen und nicht „voluntas aegroti suprema lex" (der Wille des Patienten ist oberstes Gebot).

c.) Lebensverlängerung – Lebensverkürzung

ca. Lebensverlängerung

Ein bisher kaum in Frage gestelltes Ziel der Medizin war es, den Tod zu verhindern und das Leben zu erhalten und zu verlängern. Angesichts moderner Technik ist dieses Ziel nicht mehr so eindeutig zu definieren. Es können zunehmend Konflikte auftreten zwischen dem medizinischen Ziel, Leben zu erhalten und den „Wünschen" der Patienten, keine lebensverlängernden Maßnahmen mehr zu erhalten. Während es für den Arzt zunächst oberstes Prinzip ist, Leben zu bewahren, kann es für den Patienten (beispielsweise im hohen Alter) durchaus erstrebenswert sein, in Ruhe und Frieden sterben gelassen zu werden. Im Sinne der Lebenserhaltung kann es für den Arzt ein Ziel sein, einem Patienten im terminalen Stadium noch einen Tumor operativ zu entfernen, während es für den Patienten wichtiger sein kann, sich ohne Operation bewusst mit der Erkrankung und dem nahenden Tod auseinanderzusetzen. Auch besteht auf Seiten der Ärzte die Gefahr ein Übertherapie, dass eine nicht mehr sinnvolle Therapie immer weiter geführt wird aus Angst, sonst wegen unterlassener Hilfeleistung angeklagt zu werden oder Angehörige den Arzt verklagen, weil er nicht mehr alles versucht haben. Hier gilt es abzuwägen, welche Therapie zum Wohl des Patienten noch sinnvoll ist, wo das Therapieziel von einer heilenden Medizin auf eine palliative Versorgung umgestellt werden muss und wo man den Patienten sterben lassen sollte, da eine Weiterführung der Therapie nur ein unnötige Verlängerung des Sterbeprozesses bedeuten würde.

Allerdings kann es zu Konflikten kommen und es fragt sich, wie die ärztlichen Prinzipien von Fürsorge und Schadensvermeidung sowie die Patientenrechte von Autonomie und informed consent miteinander in Einklang zu bringen sind. Zum Finden einer richtigen Entscheidung müssen die Wertmaßstäbe *beider* Seiten berücksichtigt werden: der Wertmaßstab der Medizin, Leben zu erhalten, und der Wertmaßstab des alten Patienten, in Ruhe sterben zu können. Es müssen deshalb *beide Seiten* berücksichtigt werden, da einerseits der Patientenwunsch, sterben zu dürfen, im Rahmen seiner Autonomie gewahrt bleiben, andererseits auch die Verpflichtung der Medizin zur Lebenserhaltung Beachtung finden muss. Umgekehrt kann nicht jeder Wunsch eines Patienten, sterben zu wollen, z.B. im Rahmen eines assistierten Suizides von der Medizin umgesetzt werden. Ärzte sollten nicht töten und nicht beim Töten mitwirken.

Es gilt also unter dem Aspekt der Fürsorge, des Nicht-Schadens und des Nutzens abzuwägen, was dem alten Patienten mehr dient: die lebenserhaltenden Maßnahmen oder deren Unterlassung zugunsten eines Sterbens in Ruhe, die technische Medizin oder bewusste Vorbereitung auf den Tod. Im Sinne des informed consent sollte der Patient – soweit möglich – in alle Maßnahmen, die noch unternommen werden können, eingeweiht und über seinen Krankheitszustand sowie die Vor- und Nachteile des jeweiligen Vorgehens aufgeklärt sein, damit er und die Angehörigen die jeweiligen Entscheidungen mitbestimmen können. Sollte der Patient dies nicht mehr können, bietet ihm die Praxis der Patientenverfügung die Möglichkeit, frühzeitig seinen Willen kundzutun und entlastet damit die Medizin und die Angehörigen, Entscheidungen an den Willenskundgebungen der Patienten vorbei treffen zu müssen. Auch eine Vorsorgevollmacht kann helfen, dass ein anderer Mensch für den Patienten entscheidet, wenn dieser selbst dazu nicht mehr in der Lage ist.

Das Recht auf Selbstbestimmung des Patienten kollidiert eventuell mit der Pflicht des Arztes, Leben zu erhalten. In diesem Konflikt wird man im Sinne eines informed consent den Patienten über alle Möglichkeit und Risiken der Medizin sowie alle Möglichkeiten einer Schmerzbekämpfung im terminalen Stadium aufzuklären suchen, um so mit ihm zu ausgewogenen Entscheidungen im Kompromiss zwischen Lebenserhalt und Sterbenlassen zu kommen. Die Autonomie des Patienten – das sei wiederholt – darf nicht so weit gehen, den Arzt anzuhalten, beim frühzeitigen Beenden des Lebens behilflich zu sein.

Eine „richtige Entscheidung" ist nur im Dialog zwischen wissenschaftlicher Medizin, behandelndem Arzt, den Schwestern, die den Patient gut kennen sowie dem Patienten und – wenn möglich – den Angehörigen zu treffen. Es gilt, zwischen den Wertvorstellungen der Medizin und jenen des Patienten zu vermitteln eventuell einen Kompromiss zwischen Aufrechterhaltung und Verzicht auf eine Behandlung in dieser letzten Lebensphase zu finden. Immer sollte dem Patienten ausreichend Nahrung und Flüssigkeit gegeben werden sowie die Schmerzen notfalls auch mit einer palliativen Sedierung reduziert werden. Es geht darum, menschenwürdige Bedingungen für den Sterbeprozess zu schaffen. Es muss ein Weg beschritten werden, der den Interessen des Patienten dadurch dient, dass er weitestgehend in die medizinischen Entscheidungen im Sinne eines informed consent einbezogen wird. Wenn dieses dialogische Geschehen gelingt, kann möglicherweise die oben angesprochene Maxime „voluntas aegroti suprema lex" mit jener des „salus aegroti suprema lex" Hand in Hand gehen. Auch bei komatösen Patienten im letzten Stadium sollte in einem solch dialogischen Geschehen zwischen Ärzten, Pflegepersonal und Angehörigen über eine Beendigung lebensverlängernder Maßnahmen entschieden werden.

Der Respekt vor den Wertentscheidungen und den Autonomiebestrebungen des Einzelnen kommen an ihre Grenzen, wenn der Patient im Rahmen seiner Autonomie sein Leben vorzeitig beenden will und den Arzt als Assistenten eines vorzeitigen Todes oder Suizids missbrauchen will. Auch bei Selbstmördern, die den Versuch, sich umzubringen bereits unternommen haben, kommt deren Wunsch zu sterben an die Grenze der Akzeptierbarkeit und in Konflikt mit der Pflicht zur menschlichen und ärztlichen Hilfeleistung. Wer nach einem Versuch, sich das Leben zu nehmen, im Sterben liegt, sollte gerettet werden, auch wenn er das nicht will. Die Medizin ist verpflichtet, ihn aus der akuten Lebensgefahr zu befreien und ihren Dienst am Lebenserhalt zu vollziehen, selbst wenn jemand mit der Tat seinen Willen geäußert hat zu sterben. Auch rechtlich macht man sich sonst strafbar wegen unterlassener Hilfeleistung. Diskutiert wird, ob eine Tötungsabsicht (sei es ein assistierter Suizid oder die direkte Tötung auf Verlangen (früher aktive Euthanasie genannt)) bei einem alten und kranken Menschen anders zu beurteilen ist als ein Suizid oder Suizidversuch bei einem jungen Menschen, der womöglich aus einer akuten Bedrängnis oder aktueller Verzweiflung handelt. Sicher gibt es hier große Unterschiede.

Wie immer die Verpflichtung zur Hilfeleistung argumentativ begründet wird, die Medizin muss versuchen, dem Menschen aus seiner akuten lebensbedrohlichen Not herauszuhelfen. Hinter der akuten Not steht oft eine viel grundlegendere, die nach einer erfolgreichen Rettung langsam aufgearbeitet werden kann. Ohne die akute Rettung wäre das nicht möglich. Sollten die Probleme zu lösen sein, wird auch der Wunsch des Patienten, sich weiterhin umbringen zu wollen, nachlassen und er wird dankbar sein, gerettet worden zu sein. Gerade bei Selbstmördern ist in der akuten Krise der Horizont der Erkenntnis und die Freiheit der Entscheidung oft eingeschränkt, so dass sie im Nachhinein oft froh sind, aus der akuten Krise gerettet worden zu sein.

Ein weiterer, vermutlich seltener Fall, einen Sterbenden gegen seinen Willen am Leben zu erhalten liegt vor, wenn der Sterbewunsch z.B. einer Erschöpfung entspringt und der Kranke oder Verletzte Aussichten auf Genesung hat. Wenn beispielsweise bei verunglückten Bergsteigern oder im Kriegsfall der einzelne den Wunsch äußert, ihn liegen und sterben zu lassen, muss man ihm selbstverständlich gegen seinen „Willen" helfen.

cb. Aktive Sterbehilfe – Tötung auf Verlangen

Ein anderer Problemkreis ist jener, bei dem es nicht um das Beenden lebensverlängernder Maßnahmen oder um eine Hilfeleistung gegen den Patientenwillen geht, sondern wo der Patient den Arzt bittet, ihm zu helfen, seinem Leben ein Ende zu bereiten. Hierbei handelt es sich entweder um Beihilfe zur Selbsttötung (den Begriff Selbst*mord* sollte man vermeiden, weil der Begriff „Mord" immer unlautere und niederträchtige Motive beinhaltet) oder um aktive Sterbehilfe. Das erste Argument der Befürworter der aktiven Sterbehilfe oder der Beihilfe zum Selbstmord ist jenes der Barmherzigkeit und des Respektes vor der Autonomie des einzelnen Menschen. Es wird argumentiert, dass akzeptiert werden muss, dass jedermann sein Leben beenden darf, wann er will. Angesichts eines langen und qualvollen Sterbens sei doch der Wunsch, dem Leben selbst ein Ende zu setzen, vernünftig, und das Töten auf Verlangen ein Akt der Barmherzigkeit. Dieses Argument scheint zunächst sehr einleuchtend, zumal Patienten oft z.B. gegen ihren Willen reanimiert werden (aber nichts sagen können, weil sie bewusstlos sind) und ihr Leben so in gewisser Weise – je nach Situation – unnatürlich weiter verlängert wird.

Allerdings gibt es Folgendes zu bedenken: Im Unterschied zur Frage, ob man Embryonen töten darf, geht es hier um die Tötung eines Menschen, der nicht mehr in eine dynamisch lebendige Entwicklung am Beginn und Anfang seines Lebens gebracht wird, sondern um jemandem, der seinen Tod und damit sein irdisches Ende aktiv und möglicherweise im Vollbesitz seiner geistigen Kräfte wählt. Wenn der Mensch Würde hat und diese auch dem alten, leidenden, behinderten und sterbenden Menschen nicht zu nehmen ist und wenn diese Würde des Menschen bedeutet, dass der Träger dieser Würde ohne die Hinzufügung weiterer Bedingungen, also *unbedingt* sein soll, dann ergibt sich für den Menschen als endlichem Wesen, dass er, solange seine Existenz währt, unbedingt existieren soll. Da seine Würde unantastbar ist, kann sie auch nicht durch den anders lautenden Wunsch ihres Trägers berührt werden. Unabhängig davon, mit welchen Argumenten ein Mensch sich wünscht, dass man ihm beim Selbstmord oder beim Streben aktiv hilft, besteht seine Würde und diese ist vom Arzt und von jedem anderen zu respektieren. Sie nimmt den Arzt (und jeden anderen) in die Pflicht, ihn nicht zu töten.

Zwar mag es an dieser Stelle fast zynisch klingen, einem Patienten, der schwer leidet, die Hilfe einer Lebensbeendigung zu verweigern. Man kommt mit dem Begriff der Würde in gewisse Bedrängnis, wenn gerade das Weiterlebenmüssen eines Menschen in unwürdigen Umständen der Würde des Menschen zu widersprechen scheint. Auch die Maxime „Du sollst nicht töten" kommt in Begründungsnotstand, wenn gerade die Beendigung des Lebens als die große Erlösung und als Befreiung von Schmerz und innerer Not angesehen wird. Jeder Arzt, der hier nicht eingriffe, könnte als unbarmherzig gelten.

Um hier weiter zu kommen, müssen wohl zwei Aspekte berücksichtigt werden: Auf der einen Seite muss dem Arzt zugestanden werden, dass für ihn das Gesetz „Du sollst nicht töten" Geltung hat und dass er das Töten von Menschen nicht zu seinen Aufgaben zählt. Auf der anderen Seite müsste der Patient dieses akzeptieren lernen. Aber noch ein zweiter Aspekt ist zu bedenken. Gerade an diesem Punkt der (vorzeitigen) Lebensbeendigung zeigt sich, dass der Begriff der Würde wohl über ein rein innerweltliches Geschehen hinausreicht. Ein rein „innerweltlicher Würdebegriff" kommt gerade angesichts von unerträglichem Leid am Ende des Lebens in Begründungsnöte. Eine bestimmte Form des Leidens scheint der Würde des Menschen zu widersprechen. Der Unbedingtheitscharakter der Würde, der die Unantastbarkeit und Unverfügbarkeit des Lebens zur Folge hat, ist letztlich aus innerweltlichen, naturwissenschaftlichen Kausalzusammenhängen nicht zu begründen.

Die Würde bezieht sich auf den Geistcharakter der Menschen und dieser ist qua eigener Verfasstheit auf das Ganze des Seins und damit auf Absolutheit hin angelegt. Dem Geistcharakter des Menschen wohnt etwas Absolutes, das heißt, das Relative und Kontingente Überschreitendes inne. Dieses kann man philosophisch aufweisen z.B. durch den Hinweis, dass der Mensch nach einer absoluten Wahrheit suchen kann oder dass er – nach Hegel – die Welt als begrenzt erkennt und dies wiederum nur kann, da er immer schon über diese Grenze hinaus sein muss, um die Grenze *als* Grenze und das Relative *als* Relatives zu erkennen. Der Mensch steht also als Geistwesen immer schon im Raum des Absoluten, anders gesagt: er steht immer schon in einem Raum, der das gegenwärtig Vorfindliche und Relative übersteigt. Meistens reflektiert er nicht ausdrücklich über diesen Sachverhalt. Dies ist Aufgabe der Philosophie und in anderer Weise auch der Theologie. Spätestens bei Fragen nach Sterben und Tod muss jeder einzelne, muss auch die Medizin ihr naturwissenschaftliches Weltbild auf diese anderen Dimensionen menschlichen Seins hin überschreiten, sonst kann sie zu diesen Fragen nichts Gültiges sagen.

Wenn hier mit der Vorstellung von Autonomie argumentiert wird, dass der Mensch diese Autonomie nutzen können müsse, um seinem Leben ein Ende zu machen, dann stellt sich die Frage – so paradox sie klingt – ob der Mensch diese Autonomie letztlich aus sich hat (Autonomie heißt ja „Selbstgesetzgebung") oder ob er sie aus einem andern hat. Wenn auch alles danach aussieht, dass er sie aus sich selbst hat, stellt sich doch bei näherer Betrachtung heraus, dass er zunächst alles vom anderen her hat (von der Mutter, von den Eltern etc.). Und erst aus dem anderen entwickelt sich langsam das Selbst. Und die Frage ist, wie der Mensch letztlich zu diesem Selbst gelangt.

Im vorliegenden Kontext müsste darauf hingewiesen werden, dass der Mensch seine Autonomie zwar – wie das Wort sagt – aus sich selbst hat, dass aber dieses „aus sich selbst" nur verständlich wird, wenn es – so paradox es klingt – als „vom anderen her" verstanden wird. Und dieses vom anderen her muss – wegen des auf Absolutes und Unendliches ausgerichteten Geistcharakters letztlich ein anderes Sein sein, das die Endlichkeit der Welt übersteigt. Dieses andere kann nur eine letzte Wirklichkeit sein, die selbst vollständige Autonomie besitzt und den Menschen in seine eigene Autonomie entlassen kann.

Diese letzte Wirklichkeit muss den Raum eröffnen zur eigenen Autonomie. Es muss eine Wirklichkeit sein, die den Menschen nicht von seinem Platz verdrängt – wie dies Menschen untereinander tun –, sondern die gerade an dem Ort, an dem er steht, Raum für sein Handeln eröffnet. Sie muss Raum-gebend und nicht Raum-nehmend sein. Schließlich ist die Frage, ob dieses Raumgeben den Menschen in eine Beliebigkeit entlässt oder ihn gerade dadurch in eine Verbindlichkeit hineinnimmt. Diese Verbindlichkeit kann wiederum nicht Ausdruck einer fremden Macht sein, die den Menschen zu etwas ihm Fremden zwingt (diese würde die Freiheit des Menschen blockieren), sondern es muss eine „Macht" sein, die dem Menschen innerlicher ist als er sich selbst sein kann und das Innere des Menschen *von innen* her eröffnet. Dies meint ursprünglich der Begriff der Autorität, der gerade keine fremde Über-Ich Macht bezeichnet, sondern eine von innen her ermöglichende Kraft bezeichnet, die den Menschen groß machen (von augere: wachsen lassen) und zu sich selbst hin befreien will. Diese innerste Autorität kann dem Menschen nicht vollständig fremd sein (sonst könnte er sich nicht darauf einlassen), sondern muss eine Eigenevidenz haben, die einer vertrauten Melodie entspricht. Gerade diesem Innerlichsten zu folgen ist Hinweis und Ausdruck höchster Autonomie und Freiheit. An diesem tiefsten Punkt fällt offensichtlich der „Aufruf", dieser innersten Autorität, die den Menschen übersteigt zu folgen, und die Selbstwerdung des Menschen, die der Fähigkeit zur Selbstbestimmung vorausliegt, zusammen. Man könnte gar von einer coincidentia oppositorum sprechen.

Nur von dieser innersten Mitte her ist die Würde des Menschen zu verstehen und das tiefste Selbst des Menschen ist nur zu erreichen, wenn es überstiegen wird auf dieses Absolute hin. Personal ausgedrückt heißt dies bei Augustinus: „Du bist mir innerlicher als ich mir selbst bin." Hier liegt der tiefste Punkt menschlicher Würde. Aus dem reinen Ich und einer relativen Wirklichkeit ist letztlich kein Unbedingtheitscharakter der Würde zu begründen. Weil die Würde des Menschen Unbedingtheitscharakter hat und von keiner anderen Bedingung mehr abhängt als vom Menschsein des einzelnen Menschen, muss sie selbst in etwas Unbedingtem gründen, das den Menschen übersteigt.

Zwar wird manchem diese Darstellung des Unbedingtheitscharakters der Würde nicht einleuchten, aber ohne den Horizont des Unbedingten verliert sie ihre Plausibilität. Dies soll hier nur als Anregung formuliert, aber nicht weiter ausgeführt werden. Wenn eine solche Argumentation nicht zu vermitteln ist, muss man auf pragmatische Argumente zurückgreifen oder aber auf die Formulierung des Deutschen Grundgesetzes und des Vertrages von Lissabon. Dort heißt es, dass die Würde des Menschen unantastbar ist. Auch diese Unantastbarkeit beinhaltet einen Absolutheitsanspruch.

Wenn man von Würde, Selbstbestimmung und Autonomie spricht, dann ist das zum einen eine Grundbestimmung des Menschen. Aber in einem zweiten Schritt muss konkret geschaut werden, ob der einzelne auch in der Lage ist, von dieser Möglichkeit Gebrauch zu machen. Und hier zeigt sich dass die Möglichkeiten des Menschen, seine Autonomie wahrzunehmen und sich frei zu entscheiden, gerade in der letzten Phase seines Lebens oft aufgrund von Schmerzen, Depressivität, Druck von außen und schlechtem Gewissen darüber, anderen zur Last zu fallen und hohe Kosten zu verursachen, stark eingeschränkt. All diese äußeren Beeinflussungen machen den Menschen eher schutzlos und berauben ihn seiner Autonomie. Oft sind es Fremdinteressen, die das Ende des Lebens „vorverlegen" wollen und zum „Wunsch" auf assistierten Suizid oder Tötung auf Verlangen drängen: Erbschaften oder der Blick auf Kostenersparnisse im privaten wie öffentlichen Bereich. Das Prinzip der Autonomie des Patienten steht hier in Gefahr, pervertiert zu werden hin zu einer „autonomen" selbstbestimmten Lebensbeendigung, die meistens gerade nicht selbstbestimmt sondern fremdbestimmt ist. Hier muss die Medizin schützend an die Seite des Patienten treten und ihm einen Raum eröffnen, der ihn in der letzten Phase des Lebens von äußerlichem Druck und der Angst, zur Last zu fallen, befreit. Denn sobald eine Tötung auf Wunsch möglich ist, wird dies alte und kranke Menschen unter Druck setzen, diesen „freien" Wunsch zu äußern. Dies muss verhindert werden. Denn eine Gesellschaft, in der Menschen sich dafür rechtfertigen müssen, dass sie noch leben wollen oder anderen erklären müssen, warum es gut ist, dass sie noch leben, ist unmenschlich und auf dem Weg, den Menschen nach reinen Nützlichkeitskriterien zu beurteilen.

Gerade in dieser letzten und entscheidenden Phase am Ende des Lebens, die zum Aufarbeiten der eigenen Biographie mit all ihren positiven und negativen Seiten dienen kann, die möglicherweise im Trauern über ein versäumtes Leben besteht, im Dank für Geglücktes oder in der Bearbeitung gestörter Beziehungen, muss der Mensch Zeit haben zum bewussten Bearbeiten seines Lebens. Oft tritt erst in den letzten Phasen das ganze Leben mit all seinen Verstellungen und Verfehlungen aber auch all den guten Seiten vor das innere Auge des Patienten und wird im Angesicht des Todes angeschaut und kann – soweit möglich – aufgearbeitet werden. Auch für die Angehörigen ist der Sterbeprozess ein langsames Abschiednehmen und wie für den Sterbenden ein schrittweiser Prozess, in dem keine Phase übersprungen werden sollte. Der ganze Prozess darf nicht vorzeitig durch aktives Herbeiführen des Todes unterbrochen werden. Respekt vor der Würde des Menschen heißt in dieser letzten Lebensphase, dem einzelnen die Möglichkeit zu geben, diese innerlichen Prozesse soweit zu durchleben, bis sie an ein Ende und zum Abschluss gekommen sind. Dann kann der Mensch in Frieden sterben.

Der Patient muss gerade hier von Fremdeinflüssen freigehalten werden, um diese Dinge aufarbeiten zu können. Schwere Schmerzen können ihn möglicherweise an diesem Bearbeitungsprozess hindern, deshalb – und weil es das Gebot ärztlicher Hilfeleistung ist – muss ihm eine gute schmerzstillende Palliativmedizin zur Verfügung gestellt werden. Ziel der Medizin sollte es sein, ihm den größtmöglichen Freiraum durch Schmerzlinderung und menschliche Begleitung zu ermöglichen. Bemerkenswerterweise ist der Wunsch nach frühzeitiger Beendigung des Lebens in Hospizstationen, in denen den Patienten in geborgener Atmosphäre dieser Freiraum eröffnet wird, eher gering. Auch in den kaum noch existierenden Großfamilien, bei denen das Sterben der Älteren in den Lebensprozess der Jüngeren in gutem Maße integriert ist, ist der Wunsch nach aktiv herbeigeführter Beendigung des Lebens selten.

Die Motive der alten oder kranken Menschen nach frühzeitiger Lebensbeendigung müssen genau erforscht werden. Wahrscheinlich ist es nur in wenigen Fällen der wirkliche Wunsch des Patienten nach autonomer Bestimmung des Sterbezeitpunktes. Viel häufiger ist es die Not der Vereinsamung, oder die Angst, anderen Menschen und dem Staat zur Last zu fallen. Den Bestrebungen, das nicht mehr leistungsfähige Leben wegen der hohen Kosten oder wegen der Last für die Familie zu verkürzen, muss entgegengewirkt werden, da dem Einzelnen dadurch in der letzten Phase des Lebens die Chance genommen wird, sein Leben aufzuarbeiten und „in Ordnung zu bringen".

Diese Perspektive eröffnet sich allerdings nur vor dem Hintergrund einer ganzheitlichen Anthropologie, die den Menschen über seine materielle Verfasstheit als Wesen des Geistes erkennt, dessen Dasein über die rein innerweltliche Relativität und Kontingenz hinausreicht. Ohne eine solche Perspektive ist kaum zu begründen, warum das Leben nicht frühzeitig beendet werden sollte und warum auch der Sterbeprozess einen Sinn hat. Wie immer man über den Tod und ein mögliches Weiterleben nach dem Tod denken mag, eines scheint in dieser Grenzsituation klar zu werden, dass man ohne den Blick über den Tod hinaus keine rechte Vorstellung dafür bekommt, warum das Leben nicht vorzeitig beendet werden sollte und der Sterbeprozess in den Gesamtsinn des Lebens eingebunden ist.

Ohne diese Perspektive spricht – etwas zynisch gesagt – sogar vieles für das frühzeitige Beenden des Lebens, da dem Sterbenden vermeintlich der Leidensprozess abgekürzt, den Krankenkassen Geld gespart und den Angehörigen zusätzliche Belastungen erspart werden. Aus einer rein innerweltlich-diesseitigen Sicht wird man entweder alles tun, um das Leben zur Leidens- bzw. Kostenminimierung frühzeitig zu beenden oder aber – und das ist der andere Straßengraben – das Leben unnötig zu verlängern (Übertherapie), um den Menschen möglichst lange vor dem vermeintlichen Nichts zu bewahren.

Es ist zu fragen, ob die aktuelle Diskussion um die Euthanasie nicht Ausdruck eines gesellschaftlichen Prozesses ist, der den Wert des Sterbens und damit auch den Wert und Sinn des ganzen Lebens aus dem Auge verloren hat. Eine säkulare Welt mit ihren Leistungskriterien kann keinen Sinn in dieser letzten Phase des Lebens erkennen. Sie wird dem Alter keinen Raum zum Sterben lassen, weil ihr nur das ewig Junge erstrebenswert scheint und der Blick über den Tod hinaus fehlt. Gerade beim Umgang mit Sterbenden und der grundsätzlichen Frage nach dem Sinn des Sterbeprozesses scheiden sich die Geister. Angesichts des Sterbens wird offenbar, welche Auffassung der Mensch vom Leben hat. Ohne den Blick für den Sinn des Sterbens geht auch jener für den Sinn des Lebens verloren, oder umgekehrt geht ohne den Blick für den Sinn des Lebens auch jener für den des Sterbens verloren. So gibt es auf der einen Seite Tendenzen, das Leben gezielt zu verkürzen und auf der anderen Seite, es zu verlängern hin zu einer innerweltlichen „Unsterblichkeit".

Die Auffassung vom Ende des Lebens wirkt zurück auf jene vom Anfang. An beiden Eckpunkten des Lebens zeigt sich, welches Bild vom Menschen der Einzelne und die Gesellschaft hat. Wenn das Leben an seinem Ende zur Disposition steht und der Verfügbarkeit preisgegeben wird, muss es auch an seinem Beginn nicht geschützt werden. Wenn das Leben an seinem Ende unter dem Gesichtspunkt der Kosten und der „überflüssigen" Alten und Dementen verhandelt wird[364], kann es auch am seinem Beginn nach den Kriterien des größtmöglichen Nutzens für die Gesellschaft verwendet werden.

Angesichts dieser Situation sollte klar werden, dass eine Medizin mit einer eindimensional naturwissenschaftlichen Sicht dem Menschen gerade an den zentralen Punkten seines Lebens nicht gerecht werden kann. Mit einem Wort von Viktor von Weizsäcker: „Man kann dies auch so ausdrücken, dass die Definition des Lebens, welche seinen Sinn, Zweck oder Wert nicht als transzendent versteht, keinen inneren Schutz gegen den Begriff eines unwerten Lebens im biologischen Sinne besitzt."[365]

Selbst die europäischen Menschenrechtskonvention hält im Artikel 2 fest: „Das Interesse und das Wohl des menschlichen Lebewesens haben Vorrang gegenüber dem bloßen Interesse der Gesellschaft oder der Forschung" (Art. 2 Europäische Menschenrechtskonvention).[366] Dieser Grundsatz wird auch in dem „Entwurf eines erläuternden Berichtes zum Entwurf eines Menschenrechtsübereinkommens zur Biomedizin" in Artikel 2 nochmals hervorgehoben: „In diesem Artikel bekräftigt die Konvention, deren Ziel der Schutz der Menschenrechte und der Menschenwürde ist, den Vorrang des Menschen vor dem alleinigen Interesse von Wissenschaft und Gesellschaft. Die Priorität liegt beim Menschen, dem im Konfliktfall im Prinzip Vorrang vor Wissenschaft und Gesellschaft einzuräumen ist."

In ganz besonderer Weise nimmt das Dokument der Parlamentarischen Versammlung des Europarates zum „Schutz der Menschenrechte und der Würde der Todkranken und Sterbenden"[367] Bezug auf die letzte Lebensphase des Menschen. In dem Dokument heißt es unter anderem, dass die „grundlegenden Rechte, die sich aus der Würde des Todkranken oder Sterbenden ergeben" (Art. 7) heute durch eine Vielzahl von Faktoren bedroht ist, unter anderem durch „die Angst des Patienten, seine Selbständigkeit einzubüßen und Verwandten oder Institutionen durch seine völlige Abhängigkeit zur Last zu fallen" (Art. 7, Nr. 6).

Auch wird der unzureichende Zugang zur Palliativpflege als Bedrohung der grundlegenden Rechte des Patienten genannt (Art. 7, Nr.1) und auf die oft

---

[364] Vgl. dazu G. Klinkhammer, Euthanasie in den Niederlanden. Sterbehilfe für Demente, in: Deutsches Ärzteblatt Jg. 97, Heft 45, 10 November 2000, C2233, in dem die Autorin beschreibt, dass das weltweit erste Gesetz zur aktiven Sterbehilfe zurzeit in den Niederlanden vorbereitet wird. Jetzt ist es seit langem in Kraft.

[365] V.v. Weizsäcker, „Euthanasie" und Menschenwürde, in: Gesammelte Schriften VII, Frankfurt a.M. 1986, 91.

[366] Vollständiger Titel: „Übereinkommen zum Schutz der Menschenrechte und der Menschenwürde im Hinblick auf die Anwendung von Biologie und Medizin: Menschenrechtsübereinkommen zur Biomedizin des Europarates" (Beschlossen am 19. November 1996).

[367] Der englische Titel lautet: Report on the protection of the human rights and dignity of the terminally ill or dying. Das Dokument wird als „Gatterer Bericht" bezeichnet und wurde von der österreichischen (grünen) Abgeordneten Edeltraut Gatterer beim Europarat vorgetragen und von der parlamentarischen Versammlung des Europarates am 25. Juni 1999 mit großer Mehrheit angenommen.

mangelhafte Behandlung körperlichen Leidens sowie die „fehlende Berücksichtigung psychologischer, sozialer und spiritueller Bedürfnisse" (Art. 7, Nr. 3) hingewiesen. Auch „die künstliche Verlängerung des Sterbevorgangs durch unverhältnismäßige medizinische Maßnahmen oder durch ein Fortsetzen der Behandlung ohne die Zustimmung des Patienten" (Art. 7, Nr. 2) wird als Gefahr für die grundlegenden Rechte des Patienten gesehen, die sich aus seiner Würde ergeben. Es wird gefordert, dass die „Palliativmedizin und -pflege als wichtige Ziele der Medizin im öffentlichen Bewusstsein verankert werden" (Art. 9 a, Nr. 9).[368]

Insgesamt geht es dem Dokument darum aufzuzeigen, dass Lebensverlängerung bei Todkranken und Sterbenden nicht in jedem Fall oberstes Ziel der Medizin sein darf. Hier muss die rechte Mitte (das aristotelische Maß als Tugend) gefunden werden zwischen Lebensverkürzung im Sinne eines Tötens auf Verlangen (aktive Euthanasie) oder assistiertem Suizid und einer unnötigen, weil nicht mehr indizierten Lebensverlängerung, die nur eine Sterbensverlängerung ist. Dem Sterbenden muss hier ein Schutzraum eingeräumt werden, der ihn vor äußerer Einflussnahme abschirmt. Es geht darum, das Leiden des Patienten auf den verschiedenen Ebenen des physiologischen (Schmerzlinderung), psychologischen und spirituellen Seins (Aufarbeitung des eigenen Lebens) zu lindern und ihm seine Freiheit und Autonomie gegenüber Fremdeinflüssen zu erhalten, die ihm möglicherweise eine vorzeitige Beendigung seines Lebens nahelegen. Nur so kann er in Würde sterben.

Die Achtung vor der Würde des Menschen gebietet es, sein Leben zu achten und ihn nicht zu töten. Das aktive Töten des sterbenden Menschen ist ein *unerlaubtes*, letztlich aber auch ein und *ungeeignetes* Mittel zum medizinischen Dienst am Sterbenden. Ein Verbot der aktiven Tötung auf Verlangen oder des assistierten Suizids schützt Ärzte und Angehörige gleichermaßen davor, unter Druck zu geraten beim Töten zu assistieren oder direkt mitzuwirken. Ärzte sollten nicht töten, sie sind ausgebildet zur Lebenserhaltung.

Dass eine vorzeitige Lebensbeendigung auch ein ungeeignetes Mittel ist, erschließt sich letztlich erst vom Blick über den Tod hinaus. Die eigentliche Dimension des Sterbens wird erst klar, wenn man akzeptiert, dass auch das Sterben zum Leben gehört, und zweitens, dass es nicht beliebig ist, in welcher Zeit, in welchem Zustand und in welcher inneren Verfassung der Mensch stirbt. Erst vom Blick über den Tod hinaus eröffnet sich der eigentliche Sinn des Sterbeprozesses. Gerade angesichts des Todes versagen letztlich alle innerweltlichen philosophischen und utilitaristischen Argumente. Der Tod ist auch eine Frage der Letztverantwortung für das eigene Leben.

---

[368] Vgl. dazu auch eine neuere Veröffentlichung von S. Husebø/E. Klaschik, Palliativmedizin. Praktische Einführung in Schmerztherapie, Ethik und Kommunikation, Heidelberg u.a. 1998.

IV. Resümee und Ausblick

Die vorliegende Studie stellt einen Versuch dar herauszuarbeiten, wo sich die moderne Medizin derzeit befindet, wohin sie steuert und wie sie ihre innere Orientierung finden kann. Es wurde versucht aufzuzeigen, welche Weichenstellungen in der Vergangenheit für die gegenwärtige Medizin bedeutsam waren, wie sich die Medizin seitdem entwickelt hat und welches ihre derzeitigen Ziele sind. Dabei ging der Blick von Grundfragen der Interpretation von Krankheitsphänomenen über ethische Überlegungen am Beginn menschlichen Lebens bis hin zu jenen Problemen, die sich am Ende des Lebens stellen. Im Mittelpunkt stand die Frage, welches Menschenbild die Medizin leitet.

Es wurde deutlich, dass der gegenwärtige Stand medizinischer Forschung ein solches Innehalten dringend notwendig erscheinen lässt, da die Medizin in der Gefahr steht, den Menschen in seiner Ganzheit aus dem Blick zu verlieren. Die Brisanz der aktuellen Diskussionen liegt darin, dass durch die technischen Möglichkeiten der Medizin Bereiche erschlossen werden, die die wesentlichen Grundfragen menschlichen Seins tangieren. Die Medizin suggeriert dem Menschen unbegrenzte Möglichkeiten einer genetischen und präimplantativen Diagnostik, einer genetischen Prophylaxe und Stammzelltherapie, sie kann Menschen klonen, mit hergestellten Embryonen forschen, Gene analysieren und manipulieren, Menschen nach ihrem Bilde formen, das Leben verlängern und gleichzeitig Alte und Demente aus dem Leben heraus befördern. Bei all diesen Entwicklungen steht die Medizin nicht nur in der Gefahr, den Menschen aus dem Auge zu verlieren, sondern vor allem, ständig ihren eigenen hochgesteckten Zielen im Wettlauf mit der Zeit und im internationalen Konkurrenzkampf hinterherzulaufen.

Als Folge ihrer eigenen Prophezeiungen und dem Willen, den Ansprüchen der Gesellschaft zu genügen, beginnt sie, den Menschen zur Ware verkommen zu lassen und ihn unter den Aspekten reiner Ökonomie zu vermarkten. Die Forschung wird auf dem Hintergrund eines reduktionistisch-naturwissenschaftlichen Menschenbildes vorangetrieben und der Mensch wird dafür verzweckt. Embryonale Stammzellen werden gewonnen, um sie anderen Menschen zu implantieren. Der „Fortschritt" besteht darin, Medikamente nicht mehr nur aus pflanzlichen Extrakten oder chemischen Verbindungen herzustellen, sondern den Menschen selbst zu Arzneimitteln zu verarbeiten.

Mit der Einführung der In-vitro-Fertilisation (IVF) im Jahr 1978 hat eine Revolution in der Medizin stattgefunden, die erst heute in ihrer ganzen Dimension und ethischen Relevanz sichtbar wird. Seit ihrer Einführung, die vermeintlich dazu gedacht war, kinderlosen Eltern zu einem Kind zu verhelfen, in Wirklichkeit aber bereits das anbahnen wollte, was heute mit Hilfe der Stammzelltherapie ins Auge gefasst wird, ist menschliches Leben frei verfügbar geworden. Diese Tatsache zeigt ihre ethische Brisanz heute bei Fragen der Fremdsamenspende, der Eizellspende, der IVF für gleichgeschlechtliche Paare, der Leihmutterschaft, der Rettungsgeschwister, der Präimplantationsdiagnostik, der Herstellung menschlicher Embryonen zur Gewinnung embryonaler Stammzellen, der genetischen Manipulation von Embryonen bis in die Keimbahn hinein (Genom-Editing) und den diversen Möglichkeiten des reproduktiven und sogenannten „therapeutischen" Klonens. Vor der Zeit der Invitro-Fertilisation wuchs embryonales Leben im Schutz des mütterlichen Leibes auf, jetzt ist es diesem Schutz entzogen und dem freien Zugriff von außen preisgegeben.

Es kann aber nicht nur mit Embryonen geforscht oder Chimären zwischen Mensch und Tier hergestellt werden[369], sondern Embryonen können in Kühlschränken tiefgefroren[370] und bei Bedarf wieder aufgetaut werden (manches Kind äußert später, dass es ja die ersten zwei Lebensjahre im Kühlschrank verbracht hat) sie können in einen mütterlichen Uterus implantiert oder verworfen werden, sie können im Rahmen einer Präimplantationsdiagnostik per IVF hergestellt und bei Vorhandensein einer Schädigung wieder vernichtet werden. Der Mensch hat Herrschaft über den Menschen bekommen und zwar in weit größerem Maße, als dies bisher der Fall war. Manche sehen das als Fortschritt an.

Mit der In-vitro-Fertilisation, aber auch mit der Möglichkeit zur genetischen Manipulation, Hirntodkriterium und Organtransplantation sind Entwicklungen in der Medizin eingeleitet worden, die gerade heute in ihrer Kombination ihre eigentliche ethische Brisanz entfalten. Zwar soll hier nicht Stellung gegen Organtransplantationen bezogen werden, aber als Zeitanalyse darauf hingewiesen werden, dass möglicherweise eine Austauschmentalität (von Organen und Menschen) in der Medizin Platz gegriffen hat, die zu immer neuen ethischen Problemen führt. Das Bild vom Menschen als Maschine (l'homme machine), dessen Teile ausgetauscht werden und der umgekehrt als Embryo womöglich zu Organersatz und zu Medikamenten verarbeitet wird, ist momentan bestimmender denn je.

Selbst wenn einige Rechtssysteme Embryonenforschung (noch?) verbieten, scheint der Trend in diese Richtung zu gehen[371], zumal die Industrie mit wirtschaftlichen Motiven auf deren Verwendung drängt. Bezüglich der Patentierung von Erbmaterial werden bereits heute um die Vergabe von Patentrechten „Kriege geführt"[372] und undurchschaubar bleibt, ob nicht Wissenschaftler und Forschungsgemeinschaften die Politik „manipulieren", um ihre bereits durch

---

[369] Offensichtlich gibt es dazu bereits von Europäischen Patentamt genehmigte Patente. Vgl. dazu: Proteste gegen Tier-Mensch-Wesen. Greenpeace kritisiert Patentamt. Züchtung von ‚Chimären' befürchtet, in: Hannoversche Allgemeine Zeitung, 21 November 2000, Nr. 273, 8.

[370] Vgl. dazu den Artikel: Alle interessanten Gene lagern in unseren Kühlbehältern. Wo die Genommedizin auf der Überholspur ist: William A. Haseltine, einer der mächtigsten Männer des biotechnischen Wissenschaftskomplexes, hat unserer Zukunft schon geplant in: FAZ, Dienstag 17 Juli 2001, Nr. 163, 45.

[371] Frankreich will bereits die Embryonenforschung erlauben, vgl. Anm. 301.

[372] Vgl. dazu gleichnamigen Aufsatz von N. Bublitz, Krieg um Biopatente. Dem Erstbesten verhökert: Amerikas beklagenswerte Bilanz, in: FAZ, 20. November 2000, Nr. 270, 51.

Patente abgesicherten Forschungsergebnisse gegenüber anderen Resultaten in den Vordergrund zu spielen.[373] Die Wissenschaft selbst gerät in den Verdacht, nicht mehr „Wahrheit" ans Tageslicht zu fördern, sondern vor dem Hintergrund anderer Interessen eine „manipulierte Wahrheit", die notfalls auch Studien, die nicht ins Konzept passen, nicht veröffentlicht. Notwendiger denn je wird eine Wissenschaftsethik, die die Vorgehensweise der Wissenschaft selbst auf ihre Lauterkeit hin überprüft.

Diagnostisch kann im Rahmen der Pränataldiagnostik bereits im Embryonalstadium (u.a. aus einem Tropfen Blut der Mutter) festgestellt werden, ob der Embryo genetische Schäden aufweist, die entweder sofort oder in späteren Lebensjahren zu Erkrankungen führen. Diese frühzeitige Diagnose bietet im positiven Fall die Möglichkeit (abgesehen von einer möglichen Therapie), sich mit dem zukünftigen Leben auf die Diagnose einzustellen, birgt aber auch die Gefahr, ein Leben lang mit dem Damoklesschwert einer bestimmten Diagnose konfrontiert zu sein, ohne eine solche Diagnose eigens in Auftrag gegeben zu haben. Die meisten genetischen Diagnosen führen allerdings zu einer Abtreibung, da keine Therapien zur Verfügung stehen. Die Schere zwischen Diagnosemöglichkeiten und Therapiechancen wird nimmer größer.

Auch bietet die Pränataldiagnostik die Möglichkeit, Schwangerschaften auf Probe „herzustellen", genetisch kranke Kinder nicht zum Leben kommen zu lassen und so lange zu neue Schwangerschaften „auszuprobieren", bis ein gesundes Kind entsteht. Das Problem der Selektion menschlichen Lebens taucht also nicht erst mit der Möglichkeit der Präimplantationsdiagnostik auf. Hier sehen viele allerdings eine Rechtfertigung für eine Präimplantationsdiagnose, die solche Schwangerschaften auf Probe verhindern hilft. In der Tat liegt hier ein Wertungswiderspruch vor, wenn z.B. bei einer bekannten genetischen Vorbelastung der Eltern eine solche Schwangerschaft auf Probe mit anschließender Pränataldiagnose und folgender Abtreibung möglich ist (straffrei bleibt), aber die Möglichkeit einer solchen genetischen Diagnose in bestimmten Fällen außerhalb des Mutterleibes im Rahmen einer Präimplantationsdiagnose verboten bleibt.

So ist schließlich auf europäischer Ebene entschieden worden, dass unter bestimmten Bedingungen eine PID entweder erlaubt ist (so wurde in einem italienischen Fall entschieden und so sieht es auch das neue Österreichische Fortpflanzungsmedizingesetz vor) oder aber die PID – wie in Deutschland – primär verboten bleibt, jemand aber unter bestimmten Bedingungen nicht rechtswidrig handelt, wenn er eine PID durchführt

Man sieht an diesen Beispielen, welch große Aporien sich auftun, wenn nicht rechtzeitig – auch in Gesetzgebungen – eine umfassende Anthropologie zugrunde gelegt wird und über langfristige Folgen bestimmter Grundentscheidungen nachgedacht wird. Je weiter ethische Grundlagen scheibchenweise demontiert und Entscheidungen schrittweise entgegen ethischen Grundsätzen

---

[373] Vgl. dazu Anm. 319.

getroffen werden (also z.B. die Frage, ob Tötung menschlichen Lebens überhaupt zur Debatte steht) – desto größer werden die Aporien, die daraus entstehen. Das grundsätzliche Problem liegt darin, dass es nach außen hin immer nur die kleinen Schritte sind, die neu hinzukommen und daher harmlos erscheinen. Niemand merkt bei diesem schrittweisen Vorgehen, wie weit man sich schon von den Grundfragen menschlichen Lebens entfernt hat. Erst heute, wo die ganzen Aporien immer deutlicher hervortreten, tritt das Problem mit seiner ganzen Brisanz ans Licht.

Ein weiteres Problem ist, dass zunächst nur die positiven Effekte einer bestimmten Therapie gesehen werden und erst ein zweiter Blick die eigentliche Problematik enthüllt. Niemand kann beispielsweise auf den ersten Blick etwas dagegen haben, einem kinderlosen Ehepaar mit Hilfe der In-vitro-Fertilisation zu einem Kind zu verhelfen. Auch wird jemand wohl lieber ein gesundes Kind zur Welt zu bringen, als ein schwer geschädigtes. Allein der zweite Blick bringt die Problematik ans Licht: Da ist zunächst das Problem der IVF selbst mit der nicht ungefährlichen Hormonstimulation der Frauen, es ist das Heranzüchten der Embryonen sechs Tage lang in unterschiedlichen antibiotikahaltigen Lösungen, es geht um das Einpflanzen von zwei oder drei Embryonen (wegen der niedrigen Erfolgsrate), von denen dann ein oder zwei wieder mittels Fetocid nach dem dritten Monat getötet werden und dann fünf oder sechs Monate neben dem zu gebärenden Fetus tot im Mutterleib verbleiben. Längere Zeit geht es schon um die körperliche Schädigungsrate der später geborenen Kinder, inzwischen aber auch um die seelischen Folgen. Aus Zwillingsforschungen ist bekannt, dass der Tod eines der Zwillinge sehr wohl Auswirkungen auf den anderen hat. Ob das Aufwachsen eines Kindes bei gleichgeschlechtlichen Eltern das Beste für das Kind ist, bleibt umstritten. Bisherige Studien, die behaupten, es habe kein Einfluss auf die Kinder, bleiben methodisch eher unzureichend.

Auch in dem anderen angesprochenen Beispiel der Organtransplantation scheint es auf den ersten Blick sehr plausibel, mit Hilfe embryonaler Stammzellen Organgewebe oder ganze Organe herzustellen, um Abstoßungsreaktionen zu vermeiden, der Organknappheit Herr zu werden und die nach wie vor schwierigen Probleme von Organspende, Explantation von Organen, Hirntod und vieles mehr zu lösen. Inzwischen ist hier wohl etwas Ernüchterung eingetreten, dass man ganze Organe herstellen kann. Diese sind so komplex, dass es schwer fällt, sie künstlich im Labor nachzubilden.

Außerdem muss man auch hier den zweiten ethischen Blick auf das Problem werfen. Erst hier von diesem zweiten Blick aus stellen sich die Probleme genauer dar. Hier muss gefragt werden, ob die Herstellung und Verwendung von Embryonen in ihren frühestens Stadien zur Gewinnung von Therapeutika das rechte Mittel zum Erreichen der angestrebten Ziele ist. Es muss auf die Gefahr hingewiesen werden, dass menschliches Leben verzweckt, gegeneinander verrechnet und nicht mehr um seiner selbst willen geachtet wird. Es wird eine Schwelle überschritten, die die Grundauffassungen vom Menschsein in ihren Grundfesten erschüttert. Es muss vom Blick auf den Menschen, der auch in seinem embryonalen Stadium bereits ein Mensch ist (und kein Tier und kein Pflanze) gesagt werden, dass die Forschung mit menschlichen Embryonen, die kryokonserviert, je nach Bedarf aufgetaut und so zum Rohstoff medizinischer Forschung und Therapie werden, nicht zu den Mitteln medizinischen Handelns gehören darf. Inzwischen zeigt sich empirisch, dass auch die „direkte Therapie" (also ohne Herstellung von Organen) mit embryonalen Stammzellen nicht funktioniert, da all diese Therapien bisher wegen der epigenetischen Verschaltungen zu Krebserkrankungen geführt haben.

Obwohl die therapeutischen Ziele sehr hochrangig sind, ist die Verwendung embryonaler Stammzellen ein ethisch nicht zu rechtfertigendes Mittel der Medizin, da sie Embryonen zu therapeutischen Zielen (oder zur Grundlagenforschung oder zu Toxizitätsprüfungen) total verzweckt und tötet. Für Patienten, die auf eine Therapie warten, sind ethische Bedenken z.B. bei der Stammzellgewinnung schwer nachvollziehbar. Denn es wird ihnen suggeriert, dass bald eine schwere Erkrankung (z.B. Morbus Parkinson, Krebs, multiple Sklerose, Diabetes) mit Hilfe embryonaler Stammzellen geheilt werden könnte. Hier handelt es sich schlechthin um falsche Versprechungen, denn es gibt bisher weltweit so gut wie keine etablierte Therapie mit embryonalen Stammzellen. Daher sollten Alternativen im Bereich adulter Stammzellen oder der Stammzellgewinnung aus Nabelschnurblut gesucht werden.

Angesichts dieser Entwicklungen braucht die Medizin eine grundlegende Anthropologie, die klarer darstellt, was eigentlich eine Erkrankung des Menschen im Unterschied zum Tier ausmacht (seine seelische und geistige Verfassung spielt eine große Rolle), aber auch eine „anthropologische Embryologie", die den ontologischen und moralischen Status des menschlichen Embryo genauer bestimmt. Möglicherweise muss auch der Begriff der Würde genauer gefasst werden, da heute nicht mehr nur der Einzelne auf dem Spiel steht, sondern die Menschheit insgesamt. Da die Medizin weithin keine ganzheitliche Anthropologie besitzt, fällt auch die Bestimmung des embryonalen Status schwer. Hier zeigen sich Versäumnisse der letzte Jahre, in denen eine solche Anthropologie hätte entwickelt werden müssen. Da die Medizin eine solche aus sich heraus nicht entwickeln kann, ist sie verpflichtet, in einen Dialog mit Philosophie und Theologie einzutreten. Es wächst sonst die Gefahr, dass sich eine ganze Gesellschaft im Pluralismus der Meinungen nicht mehr zurechtfindet und der Ruf nach der starken Hand, die sagt, wo es lang geht, zunimmt. Möglicherweise kann der Mensch nur ein bestimmtes Maß an Pluralismus aushalten und wenn dem nicht eine vertiefte Anthropologie an die Seite gestellt wird, nehmen fundamentalistische Tendenzen zu.

Wenn der Blick für das Wesen und die Würde menschlichen Lebens verlorengeht, beginnen Wissenschaft und Wirtschaft, die gemeinsam großen Einfluss in der Gesellschaft haben, den Menschen zu einer verrechenbaren Ware zu degradieren. Auch am Ende des Lebens könnte der Mensch aus dem Blick geraten. Einerseits kann die Intensivmedizin das Leben weithin verlängern (z.T. sogar bis zur Unmenschlichkeit) und andererseits wird über Lebensbeendigung und Lebensverkürzung im Rahmen einer neuen Euthanasiedebatte diskutiert.[374] Alte und Demente, Behinderte und den Staat Geld kostende Kranke sollten vorzeitig in den Tod befördert werden, um Kosten zu sparen und den Menschen unnötiges Leid zu ersparen.

Auch diese Argumente scheinen – wie in der Embryonenforschung und der Fortpflanzungsmedizin – auf den ersten Blick einleuchtend. Auch hier bringt es erst der zweite Blick: Wenn am Lebensende Alte und Demente mittels Euthanasie aus dem Leben befördert werden, wenn die Kriterien des Lebens mit den Parametern des gesunden Funktionierens in einer Leistungsgesellschaft gemessen werden, wenn Menschen je nach Bedarf hergestellt und vernichtet werden, dann geht es nicht mehr nur um ethische Beurteilungen einzelner Problemkreise, sondern um den Menschen in seiner unveräußerlichen Würde. Unter ökonomischen Aspekten ist das Altern vor allem angesichts entsprechender Kosten gerade in den letzten Lebenswochen eher negativ zu bewerten und ein frühes Ende zu begrüßen. Für diejenigen aber, die auch die Würde des alten Menschen anerkennen, sind das Leben und die Autonomie des Betroffenen bis zum Ende zu schützen. Sie werden sich dafür einsetzen, dass der alternde Mensch vor Fremdinteressen geschützt und ihm eine möglichst gute Atmosphäre zum Sterben ermöglicht wird, mit der Chance, sein Leben auch in dieser letzten Phase noch aufzuarbeiten.

Was also ist zu tun in einer Zeit, in der alles auf die neuen Errungenschaften der Medizin schaut und sich die Lösung der Lebensprobleme von dort her erwartet? Um die Menschen von dieser „Fixierung" zu lösen, muss – und das wurde in der Studie versucht – deutlich gemacht werden, dass die Perspektive, unter der die weithin naturwissenschaftlich geprägte Medizin den Menschen sieht, eine sehr begrenzte ist und dass diese unbedingt auf die geisteswissenschaftlichen Aspekte menschlichen Seins erweitert werden muss. Das Zentrum des Menschen ist durch seine Geistverfasstheit repräsentiert und nicht durch seine materielle Grundausstattung (Gene). Die Medizin erfasst die Ganzheit des Menschen und die Komplexität von Krankheitsgeschehnissen insbesondere der chronischen Krankheiten nicht und auch die psychosomatische Auffassung vom Menschen greift zu kurz, da der Begriff „Seele" mehr umfasst als jene empirischen Phänomene, welche Psychologie und Psychosomatik reflektieren (Befindlichkeiten und Gefühle, Erlebnis- und Verhaltensweisen, Konflikte, Ängste, Unbewusstes).

„Seele" meint in der philosophischen Tradition jene über alle emotionalen Bereiche hinausgreifende innerste Mitte des Menschen, die ihn seinem tiefsten Wesen ausmacht. Diese Mitte ist sein Geistsein, das in Einheit mit dem Leib und den Sinnen als „Geist in Welt" existiert und auf einen letzten Seinshorizont ausgerichtet ist. Der Mensch ist als Geist in Welt auf das Sein in seiner allumfassenden Einheit ausgerichtet, auf die Ganzheit des Lebens, auf Tod

---

[374] Vgl. dazu Anm. 260 und 265.

und Endlichkeit, auf Immanenz und Transzendenz, auf Fragen nach dem Sinn des Lebens, nach dem Guten und Wahren, nach Wahrhaftigkeit und Gerechtigkeit, nach Erkenntnis der Welt, Erkenntnis des eigenen Ich, auf Erkenntnis des anderen und Erkenntnis Gottes, auf das Verhältnis zum anderen, zum Ich, zur Welt, zu Gott. In dieser Ausrichtung umfasst der verleibliche Geist in seiner Sinnlichkeit alle seelischen Phänomene, die von Psychologie und Psychosomatik beschrieben werden. Insofern ist der Mensch erst in seiner Dreidimensionalität aus naturwissenschaftlichen, psychologisch-psychosomatischen und geistig-geistlichen Aspekten zu erfassen.

Daher tragen nicht nur Umwelt und psychologische Faktoren, sondern vor allem die geistigen Grundhaltungen, Lebensentwürfe und Weltanschauungen des Menschen zu Ausbruch, Verlauf und Ausprägung von Krankheiten bei. Da die inneren Befindlichkeiten und das innere Gleichgewicht des Menschen von diesen Grundhaltungen abhängen und z.B. über das Immunsystem oder über die genetisch-.epigenetische Ebene auf das jeweilige Krankheitsgeschehen Einfluss haben, müssen diese Faktoren bei der Beurteilung einer Krankheit mitberücksichtigt werden. Wenngleich kaum ein Dissens darüber besteht, dass Krankheiten über genetische Veranlagungen hinaus auch Umwelteinflüsse und psychosomatische Aspekte umfassen, bleibt die existentiell-geistige Ebene immer noch zu wenig berücksichtigt. Es sollte Ziel der Medizin sein, diese Mehrdimensionalität anzuerkennen und sich ihr zu öffnen, denn diese ist nicht nur entscheidend zur tieferen Interpretation von Krankheiten, sondern insbesondere auch für die Mitwirkung des Kranken an seinem Heilungsprozess.

Es ist bei weitem nicht alles bekannt über Ausbruch, Stärke und Ausprägung einer Krankheit, die eine genetische Grundlage hat. Aufgrund der epigenetischen Einflüsse gibt eine große Grauzone unterschiedlicher Ausprägungen von Krankheiten. Nicht immer führt ein genetischer Schaden zu einer manifesten Krankheit. Daher ist klar zwischen Genotyp und Phänotyp zu unterscheiden. Der phänotypisch Gesunde muss nicht auch genotypisch gesund sein und der genotypisch Kranke muss nicht unbedingt an seiner Vorschädigung erkranken. Es gibt wohl einige todbringende genetische Veränderungen, die die meisten Menschen in sich tragen. Wenn aber diese Gene nicht aktiviert und angeschaltet werden, passiert nichts.

Wegen des noch weitgehend unbekannten Zusammenspiels von Umwelt und genetischer Disposition[375] und dem noch weniger bekannten Zusammenspiel von innerer geistiger Verfassung und genetischer Ausprägung, warnt z.B. Robert Hoover vom amerikanischen National Cancer Institute davor, aus Gen-

---

[375] Vgl. dazu P. Lichtenstein et al., Enviromental and Heritable Factors in the Causation of Cancer, Analyses of Cohorts of Twins in Sweden, Denmark and Finland, in: The New England Journal of Medicine, Volume 343, Number 2, July 13 (2000), 78-85. Selbst wenn die Überschrift eines Artikels in der F.A.Z. vom 31.7.2000 wieder vermehrt auf die Rolle der Gene hinweist, so betont doch auch diese Darstellung die Komplexität der Zusammenhänge: vgl. B. Hobom, Umwelt und Erbe bei Krebs. Skandinavische Studie an Zwillingen, Rolle der Gene wichtiger als vermutet, in: Frankfurter Allgemeine Zeitung, 26. Juli 2000, Nr. 171, N1.

analysen vorschnelle Schlüsse über den späteren Ausbruch einer Krankheit zu ziehen.[376] Auch die Deutsche Forschungsgemeinschaft warnt vor voreiligen Schlüssen, wenn sie klar stellt, „dass die genetische Ausstattung des Einzelnen nur einen von zahlreichen Faktoren in einem komplexen Wirkungszusammenhang darstellt" und „der Mensch mehr ist als die Summe seiner Gene."[377]

Die jeweils vorausgesetzte Anthropologie hat Auswirkungen auf die Interpretation von Krankheiten, aber auch auf die Forschung. Denn bereits durch die Auswahl wissenschaftlicher Studien wird Einfluss auf die späteren Ergebnisse genommen. Wenn man vornehmlich auf der naturwissenschaftlichen Ebene der Gene forscht, wird man auch nur genetische Ursachen von Krankheiten finden. Entsprechend wird man auch auf dieser Ebene Therapiemöglichkeiten entwickeln. Diese benötigen auch wiederum bestimmte Forschungen. Zwar ist naturwissenschaftliche Forschung notwendig, aber wenn der Mensch auf diese Ebene reduziert wird und ihm nur auf dieser Ebene eine Erklärungsmöglichkeit für seine Krankheit angeboten wird, bleibt der Patient über die Gesamtdimension eines Krankheitsgeschehens im Unklaren und kann selbst nicht an seinem Gesundbleiben oder Gesundwerden mitwirken. Durch diesen eindimensionalen Forschungsansatz steigen auch die Kosten im Gesundheitswesen, da nicht nur Forschung und Diagnosen teuer sind, sondern auch die medikamentösen, operativen, radiologischen, intensivmedizinischen und genetischen Therapien.

Was ist über diese anthropologischen Grundreflexionen hinaus auf dem Gebiet der Ethik vor allem bei der Beurteilung moderner Entwicklungen am Beginn des Lebens (Pränataldiagnostik, Präimplantationsdiagnostik, prädiktiver Medizin, Stammzellforschung, Stammzelltherapie, Gentherapie, Umgang mit Embryonen) oder am Ende des Lebens in seiner letzten Phase zu tun? In einer Situation, in der das naturwissenschaftliche Paradigma einen derartig hohen Stellenwert besitzt, das Motto „Hauptsache gesund" die Welt regiert und eine Austauschmentalität von Geweben und Organen das alte Bild vom l'homme machine zurückkehren lässt, bleiben dem kritischen Betrachter zunächst nur Fragen. Fragen, ob das Welt- und Menschenbild der Medizin noch stimmt und ob ein wirklicher Paradigmenwechsel in Sicht ist. Dieser Paradigmenwechsel findet derzeit gerade statt durch das Entstehen der individualisierten und personalisierten Medizin, verbunden mit den Erkenntnissen von Genetik, Epigenetik und Hirnphysiologie. Es wird mehr und mehr bekannt, wie sehr Krankheiten auch mit der Umwelt, der Innenwelt und dem Lebensstil der Menschen zu tun haben. Je mehr man über diese Zusammenhänge weiß, desto besser sollte der Mensch schon in der Schule darüber informiert werden.

---

[376] Vgl. R. Hoover, in: New England Journal of Medicine, Bd. 343, 135. Vgl. dazu auch dazu die schon erwähnte Dokumentation der Deutschen Forschungsgemeinschaft: Humangenomforschung und prädiktive genetische Diagnostik: Möglichkeiten – Grenzen – Konsequenzen. Stellungnahme der Senatskommission für Grundsatzfragen der Genforschung der Deutschen Forschungsgemeinschaft, Juni 1999.
[377] Ebd. 16.

So gilt es nicht nur eine ethische Debatte über aktuelle Themen zu führen, sondern es geht um eine tiefere Veränderung der Medizin. Es gilt, das naturwissenschaftliche Weltbild der Medizin selbst zu hinterfragen, nicht um es abzuschaffen, sondern um es auf andere Dimensionen menschlichen Seins hin zu erweitern. Ohne das Hinterfragen dieser Grundprämissen bleibt der Dialog auf der Ebene des ethischen Diskurses stehen und erfasst nicht die ganz Tiefe des gegenwärtigen Umbruchs in der Medizin.

Insofern ist folgendes Resümee festzuhalten: Eine ganzheitliche Anthropologie führt dazu, tiefere Dimensionen eines Krankheitsgeschehens zu erfassen und genauer nach den existentiellen Hintergründen von Krankheiten, Organschäden oder genetisch-epigenetischen Veränderungen zu suchen. Genauere Erkenntnisse über Hintergründe von Krankheiten versetzen den Patienten in die Lage, durch Lebensumkehr und Lebensstiländerungen zur eigenen Heilung beizutragen und möglicherweise bestimmte Therapien überflüssig zu machen. Das senkt auch die Kosten im Gesundheitswesen erheblich.

Für den Status des Embryos bedeutet die hier vorgestellte Anthropologie, dass sein Status nicht an einem voll entfalteten Gehirn hängt, nicht an seinem aktiven Selbstbewusstsein, noch an der Identität des Bewusstseins durch die Zeit oder der intentionalen Ausgerichtetheit auf bestimmte Ziele. Der Embryo ist nicht auf diese materialen und aktualisierten Ausfaltungen zu reduzieren, sondern nach der hier vorgelegten Anthropologie von Anfang an als eine Einheit aus Geist und Materie, Seele und Leib zu verstehen und wegen seiner Ausrichtung auf seine Geistverfasstheit von Anfang an zu schützen. Ohne die Annahme der Einheit von Einheit und Verschiedenheit der Einheit von Seele und Leib, Geist und Materie, von innerer Ganzheit im Wandelbaren der Materie, kann das Problem der Veränderung nicht verstanden und der Embryo nicht in seiner Ganzheit erfasst werden.

Auch am Lebensende muss diese Einheit und Ganzheit von Geist und Materie, Seele und Leib erkannt und von dort aus für die Würde des Menschen eingetreten werden. Auf der Basis der hier vorgestellten Anthropologie darf der Mensch nicht unter den Aspekten mess- und sichtbarer Parameter wie Leistungsfähigkeit, Gesundheit oder Schönheit betrachtet werden, sondern muss unabhängig von diesen äußeren Kriterien in seiner unveräußerlichen Würde in der Wandelbarkeit der Lebensalter bis zum Ende seines Lebens respektiert werden.

Um auch konkret ein menschenwürdiges Leben an dessen Ende führen zu können, ist ihm Raum zur Selbstbestimmung gerade in den letzten Stunden seines Lebens einzuräumen. Diese ist soweit zu wahren, dass er auf dem Hintergrund eines informed consent noch eigenständige Entscheidungen treffen kann. Dabei darf das Prinzip der Autonomie nicht so weit gehen, dass er selbst über seinen Todeszeitpunkt entscheidet. Es ist zu befürchten, dass Entscheidungen in Krisensituationen und angesichts des Todes nicht immer wirklich frei sind, sondern anderen Einflüssen von innen (Einsamkeit, Verlassenheit, Angst zur Last zu fallen, Kosten) oder von außen (Erbschaft, Mühsal der Betreuung, Hinweis auf Kosten) unterliegen. Autonomie ist nie vollständig geben, sondern immer eingebunden in andere zwischenmenschliche Beziehungen.

Es wäre viel gewonnen, wenn das vorliegende Buch dazu beitragen könnte, zu verdeutlichen, dass Krankheit mehr ist als ein naturwissenschaftliches Geschehen, dass Embryonen mehr sind als materielle Zellhaufen und dass die letzte Lebensphase eines Menschen einen tiefen Sinn enthält, den es zu erkennen gilt und die nicht verkürzt werden sollte. An entscheidenden Punkten ist eine philosophisch-theologische Grundsatzreflexion notwendig, da Entscheidungen nur dann gut sein können, wenn sie sich nach der Einsicht in das ganze Wesen des Menschen richten. Gerät dieses Ganze aus dem Blick, werden möglicherweise falsche Entscheidungen getroffen. Das ethisch Richtige wird sich mit der Zeit auch als das Nützliche herausstellen

Daher ist auf der Basis ontologischer und anthropologischer Überlegungen trotz der schon anlaufenden Stammzellforschung auf diese Gefahren hinzuweisen, denn die Folgen werden eventuell erst Jahre später sichtbar. Gerade die BSE-Krise hat gezeigt, dass die Umsetzung des naturwissenschaftlich Machbaren und des ökonomisch Günstigsten dann zur Gefahr wird, wenn bestimmte Grundregeln der Natur – z.B. Tiere nicht mit dem Kadaver anderer Tiere zu füttern – nicht beachtet werden. Die Katastrophe im menschlichen Bereich könnte ungleich größer werden, wenn die Medizin die Grundverfasstheit menschlichen Seins missachtet und das Wesen des Menschen aus dem Blick verliert. Bereits bei den Klonversuchen im Tierreich sind erhebliche Missbildungen aufgetreten, im Bereich des Menschen werden sie folgen.[378] Embryonale Stammzellen besitzen krebserregende Eigenschaften.[379] Über die Schäden bei Parkinsonpatienten, die mit embryonalen Stammzellen behandelt wurden, ist berichtet worden. Es sollte der alte Satz beherzigt werden: Quidquid agis, prudenter agas et respice finem. Was immer Du tust, tue es klug und bedenke das Ende.

---

[378] Ian Wilmut, der wissenschaftliche Vater des Klonschafs Dolly und Rudolf Jaenisch, Begründer der Transgenik, haben in einem Aufruf vor dem amerkanischen Kongress vor dem Klonen von Menschen gewarnt. „Don't Clone Humans hieß der Titel in Science. Die FAZ kommentiert dazu: „Die beiden legten dar, daß zahllose mißgebildete Menschen entstehen müßten, bis ein gesunder Klon das Licht der Welt erblicken könnte": J. Müller-Jung/Ch. Schwägerl, Ich lese jetzt Huxley. Rudolf Jaenisch, Begründer der Transgenik, bekämpft Versuche, den ersten Menschen zu klonen, in: FAZ, 19.7.2001, Nr. 165, 41.

[379] So Ernst-Ludwig Winnacker in: FAZ vom 29.3.2000, 14.

LITERATURVERZEICHNIS

1. LEXIKA

Dizionario di Bioetica (hrsg. v. S. Leone/S. Privitera), Palermo 1994.
Encyclopedia of applied Ethics (hrsg. v. R. Chadwick), Bd. 1-4, San Diego u.a. 1998.
Encyclopedia of Bioethics (Ed. W.T. Reich), 5 Bde., New York 1995.
Historisches Wörterbuch für Philosophie, Bd. 5.
Lexikon der Bioethik (hrsg. v. W. Korff/L. Beck/P. Mikat) Bd. 1-3, Gütersloh 1998.
Lexikon Medizin, Ethik, Recht (hrsg. v. A. Eser/M.v. Lutterotti/P. Sporken) Freiburg-Basel-Wien 1989.

2. SONSTIGE LITERATUR

Ackerknecht, E.H.: Geschichte der Medizin, Stuttgart ^{7}1992.
Ader, R./Felten, D.L./Cohen, N. (Hrsg.): Psychoneuroimmunology, San Diego u.a. ^{3}1995.
Adrian, M.: Stimmrecht. Habermas läßt den Embryo am Diskurs teilnehmen, in: FAZ Samstag 30. Juni 2001, Nr. 149, 43.
Altner, G.: Leben in der Hand des Menschen. Die Brisanz des biotechnischen Fortschritts, Darmstadt 1998.
Amelung, E. (Hrsg.): Ethisches Denken in der Medizin. Ein Lehrbuch, Berlin u.a. 1992.
Amtenbrink, B./Heidenreich, W./Petersen, P.: Schwangerschaftsabbruch als Konflikt für den ausführenden Arzt, Stuttgart 1991.
Angell, R.R. u.a.: Chromosome abnormalities in human embryos after In vitro Fertilisation, in: Nature 303 (1983), 336-338.
Appelbaum, P. S./Lidz, C.W./Meisel, A.: Informed consent. Legal theory and clinical Practice, New York u.a. 1987.
Ausborn-Brinker, S.: Person und Personalität, Versuch einer Begriffsklärung; Tübingen 1999.
Baumann, K.: Das Unbewußte in der Freiheit. Ethische Handlungstheorie im interdisziplinären Gespräch, Rom 1996.
Baumgartner, H.M./Honnefelder, L./Wickler, W./Wildfeuer, A.G.: Menschenwürde und Lebensschutz. Philosophische Aspekte, in: Rager, G. (Hrsg.): Beginn, Personalität und Würde des Menschen, Freiburg-München 1997, 161-242.
Bayerts, K.: Moralischer Konsens. Überlegungen zu einem ethischen Grundbegriff, in: Bayerts, K.: Moralischer Konsens. Technische Eingriffe in die menschliche Fortpflanzung als Modellfall, Frankfurt a.M. 1996.

Bayertz, K./Schmidtke, J./Schreiber, H.-L.: Somatische Gentherapie – Medizinische, ethische und juristische Aspekte des Gentransfers in menschliche Körperzellen, Stuttgart-Jena-New York 1995.
Beauchamp, T.L./Childress, J.F.: Principles of Biomedical Ethics, New York Oxford, ⁴1994.
Beckmann, J.P.: Über die Bedeutung des Person-Begriffs im Hinblick auf aktuelle medizin-ethische Probleme, in: ders.: Fragen und Probleme einer medizinischen Ethik, Berlin-NewYork 1996, 278-306.
Beck, H.: Der Akt-Charakter des Seins. Eine spekulative Weiterführung der Seinslehre Thomas von Aquins aus einer Anregung durch das dialektische Prinzip Hegels, München 1965.
Beck, L./Hepp, H./Heywinkel, E.: Schwangerschaftsabbruch. Zur deutschen Gesetzgebung aus medizinischer Sicht, in: Lexikon der Bioethik, (hrsg. v. W. Korff), Bd. 3, 262-267.
Beck, M.: Seele und Krankheit. Psychosomatische Medizin und theologische Anthropologie, Paderborn-München-Wien-Zürich ²2001.
– ders.: Krankheit als Symbol?, in: Perfusion 6 (1993) 234-239.
– ders.: Dürfen Ärzte Gott spielen. Medizinische Ethik im Spiegel der abrahamitischen Religionen in: I.P.I. News, II/1998, 17-19.
– ders.: Kennt die Medizin den Menschen? Theologisches Plädoyer für eine ganzheitliche Medizin, in: W. Vögele/A. Dörries, Menschenbild in Medizin und Theologie, Fachsymposium zum interdisziplinären Dialog, 93-135.
Beier, H.M.: Definition und Grenze der Totipotenz. Aspekte für die Präimplantationsdiagnostik, in: Reproduktionsmedizin (14) 1998, 41-53.
Benesch, H.: Der Ursprung des Geistes, Stuttgart 1977.
Benzenhöfer, U. (Hrsg.): Herausforderung Ethik in der Medizin. Beiträge aus der Medizinischen Hochschule Hannover, Frankfurt a.M. u.a., 1994.
Berczi, I./Szelenyi, J.: Advances in Psychoneuroimmunology, New York-London 1994.
Bernhart, J.: Metaphysik und Formideal des Leibes in der griechischen Antike: Vom Wert des Leibes in Antike, Christentum und Anthropologie der Gegenwart, Salzburg-Leipzig 1936.
Bernath, K.: Anima forma corporis. Eine Untersuchung über die ontologischen Grundlagen der Anthropologie des Thomas von Aquin (Abhandlungen zur Philosophie, Psychologie und Pädagogik 57), Bonn 1969.
Bernat, E. (Hrsg.): Lebensbeginn durch Menschenhand. Probleme künstlicher Befruchtungstechnologien aus medizinischer, ethischer und juristischer Sicht, Graz 1985.
Berndt, Ch.: Vom Menschen zum Affen. Wissenschaftler verpflanzen Stammzellen in Tiergehirne, in: Süddeutsche Zeitung 28./29. Juli 2001, 1.
Bodden-Heinrich, R./Cremer, Th./Decker, K./Hepp, H./Jäger, W./Rager, G./Wickler, W.: Beginn und Entwicklung des Menschen: Biologisch-medizinische Grundlagen und ärztlich-klinische Aspekte, in: Rager, G. (Hrsg.): Beginn, Personalität und Würde des Menschen, Freiburg-München, ²1998, 15-159.
Bolton, V.N./Braude, P.R.: Development of the human-preimplantation embryo in vitro, in: McLauren, A. (Hrsg.): Recent advances in mammalian development, San Diego u.a. 1987, 93-114.
Bonelli, J. (Hrsg.): Der Mensch als Mitte und Maßstab der Medizin, Wien-New York 1992.

Bormann, F.-J.: Natur als Horizont sittlicher Praxis. Zur handlungstheoretischen Interpretation der Lehre vom natürlichen Sittengesetz bei Thomas von Aquin, Stuttgart-Berlin-Köln 1999.
Bosshard, S.N./Höver, G./Schulte, R./Waldenfels, H.: Menschenwürde und Lebensschutz. Theologische Aspekte, in: Rager, G. (Hrsg.): Beginn, Personalität und Würde des Menschen, Freiburg-München 1997, 243-329.
Bottke, W./Fritsche, P./Huber, W./Schreiber, H.-L.: Lebensverlängerung aus medizinischer, ethischer und rechtlicher Sicht, Heidelberg 1995.
Braude, P.R.: Gene activity in early human development, in: Human Reproduction 2, Suppl 1 (1987), 29-30.
Bräutigam, W./Christian, P./Rad, M.v.: Psychosomatische Medizin. Ein kurzgefaßtes Lehrbuch, Stuttgart-New York ^{5}1992.
Breuer, C.: Person von Anfang an? Der Mensch aus der Retorte und die Frage nach dem Beginn menschlichen Lebens, Paderborn 1995.
Breuer, R. (Hrsg.): Das Rätsel von Leib und Seele. Der Mensch zwischen Geist und Materie. Mit Beiträgen von H. Breuer u.a., Stuttgart 1997.
Brody, H.: The Healer's Power, New Heaven 1992.
Brüntrup, G.: Das Leib-Seele-Problem, Stuttgart-Berlin-Köln-Mainz 1996.
Bublitz, N.: Krieg um Biopatente. Dem Erstbesten verhökert: Amerikas beklagenswerte Bilanz, in: Frankfurter Allgemeine Zeitung, 20. November 2000, Nr. 270, 51.
Bunge, M.: Das Leib-Seele-Problem, Tübingen 1984.
Changeux, J.P.: Der neuronale Mensch, Hamburg 1984.
Carrier, M./Mittelstraß, J.: Geist, Gehirn, Verhalten. Das Leib-Seele-Problem und die Philosophie der Psychologie, Berlin-New York 1989.
Caspar, Ph.: La problematique de l'animation de l'embryo. Survol historique et enjeux dogmatiques, in: NRTh 113 (1991) 239-246.
Churchland, P.S.: Neurophilosophy. Toward a unified science of the mind-brain, Cambridge 1986.
Coreth, E.: Geschichte und Verstehen, in: ders. u.a., Philosophie des 20. Jahrhunderts, Grundkurs Philosophie, Bd. 10, Stuttgart u.a. 1986, 73-81.
– ders.: Empirismus, in: ders./Schöndorf, H.: Philosophie der 17. und 18. Jahrhunderts, Grundkursd Philosophie Bd. 8, Stuttgart u.a. 1983, 53-79.
Descartes, R.: Über den Menschen sowie die Beschreibung des menschlichen Körpers (hrsg. v. K. E. Rothschuh), Heidelberg 1969.
Deutscher Bundestag (Hrsg.): Chancen und Risiken der Gentechnologie. Der Bericht der Enquete-Kommission "Chancen und Risiken der Gentechnologie" des 10. Deutschen Bundestages, Bonn 1987.
De Vries, J.: Art. „Kausalität" („Philosophisch") in: Lexikon für Theologie und Kirche Bd. VI (1961), 96f.
Deutsche Forschungsgemeinschaft: Humangenomforschung und prädiktive genetische Diagnostik: Möglichkeiten – Grenzen – Konsequenzen. Stellungnahme der Senatskommission für Grundsatzfragen der Genforschung der Deutschen Forschungsgemeinschaft, Juni 1999.
DFG-Stellungnahme zum Problemkreis „Humane embryonale Stammzellen", in: Honnefelder, L./Streffer, C. (Hrsg.): Jahrbuch für Ethik und Wissenschaft, Bd. 4, Berlin-New York1999, 393-399.
Dilthey, W.: Ideen über eine beschreibende und zergliedernde Psychologie (1894), Schriften Bd. 5, Leipzig-Göttingen 1914.
„Diskussionsentwurf zu einer Richtlinie zur Präimplantationsdiagnostik": Deutsches Ärzteblatt 97 (Heft 9), März 2000, C-423-426.

Dörrie, H.: Platons Begriff der Seele und dessen weitere Ausgestaltung im Neuplatonismus, in: Kremer, K. (Hrsg.): Seele. Ihre Wirklichkeit, ihr Verhältnis zum Leib und zur menschlichen Person, Leiden-Köln 1984, 18-45.

Dreier, H.: Menschenwürdegarantie und Schwangerschaftsabbruch, in: Die öffentliche Verwaltung 1995.

Duchrow, U.: Christenheit und Weltverantwortung, Stuttgart 1970.

Dunstan, G.R./ Lachmann, P.J. (Eds.): Euthanisia: death, dying and the medical duty, London 1996.

Duve, Th. (bisher unveröffentlichtes Manuskript): Präimplantationsdiagnostik und Klonen, Lebensrecht und Menschenwürde – Grundbegriffe zur Debatte um die Zulässigkeit biomedizinischer Verfahren.

Dworkin, G.: The theory and practice of autonomy, Cambridge 1988.

Eccles, J.C.: Wie das Selbst sein Gehirn steuert (übers. v. M. Heim), Berlin-Heidelberg 1994.

– ders.: Gehirn und Seele. Erkenntnisse der Neurophysiologie (übers. v. R. Liske), München-Zürich [3]1991.

Edwards, R.G.: Introduction and development of IVF and its ethical regulation, in: Hildt, E./Mieth, D. (Hrsg.): In vitro Fertilisation in the 1990s. Towards a medical, social and ethical evaluation, Alderhot 1998, 3-18.

Engelhardt, D.v.: Der metaphysische Krankheitsbegriff des Deutschen Idealismus. Schellings und Hegels naturphilosophische Grundlegung, in: Seidler, E. (Hrsg.): Medizinische Anthropologie, Beiträge für eine theoretische Pathologie, Berlin u.a.1984.

Engelhardt, H.T. jr.: The foundations of Bioethics. The Attempt to Legitimate biomedical Decisions and Health Care Policy, New York-Oxford 1986.

– ders.: Die Prinzipien der Bioethik, in : Sass, H.-M.: Medizin und Ethik, 96-117.

Erlbruch, D.: Das Trauma danach. Risiken des Schwangerschaftsabbruchs, Asendorf 1992.

Faden, R.R./Beauchamp, T.L.: A history and theory of informed consent, New York-Oxford 1986.

Fink, U: Der Schutz des menschlichen Lebens im Grundgesetz – zugleich ein Beitrag zum Verhältnis des Lebensrechts zur Menschenwürdegarantie, in: Jura 2001, 210ff.

Fiorenza, F.P./Metz, J.B.: Der Mensch als Einheit von Leib und Seele, in: Mysterium salutis II, Grundriß heilsgeschichtlicher Dogmatik (hrsg. v. J. Feiner und M. Löhrer), Einsiedeln-Zürich-Köln 1967, 584-636.

Fischer, K.P.: Der Tod – „Trennung von Seele und Leib"? in: Vorgrimler, H. (Hrsg.): Wagnis Theologie. Erfahrungen mit der Theologie Karl Rahners. Karl Rahner zum 75. Geburtstag, Freiburg i.Br. 1979, 311-338.

Fischl, F.H. (Hrsg.): Kinderwunsch, In Vitro Fertilisierung und Assistierte Reproduktion – Neue Erkenntnisse und Therapiekonzepte. Möglichkeiten, Erfüllbarkeit und Machbarkeit in unserer Zeit, Purkersdorf bei Wien 1995.

Fox Keller, E.: Das Jahrhundert des Gens (a. d. amerikanischen von E. Schöller; Orig. Titel: The century of the Gene, Cambridge 2000), Frankfurt-New York 2001.

Freed, C.R.: Transplantation of Embryonic Dopamine Neurons for Severe Parkinson's Disease, in: The New England Journal of Medicine, Vol 344, No. 10, March 8, 2001, 710-719.

Frewer, A./Winau, R.: Geschichte und Theorie der Ethik in der Medizin, Erlangen-Jena 1997.

Fröhlich, W.D.: Wörterbuch zur Psychologie, München [20]1994.

Gearhart, J.: New Potential for Human Embryonic Stem Cells: Science 282 (1998) 1061-1062.
Gerst, Th.: Unaufhaltsam. Therapeutisches Klonen, in: Deutsches Ärzteblatt, 97,Heft 15, 14.April 2000, C-737.
Gierer, A.: Die Physik, das Leben und die Seele, München-Zürich 1985.
Götzmann, W.: Die Unsterblichkeitsbeweise in der Väterzeit und Scholastik bis zum Ende des 13. Jahrhunderts, Karlsruhe 1927.
Goertzel, B. (aus d. Amerikanischen von M. Bischoff): Magische neue Genetik. Jetzt wächst zusammen, was zusammengehört: Die Computertechnologie bereitet den Weg zur Postgenombiologie, in FAZ, Dienstag 26. Juni 2001, Nr. 145, 50.
Goldbrunner, J.: Das Leib-Seele Problem bei Augustinus, München 1934.
Goller, H.: Das Leib-Seele-Problem, in: Theologie und Philosophie 72 (1997) 231-246.
– ders.: Psychologie, Emotion, Motivation, Verhalten, Stuttgart-Berlin-Köln 1995.
Greshake, G.: Wie ist Gottes Ruf erkennbar, in: ders. (Hrsg.): Ruf Gottes – Antwort des Menschen: zur Berufung des Christen in Kirche und Welt, Würzburg 1991, 97-125.
– ders.: Gottes Willen tun. Gehorsam und geistliche Unterscheidung, Freiburg-Basel-Wien ²1987.
– ders.: Theologiegeschichtliche und systematische Untersuchungen zum Verständnis der Auferstehung, in: G. Greshake/ J. Kremer: Resurrectio mortuorum. Zum theologischen Verständnis der leiblichen Auferstehung, Darmstadt 1986, 163-371.
– ders.: „Seele" in der Geschichte der christlichen Eschatologie. Ein Durchblick, in: W. Breuning (Hrsg.): Seele. Problembegriff christlicher Eschatologie (QD 106), Freiburg-Basel-Wien 1986.
Grom, B.: Rehabilitation des Geistes? Die Wiederentdeckung des Kognitiven und Subjektiven in der neueren Verhaltenspsychologie, in: Stimmen der Zeit 200 (1982) 89-103.
Grossmann, W./Haslinger, F./Weiberg, A. (Hrsg.): Ethik im Krankenhausalltag, Frankfurt u.a. 1999.
Haeffner, G.: Philosophische Anthropologie, Grundkurs Philosophie, Bd. 1, Stuttgart-Berlin-Köln-Mainz 1982.
Haker, H./Hearn, R./Steigleder, K. (Eds.): Ethics of Human Genom Analysis. European perspectives, Tübingen 1993.
Hammer, C.: Xenotransplantation: Stand der Forschung, in: Bayerisches Ärzteblatt 6/2001, 263-266.
Hanimann, J.: Türhüter, sei wachsam! Vor dem Gesetz: Frankreich will Embryonenforschung erlauben: Frankfurter Allgemeine Zeitung, 30. November 2000, Nr. 279/48D, 51.
Hanson, M.J./Callahan, D.: The Goals of Medicine. The forgotten Issue in Health Care Reform, Washington D.C. 1999.
Harris, J.: Der Wert des Lebens. Eine Einführung in die medizinische Ethik, Berlin 1995 (Orig.: The Value of life. An introduction to medical ethics, London-New York 1985).
Hastedt, H.: Das Leib-Seele-Problem. Zwischen Naturwissenschaft des Geistes und kultureller Eindimensionalität, Frankfurt a.M. 1988.
Heaney, St. J.: Aquinas and the Presence of the Human Rational Soul in the Early Embryo, in. The Thomist 56 (1992) 19-42, bes. 24-29.
Heinze, H.-J.: Hab' ich mir schon gedacht. Das Gehirn setzt den Geist voraus, in: FAZ, Montag 9. Juli 2001, Nr.156, 48.

Heinzmann, R.: Thomas von Aquin. Eine Einführung in sein Denken. Stuttgart u.a. 1994.

Henn, W.: Genetic screening with the DNA chip: a new Pandora's box?, in: Journal of medical ethics (25) 1999, 200-203.

Henningsen, P.: Psychoneuroimmunologische Forschung in der Psychosomatik, in: Psychotherapie, Psychosomatik, medizinische Psychologie 43 (1993), 348-355.

Heinzmann, R.: Anima unica forma corporis. Thomas von Aquin als Überwinder des platonisch-neuplatonischen Dualismus, in: PhJ 93 (1986) 236-259.

Hepp, H./Beck, L.: Lebensbeginn („Medizinisch"), in: Lexikon der Bioethik (hrsg. v. W. Korff u.a.), Bd. 2, Gütersloh 1998, 537-539.

Hermes, G.: Das Grundrecht auf Schutz von Leben und Gesundheit, Heidelberg 1987.

Hildt, E.: Hirngewebetransplantation und personale Identität, Berlin 1996.

Hildt, E./Mieth, D.: In Vitro Fertilisation in the 1990s. Towards a medical, social and ethical evaluation, Aldershot 1998.

Hippokrates, Fünf auserlesene Schriften. Eingel. und neu übertr. von Wilhelm Capelle. Zürich 1955, 179f.

Hirschberger, J.: Seele und Leib in der Spätantike (Sitzungsber. d. wiss. Gesellsch. a.d. J.W. Goethe-Univ. Frankfurt, Bd. 8) Jg. 1969, Nr. 1, Wiesbaden 1969, 5-22.

Hobom, B.: Gendiagnosen oft schwierig zu bewerten. Gleiches Krankheitsbild bei unterschiedlichen Erbänderungen. Aufwendige Tests, in: Frankfurter Allgemeine Zeitung, 25.10.2000, Nr. 248, N 4.

Hodel, L./Grob, P.J.: Psyche und Immunität. Eine ausgewählte Literaturstudie der Psychoneuroimmunologie bei gesunden Personen, Schweizer Medizinische Wochenschrift 123 (1993), 2323-2341.

Höffe, O.: Das Naturrecht angesichts der Herausforderung durch den Rechtspositivismus, in: Mayer-Maly, T./ Simons, P.M. (Hrsg.): Das Naturrechtsdenken heute und morgen, Berlin 303-376.

Hölzle, C.: Psychologische Aspekte der Sterilitätsbehandlung, in: Ach, J.S./ Bedenbecker-Busch, M./Kayß, M. (Hrsg.): Grenzen des Lebens, Grenzen der Medizin. Ist moralisch erlaubt, was medizinisch machbar ist? Münster 1997, 65-89.

Hölzle, C./Wiesing, U.: In-vitro-Fertilisation – ein umstrittenes Experiment. Fakten – Leiden – Diagnosen – Ethik, Berlin u.a. 1991.

Hoerster, N.: Sterbehilfe im säkularen Staat, Frankfurt a.M. 1998.

Hössle, V.: Die Philosophie und die Wissenschaften, München 1999.

Hoffacker, P./Steinschulte, B./Fietz, P.-J. (Hrsg.): Auf Leben und Tod. Abtreibung in der Diskussion, Bergisch Gladbach ²1985.

Hofmann, H.: Die versprochene Menschenwürde, Archiv des öffentlichen Recht 118 (1993), 353ff.

Holderegger, A. (Hrsg.): Das medizinisch assistierte Sterben. Zur Sterbehilfe aus medizinischer, ethischer, juristischer und theologischer Sicht, Freiburg/Schweiz 1999.

Honnefelder, L. (Hrsg.): Jahrbuch für Ethik und Wissenschaft, Berlin 1996-1999.

– ders. (Hrsg.): Die Einheit des Menschen. Zur Grundfrage der philosophischen Anthropologie, Paderborn-München-Wien-Zürich, 1994.

– ders.: Der Streit um die Person in der Ethik, in: Philosophisches Jahrbuch 100 (1993) 246-265.

Hubbard, R./Wald, E.: Exploding the gene myth. How genetic information is produced and manipulated by scientists, physicians, employers, insurance companies, educators, and law enforces, Boston 1997.

Huether, G./Doering, St./Rüger, U./Rüther, E./Schüßler, G.: Psychische Belastungen und neuronale Plastizität. Ein erweitertes Modell des Streßreaktionsprozesses für das

Verhältnis zentralnervöser Anpassungsprozesse, in: Kropiunigg, U./Stacher, A.: Ganzheitsmedizin und Psychoneuroimmunologie. Vierter Wiener Dialog, Wien 1997, 126-139.
Huber, C.: Anamnesis bei Plato, München 1964.
Huber, J.: Geheimakte Leben. Wie die Biomedizin unser Leben und unsere Weltsicht verändert, Frankfurt a.M. 2000.
Humber, J.M./R.F. Almeder, Reproduction, Technology, and Rights Totowa 1996
Humpherys, D. et al.: Epigenetic Instability in ES Cells and Cloned Mice, in: Science, Vol 293, 6. Juli 2001, 95.
Husebø, S./Klaschik, E.: Palliativmedizin. Praktische Einführung in Schmerztherapie, Ethik und Kommunikation, Heidelberg u.a. 1998.
Inciarte, F.: Der Begriff der Seele in der Philosophie des Aristoteles, in: Kremer, K. (Hrsg.): Seele. Ihre Wirklichkeit, ihr Verhältnis zum Leib und zur menschlichen Person, Leiden-Köln 1984, 46-65.
Irrgang, B.: Grundriß der medizinischen Ethik, München-Basel 1995.
Jacob, W.: Der Teil und Ganze – Aporien in den Denkbewegungen der medizinischen Moderne, in: E Seidler (Hrsg.): Medizinische Anthropologie.
Jaenisch, R./Wilmut, I.: Don't Clone Humans!, in: Science, Vol. 291 (30.3.2001), 2552.
Jens, W./Küng, H.: Menschenwürdig sterben. Ein Plädoyer für Selbstverantwortung, München 1995.
Jonas, H.: Prinzip Verantwortung – Zur Grundlegung einer Zukunftsethik, in: Meyer, Th./Miller, S. (Hrsg.): Zukunftsethik und Industriegesellschaft, München 1986.
Josefson, D.: Embryos Created for Stem Cell Research: BMJ 323, 21. Juli (2001) 127.
Kahlke, W./Reiter-Theil, S. (Hrsg.): Ethik in der Medizin, Stuttgart 1995.
Kaminsky, C.: Embryonen, Ethik und Verantwortung. Eine kritische Analyse der Statusdiskussion als Problemlösungsansatz angewandter Ethik, Tübingen 1998.
Kant, I.: Die Metaphysik der Sitten (1797), Akademie Ausgabe Bd. VI, Berlin 1907.
– ders.: Grundlegung zur Metaphysik der Sitten (1785), Akademie Ausgabe Bd. IV, Berlin 1968.
Kappauf, H./Gallmeier, W.M.: Spontanremissionen, in: H.-J. Schmoll/K.Höffken/K. Possinger, Kompendium Internistische Onkologie, Standards in Diagnostik und Therapie, Bd. 1, Berlin u.a. 1999, 95-111.
Kaschka, W.P./Aschauer, H.N. (Hrsg.): Psychoimmunologie, Stuttgart-New York 1990.
Knoepffler, N.: Forschung an menschlichen Embryonen. Was ist verantwortbar?, Stuttgart-Leipzig 1999.
Körtner, U.H.J.: Gesundheit um jeden Preis? Ziele und Kosten des medizinischen Fortschritts aus ethischer Sicht, in: Zeitschrift für medizinische Ethik 45 (1999) 303-317.
Kobusch, T.: Die Entdeckung der Person. Metaphysik der Freiheit und modernes Menschenbild, Darmstadt, ²1997.
Krebs, D.: In-vitro-Fertilisation, in: Lexikon der Bioethik (hrsg. v. W. Korff u.a.) Bd. 2, Gütersloh 1998, 291-294.
Kreß, H.: Personwürde am Lebensbeginn. Gegenwärtige Problemstellungen im Umgang mit Embryonen, in: Zeitschrift für evangelische Ethik, 43. Jg., Heft 1, Januar-März 1999, 36-53.
– ders.: Menschenwürde vor der Geburt. Grundsatzfragen und gegenwärtige Entscheidungsprobleme, in Kreß, H./Kaatsch, H.-J. (Hrsg.): Menschenwürde, Medizin und Bioethik, Münster-Hamburg-London 2000, 11-37.

Kuhn, H.: Plato über den Menschen: Die Frage nach dem Menschen, Festschrift M. Müller, Freiburg 1966, 284-310.

Kummer, Ch.: Philosophie der organischen Entwicklung, Stuttgart-Berlin-Köln 1996.

Lamettrie, J. de: L'Homme machine, Leyden 1748.

Lanzendorf, S.E./Boyd, C.A./Wright, D.L./Muasher, S./Oehninger, S./Hodgen, G.D.: Use of Human Gametes Obtained from Anonymous Donors for the Production of Human Embryonic Stem Cell Lines, in: Fertil Steril 76 (2001) 132-137.

– dies.: The Use of Gametes Obtained from Anonymous Donors for the Production of Human Embryonic Stem Cell (ESC) Lines, in: Fertil Steril 74 suppl (2000) O-045, 16-17.

Lanzerath, D./Honnefelder, L.: Krankheitsbegriff und ärztliche Anwendung der Humangenetik, in: M. Düwell/D. Mieth (Hrsg.), Ethik in der Humangenetik. Die neueren Entwicklungen der genetischen Frühdiagnostik aus ethischer Perspektive, Tübingen-Basel 1998, 51-77.

Leder, M: Was heißt es, eine Person zu sein, Paderborn 1999.

Leiber, Th.: Kosmos, Kausalität und Chaos, Naturphilosophische, erkenntnistheoretische und wissenschaftstheoretische Perspektiven, Würzburg 1996.

Lerche, P.: Grundrechtlicher Schutzbereich, Grundrechtsprägung und Grundrechtseingriff, in: Handbuch des Staatsrechts der Bundesrepublik Deutschland (hrsg. v. J. Isensee/P. Kirchhof) Bd. V, Heidelberg 1992, § 121 Rd. 19.

– ders.: Verfassungsrechtliche Aspekte der Gentechnologie, in: Lukes, R./Scholz, R.: Rechtsfragen der Gentechnologie, Köln u.a. 1986.

Lewontin, R.C.: Tripple Helix, Genes and Environment, 2000.

– ders.: Biology as ideology Leist, A. (Hrsg.): Um Leben und Tod. Moralische Probleme bei Abtreibung, künstlicher Befruchtung, Euthanasie und Selbstmord, Frankfurt a.M. 1990.

– ders.: The doctrine of DNA, Concord/Ontario 1991.

– ders./Rose, S./Kamin, L.J.: Die Genen sind es nicht ... . Biologie, Ideologie und menschliche Natur (übers. v. H. Skowronek u. K. Juhl), München-Weinheim 1988.

Lichtenstein, P. et al.: Enviromental and Heritable Factors in the Causation of Cancer, Analyses of Cohorts of Twins in Sweden, Denmark and Finland, in: The New England Journal of Medicine, Volume 343, Number 2, July 13 (2000), 78-85.

Lieberman, B.A.: Success of in vitro fertilisation, in: E.Hildt/D. Mieth (Hrsg.): In Vitro Fertilisation in the 1990s. Towards a medical, social and ethical evaluation, Aldershot u.a. 1998, 159-162.

Linke, D.B.: Hirnverpflanzung. Die erste Unsterblichkeit auf Erden, Reinbek 1996.

Linke, D.L./Kurthen, M.: Parallelität von Gehirn und Seele. Neurowissenschaft und Leib-Seele-Problem, Stuttgart 1988.

Löw, R.: Leben aus dem Labor. Gentechnologie und Verantwortung – Biologie und Moral, München 1985.

Loewy, E.H.: Ethische Fragen in der Medizin, Wien-NewYork 1995.

Luyten, N.: Das Leib-Seele-Problem in philosophischer Sicht. Geist und Leib in der menschlichen Existenz (Naturwissenschaft und Theologie H.4), Freiburg-München 1961.

Maier, B.: The effects of IVF on the women involved, in: Hildt, E./Mieth, D. (Hrsg.): In Vitro Fertilisation in the 1990s. Towards a medical, social and ethical evaluation, Aldershot u.a. 1998, 187-194.

– ders.: Ethik in Gynäkologie und Geburtshilfe. Entscheidungen anhand klinischer Fallbeispiele, Berlin.u.a. 2000.

Maisch, H.: Patiententötungen. Dem Sterben nachgeholfen, München 1997.

Marshall E., A: Versatile Cell Line Raises Scientific Hopes, Legal Questions: Science 282 (1998) 1014-1015.
Mehlmann, M.J./Botkin, J.R.: Acces to the Genome. The Challange to Equality, Washington D.C. 1998.
Metz, J.B.: Caro cardo salutis. Zum christlichen Verständnis des Leibes, in: Hochland 55 (1962) 97-107.
Metzinger, T.: Neuere Beiträge zur Diskussion des Leib-Seele-Problems, Frankfurt a.M. 1985.
Meyer, H.: Thomas von Aquin. Sein System und seine geistesgeschichtliche Stellung, Paderborn ²1961.
Mieth, D. u. I.: Schwangerschaftsabbruch. Die Herausforderung und die Alternativen, Freiburg i.Br.-Basel-Wien 1991.
Müller, G.L.: Katholische Dogmatik. Für Studium und Praxis, Freiburg-Basel-Wien ⁴2001.
Mundhenk, J.: Die Seele im System des Thomas von Aquin. Ein Beitrag zur Klärung und Beurteilung der Grundbegriffe der thomistischen Psychologie, Hamburg 1980.
Nawroth, F./Ludwig, M./Mallmann, P./Dietrich, K.: Naturwissenschaftliche und (arzt-) rechtliche Grundlagen der Präimplantationsdiagnostik, in: Zeitschrift für medizinische Ethik 46 (2000), 63-79.
Nickolaus, B.: Die Blutversorgung des Tumors unterbinden. 23. Kongreß der Deutschen Krebsgesellschaft in Berlin – „Blockade" der Gefäßbildung wird in Phase-I-Studie geprüft, in: Deutsches Ärzteblatt 95, Juli 1998, 21-22. (A-1713-1714).
Nida-Rümelin, J.: Die aktuelle Herausforderung der Ethik, in: Ethica 1 (1998), 3-36.
Nordheim, A./Lübscher, B.: Prinzipien der Tumorbiologie, in: H.-J Schmoll/K. Höffken/K. Possinger: Kompendium internistische Onkologie. Standasrd in Diagnostik und Therapie. Grundlagen, Richtlinien, Antineoplastische Substanzen, Toxizitäten, Prophylaktische und Supportive Therapie, Adressen, Berlin u.a. ³1999, 1-29.
Oberender, P. (Hrsg.): Transplantationsmedizin. Ökonomische, ethische, rechtliche und medizinische Aspekte, Baden-Baden 1995.
Oduncu, F.: Hirntod und Organtransplantation. Medizinische, juristische und ethische Fragen, Göttingen 1998.
Pellegrino, E.D./Thomasma, D.M.: For the patient's good: The restoration of beneficence in health care, New York 1989.
Pence, G. E.: Who's afraid of human cloning, Lanham u.a. 1998.
Petersen, P.: Schwangerschaftsabbruch – unser Bewußtsein vom Tod im Leben. Tiefenpsychologische und anthropologische Asepkte der Verarbeitung, Stuttgart 1986.
Piechowiak, H.: Eingriffe in menschliches Leben. Sinn und Grenzen ärztlichen Handelns, Frankfurt a.M. 1987.
– ders. (Hrsg.): Ethische Probleme in der modernen Medizin, Mainz 1985.
M. Plachot, Chromosome analysis of spontaneus abortions after IVF. A European survey, in: Human Reproduction 3 (1988), 125-127.
Pöltner, G./Vetter, H.: Leben zur Gänze. Das Leib-Seele-Problem, Wien-München 1986.
Popper, K.R./Eccles, J.C.: Das Ich und sein Gehirn, München-Zürich 1982.
Propping, P.: Irrtum, Mr. Watson! Das Genom ist nur ein Konstrukt und der Mensch mehr als die Summe seiner Gene, in: Frankfurter Allgemeine Zeitung, 4. Oktober 2000, Nr. 230, 67.
Rager, G. (Hrsg.): Beginn, Personalität und Würde des Menschen, Freiburg-München 1997, ²1998.

– ders.: Präimplantationsdiagnostik und Status des Embryos, in: Zeitschrift für medizinische Ethik, 46. Jg. Heft 2 (2000), 81-89.
– ders.: Embryo – Mensch – Person: Zur Frage nach dem Beginn des personalen Lebens, in: J.P. Beckmann (Hrsg.): Fragen und Probleme einer medizinischen Ethik, Berlin-NewYork 1996, 254-278.
– ders.: Zur Frage der Individualität und Personalität des Ungeborenen, in: Berg, D. u.a. (Hrsg.): Würde, Recht und Anspruch des Ungeborenen, München 1992, 82-101.
Rahner, K.: Grundkurs des Glaubens. Einführung in den Begriff des Christentums, Freiburg i.Br. 1984.
– ders.: Schriften zur Theologie, Bd. X, Zürich-Einsiedeln-Köln 1962.
Overhage, P./ Rahner, K.: Das Problem der Hominisation. Über den biologischen Ursprung des Menschen (QD 12/13), Freiburg i.Br. 1961.
Rehmann-Sutter, C./Müller, H. (Hrsg.): Ethik und Gentherapie. Zum praktischen Diskurs um die molekulare Medizin, Tübingen 1995.
Relier, J.-P.: Ich frage mich: Was soll das?" Interview mit einem französischen Kinderarzt über Risiken bei der Retortenzeugung, in: Der Spiegel, 8/1990, 241-244.
Reiter, J.: Prädiktive Medizin – Genomanalyse – Gentherapie, in: Internationale katholische Zeitschrift 19 (1990), 115-129.
Reiter, J./Keller, R.: Herausforderung Schwangerschaftsabbruch. Fakten-Argumente-Orientierungen Freiburg i.Br. 1992.
Reiter-Theil, S./Kahlke, W.: Fortpflanzungsmedizin, in: Kahlke, W./Reiter-Theil, S. (Hrsg.): Ethik in der Medizin, Stuttgart 1995, 34-45.
Riedel, U.: Plädoyer für eine unvoreingenommene, offene Debatte, in: Deutsches Ärzteblatt 97 (Heft 10), März 2000, C-470-471.
Rose, S.: Darwins gefährliche Erben. Biologie jenseits der egoistischen Gene (aus d. engl. v. S. Kuhlmann-Krieg, Titel der Orig. Ausgabe: Lifelines. Biologie Beyond Determinism, New York-Oxford 1997), München 2000.
Rothe, H.-M.: Vorbemerkungen zu einer existenzanalytischen Psychosomatik, in: Psychotherapie, Psychosomatik, medizinische Psychologie 42 (1992) 214-219.
Rothschuh, K.E.: Der Krankheitsbegriff, in: ders. (Hrsg.), Was ist Krankheit? Erscheinung, Erklärung, Sinngebung. Wege der Forschung Bd. CCCLXII, Darmstadt 1975, 397-420.
Rudman, S.: Concepts of person and christian ethics, Cambridge 1997.
Runggaldier, E.: Art. „Kausalität" („Philosophisch") in: Lexikon für Theologie und Kirche, Bd V (1996), 1379f.
Sass, H.-M. (Hrsg.): Bioethik in den USA. Methoden-Themen-Positionen, Berlin-Heidelberg-New York 1988.
Sass, H.-M./Viefhues, H. (Hrsg.): Güterabwägung in der Medizin. Ethische und ärztliche Probleme Berlin Heidelberg 1991.
Schaupp, W.: Der ethische Gehalt der Helsinki Deklaration. Eine historisch-systematische Untersuchung der Richtlinien des Weltärztebunds über biomedizinische Forschung am Menschen, Frankfurt a.M. u.a. 1994.
Schipperges, H. (Hrsg.): Geschichte der Medizin in Schlaglichtern, Mannheim 1990.
– ders.: Homo patiens. Zur Geschichte des kranken Menschen, München 1985.
Schipperges, H./Seidler, E./Unschuld, P.U. (Hrsg.): Krankheit, Heilkunst, Heilung, Freiburg i.Br.-München 1978.
Schirrmacher, F.: Der Bioputsch. Ein Jahr danach: Wolfgang Clement beweist Bill Joy, in: FAZ vom Mittwoch 6. Juni 2001, Nr. 129, 53.

Schlich, T./Falter, R./Ruden, R.: Herztransplantation und Ethik. Historische und philosophische Aspekte eines paradigmatischen Eingriffs der modernen Medizin. Erlanger Studien zur Ethik in der Medizin, Bd. 4, Erlangen-Jena 1996.

Schmidt, K.W.: Therapieziel und Menschenbild. Zur ethischen Problematik therapeutischer Eingriffe und deren Zielsetzungen. Eine Auseinandersetzung aus evangelischer Sicht, Münster 1996.

Schneider, M.: Unterscheidung der Geister. Die ignatianischen Exerzitien in der Deutung von E. Przywara, K. Rahner und G. Fessard, Innsbruck-Wien ²1987.

Schneider, Th.: Die Einheit des Menschen. Die anthropologische Formel „anima forma corporis" im sogenannten Korrektorienstreit und bei Petrus Johannis Olivi. Ein Beitrag zur Vorgeschichte des Konzils von Vienne, Münster 1973.

Schockenhoff, E.: Ethik des Lebens. Ein theologischer Grundriß, Mainz 1993.

Schöndorf, H.: Rationalismus, in: Coreth/Schöndorf, Philosophie des 17. und 18. Jahrhunderts, Grundkurs Philosophie Bd. 8, Stuttgart-Berlin-Köln-Mainz 1983, 21-52.

Schulz, K.-H./Kugler, J./Schedlowski, M. (Hrsg.): Psychoneuroimmunologie. Ein interdisziplinäres Forschungsfeld, Bern u.a. 1997.

Schulze, M.: Leibhaft und Unsterblich. Zur Schau der Seele in der Anthropologie und Theologie des Hl. Thomas von Aquin, Freiburg/Schweiz 1992.

Schurz, G. (Hrsg.): Erklären und Verstehen in der Wissenschaft, München 1990.

Schwägerl, Ch.: Die Geister, die sie riefen. Hintergründe der politischen Durchsetzung der Embryonennutzung – Eine Erforschung der Forscher, in: FAZ, 16. Juni 2001, 41.

Schwarz, R.: Die leib-seelische Existenz bei Aurelius Augustinus, in: Philosophisches Jahrbuch 63 (1954) 323-360.

Seebass, H.: Art. „Nephes" in: Theologisches Wörterbuch zum Alten Testament, Bd. V, 531-555.

Seifert, J.: Das Leib-Seele-Problem und die gegenwärtige philosophische Diskussion. Eine systematisch-kritische Analyse, Darmstadt ²1989.

Seybold, K./Müller, U.B.: Krankheit und Heilung, Stuttgart u.a. 1978.

Shenfield, F./Sureau, C. (Ed.): Ethical Dilemmas in assisted Reproduction, London 1997.

Singer, P.: Praktische Ethik, Stuttgart ²1994.

Singer, W.: Wir brauchen einen kritischen Wissenschaftsjournalismus. Die Forschung ist mit ihrer Aufklärung überfordert: Ein Plädoyer für die qualifizierte Vermittlung der Medien, in: FAZ, Montag 9. Juli 2001, Nr. 156, 47.

Söling, C.: Das Gehirn-Seele-Problem. Neurobiologie und theologische Anthropologie, Paderborn u.a. 1995.

Sonnemans, H.: Seele. Unsterblichkeit – Auferstehung. Zur griechischen und christlichen Anthropologie und Eschatologie, Freiburg-Basel-Wien 1984.

Spaemann, R.: Personen. Versuche über den Unterschied zwischen „etwas" und „jemand", Stuttgart 1996.

– ders.: Sind alle Menschen Personen, in: Internationale katholische Zeitschrift 19 (1990) 108-114.

– ders.: Sind alle Menschen Personen?, in: Löw, R.: Bioethik. Philosophisch-theologische Beiträge zu einem brisanten Thema, Köln 1990.

Stark, Ch.: Hört auf, unser Grundgesetz zerreden zu wollen. Auch im Reagenzglas gilt die Menschenwürdegarantie: Die „Unbehaustheit" des Embryos ist kein Argument für seine Vernichtung, in: FAZ, 30.05.2001, Nr. 124, 55.

Stauber, M.: Zur Psychosomatik der modernen Reproduktionsmedizin, in: Praxis in Psychotherapie und Psychosomatik 31 (1986) 285-297.

Strafgesetzbuch: mit Erläuterungen (hrsg. v. K. Lackner), 22. neubearb. Aufl., München 1997.
Speckhard, A.: The psycho-social aspects of stress following Abortion, Kansas City 1987.
Steiner, U.: Der Schutz des Lebens durch das Grundgesetz, Berlin 1992.
Stotland, N.L. (Ed.): Psychiatric aspects of abortion, Washington 1991.
Tellenbach, H.: Psychiatrie als geistige Medizin, München 1987.
Tengström, S./Fabry, H.-J.: Art. „Ruah" in: Theologisches Wörterbuch zum Alten Testament, Bd. VII, 385-425.
Tölle, R.: Psychiatrie, Berlin-Heidelberg-New York u.a. ^{12}1999.
Van Peursen, C.A.: Leib-Seele-Geist, Gütersloh 1959.
Ten Have, H.A.M.J./Ter Meulen, R.H.J./van Leeuwen, E.: Medische ethiek, Houten 1998.
Thomas von Aquin, De principiis naturae – Die Prinzipien der Wirklichkeit. Lateinisch-deutsche Ausgabe. Übersetzt und kommentiert von Richard Heinzmann, Stuttgart-Berlin-Köln 1999.
Thomasma, D.C./Kimbrough-Kushner, Th./Kimsma, G.K./Ciesielski-Carlucci, Ch.: Asking to die: Inside the Dutch debate about euthanasia, Dordrecht-Boston-London 1998.
Thomson, J.A./Itskovitz-Eldor, J./Shapiro, S.S. et al.: Embryonic stem cell lines derived from human blastocysts. Science 1998; 282:1145-1147.
Toellner, R. (Hrsg.): Organtransplantation – Beiträge zu ethischen und juristischen Fragen, Stuttgart-New York 1991.
Toellner, R./Wiesing, U.: Geschichte und Ethik in der Medizin. Von der Schwierigkeit einer Kooperation, Stuttgart u.a. 1997.
Übereinkommen zum Schutz der Menschenrechte und der Menschenwürde im Hinblick auf die Anwendung von Biologie und Medizin: Menschenrechtsübereinkommen zur Biomedizin des Europarates" (Beschlossen am 19. November 1996); Zit. nach: Jahrbuch für Wissenschaft und Ethik (hrsg. v. L. Honnefelder/C. Steffen) Berlin-New York 1997, 285-304.
Uexküll, Th.v.: Die Bedeutung der Theorienbildung in der Psychosomatik, in: Psychotherapie, Psychosomatik, medizinische Psychologie 39 (1989) 103-105.
Uexküll, Th.v./Wesiack, W.: Wissenschaftstheorie: ein bio-psycho-soziales Modell, in: Uexküll, Th.v.: Psychosomatische Medizin (hrsg. v. R. Adler u.a.), München-Wien-Baltimore ^{5}1996, 13-52.
– ders.: Theorie der Humanmedizin. Grundlagen ärztlichen Denkens und Handelns, 3., völlig überarb. Auflage, München-Wien-Baltimore ^{3}1998.
Veatch, R.M.: Medical ethics, Boston 1989.
Virchow, R.: Ueber die Standpunkte in der wissenschaftlichen Medizin, in: Archiv für Pathologische Anatomie 1 (1847) 3-19.
Virt, G.: Leben bis zum Ende. Zur Ethik des Sterbens und des Todes, Innsbruck 1998.
Watson, J.D.: Die Ethik des Genoms. Warum wir Gott nicht mehr die Zukunft des Menschen überlassen dürfen, in: Frankfurter Allgemeine Zeitung Nr. 224, 26. September 2000, 55.
Wear, S.: Informed Consent. Patient Autonomy and Physician Beneficience within Clinical Medicine, Dordrecht-Boston-London 1993.
Weber, M.: Der Sinn der „Wertfreiheit" der soziologischen und ökonomischen Wissenschaften, in: ders., Gesammelte Aufsätze zur Wissenschaftslehre, Tübingen 1988.
Weber, Th.: Schattenspiele im Kern. Auch das noch: Gentests sagen nur halbe Wahrheiten, in: FAZ Freitag 22. Juni 2001, Nr. 142, 44.

Weissmahr, B.: Ontologie, Grundkurs Philosophie, Bd. 3, Stuttgart u.a. 1985.
Weizsäcker, V.v.: Der Gestaltkreis. Theorie der Einheit von Wahrnehmen und Bewegen, Stuttgart ⁴1968.
– ders.: Körpergeschehen und Neurose. Psychosomatische Medizin, in: Gesammelte Schriften (hrsg. v. P. Achilles u.a.), Bd. VI, Frankfurt a.M. 1986.
– ders.: „Euthanasie" und Menschenwürde, in: Gesammelte Schriften VII, Frankfurt a.M. 1986.
Werth, R.: Bewußtsein. Psychologische, neurobiologische und wissenschaftstheoretische Aspekte, Berlin 1983.
Wiesendanger, H.: Mit Leib und Seele. Ursprung, Entwicklung und Auflösung eines philosophischen Problems, Frankfurt 1987.
Wiesing, U.: Gene, Krankheit und Moral, in: Düwell, M./Mieth, M. (Hrsg.): Ethik in der Humangenetik. Die neueren Entwicklungen der genetischen Frühdiagnostik aus ethischer Perspektive, Tübingen-Basel 1998, 78-87.
– ders.: Success rates in IVF, in: Hildt, E./Mieth, D.(Hrsg.): In Vitro Fertilisation in the 1990s. Towards a medical, social and ethical evaluation, Aldershot u.a. 1998, 163-169.
Wildfeuer, A.: Lebensbeginn („Ethisch"), in: Lexikon der Bioethik (hrsg. v. W. Korff u.a.), Bd. 2, Gütersloh 1998, 541-544.
Willinger, H.: Ethische und rechtliche Aspekte der ärztlichen Aufklärungspflicht, Frankfurt a.M. 1996.
Wils, J.-P.: Sterben. Zur Ethik der Euthanasie, Paderborn u.a. 1999.
– ders. (Hrsg.): Anthropologie und Ethik. Biologische, sozialwissenschaftliche und philosophische Überlegungen, Tübingen 1997.
– ders. (Hrsg.): Streitfall Euthanasie. Singer und der „Verlust des Menschlichen", Tübingen 1991.
Winnacker, E.L. u.a.: Gentechnik: Eingriffe am Menschen. Ein Eskalationsmodell zur ethischen Bewertung, München 1997.
Wittkau-Horgby, A.: Materialismus, Entstehung und Wirkung in den Wissenschaften des 19. Jahrhunderts, Göttingen 1998.
Wolbert, W.: Du Sollst nicht töten. Systematische Überlegungen zum Tötungsverbot, Freiburg Schweiz-Freiburg i.Br. 2000.
Wolff, H.W.: Anthropologie des Alten Testaments, Gütersloh ⁶1994.
Wyss, D.: Erkranktes Leben, kranker Leib. Von einer organismusgerechten Biologie zur psychosomatischen Pathophysiologie, Göttingen 1986.
Zimmermann-Acklin, M.: Euthanasie. Eine theologisch-ethische Untersuchung, Freiburg/Schweiz 1997.